玻璃体视网膜手术
从入门到掌握

Vitreoretinal Surgery
from Basic to Mastery

张钊填 ◎ 著　　张少冲 ◎ 审

人民卫生出版社
·北京·

图书在版编目（CIP）数据

玻璃体视网膜手术：从入门到掌握 / 张钊填著. —
北京：人民卫生出版社，2024.1
ISBN 978-7-117-35987-0

Ⅰ. ①玻… Ⅱ. ①张… Ⅲ. ①玻璃体疾病－视网膜疾
病－眼外科手术 Ⅳ. ①R779.63

中国国家版本馆 CIP 数据核字（2024）第 018535 号

人卫智网	**www.ipmph.com**	医学教育、学术、考试、健康， 购书智慧智能综合服务平台
人卫官网	**www.pmph.com**	人卫官方资讯发布平台

玻璃体视网膜手术：从入门到掌握

Boliti Shiwangmo Shoushu: cong Rumen dao Zhangwo

著　　者：张钊填
出版发行：人民卫生出版社（中继线 010-59780011）
地　　址：北京市朝阳区潘家园南里 19 号
邮　　编：100021
E - mail：pmph @ pmph.com
购书热线：010-59787592　010-59787584　010-65264830
印　　刷：北京盛通印刷股份有限公司
经　　销：新华书店
开　　本：787×1092　1/16　　印张：15
字　　数：365 千字
版　　次：2024 年 1 月第 1 版
印　　次：2024 年 2 月第 1 次印刷
标准书号：ISBN 978-7-117-35987-0
定　　价：158.00 元

打击盗版举报电话：**010-59787491**　E-mail：**WQ @ pmph.com**
质量问题联系电话：**010-59787234**　E-mail：**zhiliang @ pmph.com**
数字融合服务电话：**4001118166**　E-mail：**zengzhi @ pmph.com**

著者简介

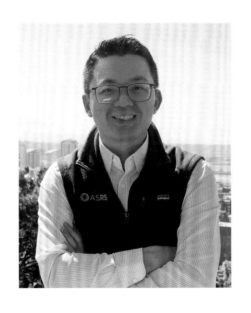

张钊填，副主任医师，医学博士，硕士研究生导师。

2012 年毕业于中山大学临床医学（八年制）专业，获得医学博士学位，毕业后至今在中山大学中山眼科中心工作，师从我国知名的眼底外科专家张少冲教授，具有丰富的临床和科研经验，擅长多种成人及儿童眼底外科疾病的手术治疗。至今以第一作者/通信作者的身份发表原创性论著与病例报告 30 余篇，其中包括 *BMJ*、*BJO*、*IOVS*、*RETINA* 等高水平杂志，曾连续获得 2022 及 2023 中国眼底病论坛蔡司电影节优秀影片奖。

序 一

　　钊填希望我能为他的书《玻璃体视网膜手术：从入门到掌握》写个序，我很犹豫，因为我从没出过书，更没写过序，书名倒是让我很好奇，非常想知道这本书他会怎么写，认真读完后，我觉得我该认真把这个序写好。

　　认识钊填应该是十年前的事了，他来轮科前，我就有耳闻这是个很特别的人，在带他的三个月中，逐渐了解了他的特别之处：爱思考，善总结，喜深究，敢挑战。在良好习惯的驱使下，他培养了善于发现问题、解决问题的能力，这对于一个年轻医生而言是难能可贵的优点，也正是这些优点，让他得以在中山大学中山眼科中心这个平台迅速成长。从某种层面上来说，这本书记录了钊填自己的成长历程。

　　对于有志从事眼底外科的医生来说，这确实是一本值得读的好书。你不仅能从书中读到要成为一名眼底外科医生需掌握的专业知识，包括基本理论及操作技巧、诊疗思路以及治疗方式的对比与评价；你还能体会到一名成熟的眼底外科医生成长道路中的得与失（挑战与收获），而这是在很多专业书中感受不到的东西，不同年资的医生读起来一定会有不同的味道。

　　"知其然，知其所以然"，从表面到本质，从操作到原理，在大量阅读史料、文献并认真归纳总结的基础上，这本书用事实说话，并进一步把自己的思考和经验融入其中，使得这本书兼具极高的实用性与可读性。你能感受到他"不是为写书而写书"。

　　"格物致知"在每一位成功者身上都能得到体现，相信具有这种精神的钊填在未来一定会有更大的成就，给我们带来更大的惊喜。在此，我衷心地祝愿《玻璃体视网膜手术：从入门到掌握》早日出版！

林晓峰

2023 年 10 月

序 二

本书介绍了常见眼底外科疾病玻璃体视网膜手术的原则和步骤,呈现了眼底手术的常规流程以及各种术中术后并发症的处理。相信这些内容可以为眼底外科的年轻医生们提供良好的参考和借鉴。读者可以从中深切地体会到,从入门到熟练诊疗眼底外科疾病需要掌握的理论及技术要点。

本书整合了较多精心挑选的手术录像截图和由专业眼科医师绘制的示意图,从物理学原理、眼球解剖、病理机制等方面入手,通俗易懂地阐述了部分玻璃体视网膜手术操作的基本逻辑及思维。作者将多个专业术语深入浅出地进行讲解,形象、立体,可读性较强。

"一路泥泞一路辙,一路繁花一路歌",从一名初级住院医生,到独当一面的术者,不仅需要娴熟的操作技艺,夯实的理论基础,更需融会贯通、活学巧用,具备应对手术中的各种突发情况的能力,这些均离不开刻苦钻研、严谨笃学。本书的可贵之处在于,不仅分享了操作中一些心思巧妙的小建议,更记录了一名青年眼底外科医生成长过程中所遇到的难题与反思,我真切感受到了作者在撰写该书过程中的严谨与真诚。

正如书名《玻璃体视网膜手术:从入门到掌握》,这本书也可以看作是一位手术医生的成长日志,相信会与很多的青年医生产生共鸣,也会为在眼底病诊疗道路上刚起步的初级医生提供如良师益友般的指导和帮助。

开卷有益,希望本书能早日出版,愿各位年轻医生珍惜青春韶华,努力拼搏奋斗,在眼底病诊疗的征程中"江山代有人才出,各领风骚数百年"。

丁小燕

2023 年 10 月

前　言

A pilot never stops acquiring knowledge.

You'll make mistakes, everyone does. Just learn from them.

And never forget, no matter what's happening,

to fly the airplane.

Oh, one other thing, and this is important.

You can go ahead and smile.

这是电影《萨利机长》中，农用飞机驾驶员库克教导 16 岁的萨利时所讲的一段话，平实无华，但随着实践的深入，可能会在某个沮丧的夜晚，给你持续走下去的力量。

首先，必须解答一个问题——你是否适合成为一名眼底外科医师？

如果你遇到困难就裹足不前，那眼底外科不一定是特别适合你的专业。

眼底外科是建立在理论和实践这两大基石上的学科，年轻的眼底外科医师尤须两者兼修。若不将眼底外科的基本理论掌握夯实，在平时的手术操作中，就很难从错综复杂的实际情况中抓住问题之根本，特别是在术中遇到特殊情况，则容易首鼠两端，以致事倍功半，最终只能原地踏步，并无实质的进步。另外，因为医学亦深具实践性，没有高强度的手术训练，再丰富的理论知识也是没有生命力的，眼底外科医师不可能仅通过熟读几本专业书籍就可以将手术做好。但因现实因素的限制，每位医师所能得到的机会都是不均等的，因此，我们希望授人以渔，让更多对眼底外科感兴趣的读者少走一点弯路。

对于眼底外科的初学者来说，一本能够充分融合基础理论知识和基本操作技能的参考书，想必会为他们的快速成长提供强有力的保障。现在国内外关于玻璃体视网膜手术的中英文书籍种类繁多，这为有志于从事该领域工作的读者们提供了非常有价值的参考资料。部分书籍的内容繁多，虽具有较强的知识性，但当我们在临床实践中遇到问题时，却难以准确而快速地查阅重点。所以，我们在本书的写作过程中，力求简明扼要，以基础理论知识和基本操作技能为主线，将我们近十年来在临床实践中的典型及疑难病例，编排到不同的章节之中，在阐述好底层逻辑的同时，力争让读者可以做到举一反三，从而更好地去理解和处理在手术实践中可能遇到的困难和挑战。

本书内容分为两部分，两者之间不但逐层递进，且纵横交错，互为补充。上半部分主要包括玻璃体视网膜手术的发展源流、手术相关的物理问题、常用的眼内填充物、手术前准备及麻醉、玻璃体切除手术的基本步骤及技巧等；下半部分主要以眼底外科的常见疾病类型进行划分，以孔源性视网膜脱离的手术治疗为切入点，再分别由浅及深地讲述糖尿病视网膜病变、黄斑前膜、黄斑裂孔、增殖性玻璃体视网膜病变的手术处理，并将儿童青少年的玻璃体手术作为独立的章节进行讲述。对于以上两部分内容，我们均选取了大量的病例图片和手术截图，并附以详细的文字说明，读者可就这些内容，充分调动自己的知识储备，发挥想象力，锻炼自己思考和解决实际问题的能力。

本书还尝试着去强调一种"敬小慎微、业精于勤"的治学态度。眼底外科医师需要在平时的临床及科研实践中，不断塑造更有利于发挥自身技艺的思考方式和性格特点。首先，要深入地了解每项手术技术的发展源流，知其然，并知其所以然；其次，夯实理论基础，刻苦阅读中外文献资料，做到融会贯通，当面对错综复杂的眼底疾病时，亦能胸有成竹，虽一时不能精准处置，也能不离经纬，不致严重之谬误；再次，以温和和谦逊的态度，来对待你的患者和你所施行的手术，傲慢与激进不但会制造和加剧医患矛盾，更会让术者在行精细的手术操作时，欠缺细致与耐心，可能形成恶性循环，影响患者预后，于术者之身心健康亦无益处；最后，切不可万事求快，患者最为关切的是术后的恢复情况，其对术者的满意程度，并不会因术者"手快"而加分，手术之快，只是手术者熟练程度不断得到提高的副产品，并不是术者的优点之一，其本末不可倒置。

在我国，眼底外科医师群体正在不断地发展壮大，玻璃体视网膜手术，在眼科中发挥的作用愈发重要，这与日益增长的需求、不断革新的技术、医疗人才的培养密不可分。首先是需求层面，玻璃体视网膜疾病的患者人数众多，且仍会持续增长；其次是技术层面，玻璃体视网膜手术在近百年，特别是第二次世界大战之后，经历了数次革命性的创新和改革，常见的眼底外科疾病，如孔源性视网膜脱离，首次手术成功率基本达到了 90% 以上，这赋予了医师和患者都可以相互信赖的坚实基础；最后是医生层面，正规的医学院教育和专科医生规培制度，优秀的医学人才持续补充到眼底外科这个亚专科之中，而通过传承、交流、竞争，保证了眼底外科医师的整体素质不断得到提升。总之，眼底外科在我国仍然是需求远大于供给的学科，但是随着技术的普及，我们要注意只有在知识、技术和服务上全方面的进步，才能在医疗领域中，发挥更积极的作用。

在此，我们也衷心地希望，本书的出版能够为我国蓬勃发展的眼健康事业添砖加瓦，热切期待广大的初学者能够从中汲取到更多有用的理论知识和实践技能，以更为健康的心态和全面的知识去克服眼底外科漫长而陡峭的学习曲线。同时，本书的纰漏之处在所难免，希望广大读者能够不吝提出批评改正的意见。

最后引用钱穆先生在《国史大纲》中的一句话——"所谓对其本国以往历史略有所知者，尤必附随一种对其本国以往历史之温情与敬意。"希望我们在玻璃体视网膜手术的职业生涯中，也时刻附随着一种对周围所有人与事的"温情"与"敬意"。

张钊填

2024 年 1 月 1 日

目　录

玻璃体视网膜手术
从入门到掌握

第一章

玻璃体视网膜手术发展简史

在眼底外科的近现代发展史中，涌现出了诸多的手术大家，他们凭借着异乎常人的天赋和扎实全面的理科功底，在科技发展的大力推动下，不遗余力地总结与拓展，不断地丰富了眼底外科的内容，并将其发展为一个庞大的学科。

第一节　孔源性视网膜脱离治疗时代变更

一、前 Jules Gonin 时代

自 1805 年开始，Ware、Wardrop 和 Panizz 等人陆续报道了视网膜脱离这种致盲性疾病，但因为当时检眼镜未面世，人们只能通过相关的临床症状来诊断视网膜脱离。直到 19 世纪中叶随着直接检眼镜的发明，才使得视网膜脱离的诊断变得直观可靠（图 1-1-1），但对于其治疗仍处于启蒙阶段。

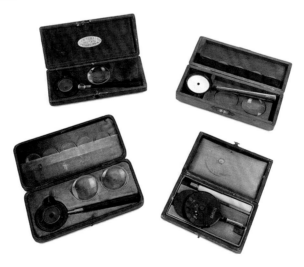

图 1-1-1　20 世纪早期常用的不自带光源的直接检眼镜

[图片由美国视网膜专家学会（ASRS）授权使用]

1805 年 Ware 首次尝试使用手术刀穿破巩膜放出视网膜下液治疗视网膜脱离。接着德国的 Albrecht von Graefe（1828—1870）（图 1-1-2）在 1863 年改良了该术式，通过穿破视网膜创造视网膜裂孔，让视网膜下液可以流入玻璃体腔。

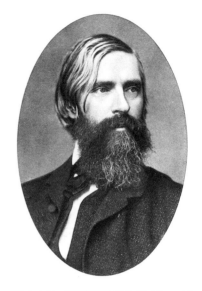

von Graefe 在 12 岁时父母相继辞世，他的父亲生前是柏林大学的知名眼科教授，von Graefe 在成年后决心继承父亲的衣钵，他不但拥有高超的医术，且坚持为低收入群体提供免费的医疗服务，在 1854 年和 1857 年相继创办了眼科学杂志 *Albrecht von Graefes Arch Für Ophthalmol*（即现今的 *Graefes Arch Clin Exp Ophthalmol*）和德意志眼科学会。因在 19 世纪为眼科学的发展做出了诸多奠基性的贡献，而被誉为现代眼科学之父。

图 1-1-2　现代眼科学之父 Albrecht von Graefe（1828—1870）

Grossman 在 1883 年首倡结膜下注射高渗盐水，利用眼球壁内外的压力差把视网膜下液引到球壁外。除此之外，人们还尝试通过各种方式提高眼内压来治疗视网膜脱离，如 Carbone 在 1925 年提倡在前房内注射玻璃体和明胶，还有人尝试往玻璃体腔内注射兔的玻璃体、蛋白质溶液和过滤空气等方式来提高眼内压迫使视网膜复位，甚至还尝试通过缝线把视网膜固定在巩膜壁和脉络膜上。

尽管做了这么多的尝试，但视网膜脱离治疗成功率仍然极低，眼科学界从最初的跃跃欲试，逐渐陷入绝望之中。视网膜脱离甚至在 1904 年巴黎举办的国际会议上被宣布为一种不可治愈的疾病，这绝非人们轻易放弃了努力，1912 年的一项数据显示，美国的眼科医师所报道的视网膜术后复位率只有 0.1%，这一切都让人感到绝望。

二、后 Jules Gonin 时代

一位天才级人物的出现彻底改变了这种局面，这位具有划时代意义的眼科医师就是 Jules Gonin（图 1-1-3）。

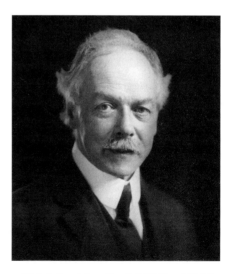

Jules Gonin 出生于瑞士洛桑一个极为重视文化教育的家庭之中。他自小就表现出了极高的语言天赋，熟练地掌握了法语、德语、拉丁文、希腊语、英语、西班牙语等多种语言。18 岁时，他考入瑞士洛桑大学开始了医科的学习，并从 1896 年开始了他眼科医师的光辉事业。

Jules Gonin 的主要贡献是提出了视网膜裂孔的存在是视网膜脱离的首发因素，而视网膜脱离手术的关键是封闭视网膜裂孔。在 1919 年，他设计出了一套手术器械（图 1-1-4），开始通过烧灼视网膜裂孔下方的巩膜来治疗视网膜脱离，并不断取得

图 1-1-3　Jules Gonin（1870—1935）
（图片引自 *Michels Retinal Detachment. 2nd ed*，由 Elsevier 出版社授权使用）

令人满意的效果。该套术式的关键是术前仔细查找和精确定位所有的视网膜裂孔。

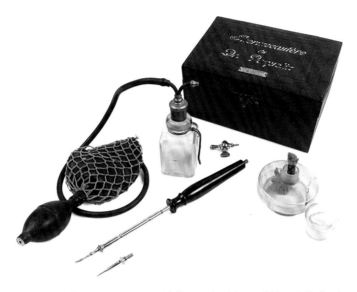

图 1-1-4　由 Jules Gonin 设计的用于复位视网膜的手术套装，包括酒精灯、巩膜穿刺刀、烧灼器、引流视网膜下液的手动负压器等
［图片由美国视网膜专家学会（ASRS）授权使用］

跟大多数新理论新方法一样，他的理论和术式在刚开始并未能得到同行们的广泛承认，眼科学界仍然停留在用外科手段直接排出视网膜下液的主流模式之中。尽管如此，他仍然坚持自己的判断，并持之以恒地开展卓有成效的临床活动。直到 1929 年，Jules Gonin 于阿姆斯特丹召开的国际眼科学会议上，通过客观真实的病例数据，向世人证实了他的理论和术式的正确性。从此在全球范围内，视网膜脱离的治疗开始步入了 Gonin 时代，视网膜脱离手术的复位率超过了 50%，这实在让人振奋！

Jules Gonin 在 1935 年 5 月辞世，他是一名医德高尚的慈善家，把生前大部分的财产捐给了失去工作能力的盲人。后来的解密资料显示，他在人生的最后一年，遗憾地因一票之差而与诺贝尔奖失之交臂。

第二节　视网膜固定方法的演进

视网膜脱离手术复位的首要条件是封闭裂孔，而封闭裂孔需要通过物理的手段来形成紧密的视网膜脉络膜黏附。由 Jules Gonin 提出的透过巩膜的烧灼法在 20 世纪 60 年代之前被广泛使用。

1931 年，Guist 使用氢氧化钾腐蚀视网膜裂孔下的脉络膜以固定脱落的视网膜；在同时，Imre、von Szily 和 Helmut Machemer（Robert Machemer 的父亲）使用电流将裂孔周边的脉络膜和视网膜瘢痕化。1954 年，Dellaporta 首次使用探针通过睫状体平坦部进行视网膜裂孔的热凝。所有这些方法虽也取得了较高的成功率，但其伴随的损伤仍然是较大的，相关的并发症屡被报道。

视网膜光凝固定在 19 世纪 60 年代就开始有人进行尝试，但因为缺乏高强度的人造光源，在很长的一段时间里，人们只能利用太阳光聚焦于视网膜上使视网膜形成瘢痕，从而产生治疗效果。Meyer-Schwicherath 观察到部分人在观察日食之后，短时间内会出现视网膜和脉络膜的瘢痕，受此启发，于 1949 年首次提出了视网膜光凝固定的技术，因此亦被誉为视网膜光凝之父。1963 年，Campbell 首次报道使用激光进行人眼视网膜光凝，从此，激光光凝逐渐取代了其他方法，至今仍是进行视网膜固定的主流方式。

第三节　外路手术的发展

外路手术的发展受到了 von Graefe 视网膜脱离理论的启发，von Graefe 认为是眼球内容积的增加导致了视网膜的脱离。1903 年 Mueller 采用巩膜缩短术来降低眼球的容积，之后 Blascovics 推出了巩膜板层切除术，缝合板层巩膜之后产生顶压视网膜裂孔的手术嵴，这也是现代巩膜环扎术的雏形。

1949 年，外路手术的一代宗师，来自德国杜塞尔多夫的 Ernst Custodis（图 1-3-1）开展了第一例现代巩膜外垫压术，与当今术式有所不同的是，其使用了巩膜外热凝和聚乙烯醇材料进行垫压。1956 年，Custodis 报道了其 515 例患者的视网膜脱离手术复位率高达 83.3%，这无疑刷新了视网膜脱离手术成功率的"世界纪录"，也引起了眼科同道们的广泛瞩目。

Custodis 认为外路手术过程中无须进行巩膜外放液，只要视网膜裂孔得到理想的顶压，视网膜下液将会自行吸收。

与此同时，Charles Schepens（图 1-3-2）在 1951 年开始行巩膜外垫压术，出生于比利时的 Schepens 被誉为 20 世纪十位最伟大的眼科医师之一，本科主修数学专业，曾服役于比利时空军，比利时被占领之后逃难至法国，并秘密加入反法西斯组织，曾利用矿井的隧道，成功挽救了许多无辜的生命，并输送了很多重要情报，虽多次被拘捕，但所幸最终都成功脱身。接着，他为了逃避追捕又逃亡至英格兰，并在那里开始了自己的眼科生涯。他于 1947 年移民美国，建立了全世界首个视网膜治疗研究中心，并结合了他所掌

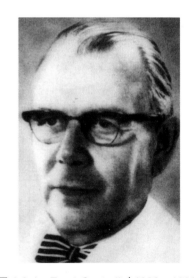

图 1-3-1　Ernst Custodis(1898—1990)
（图片引自 *Michels Retinal Detachment. 2nd ed*，由 Elsevier 出版社授权使用）

握的数学和眼科知识，成功制作了世界首个现代双眼间接检眼镜模型。Schepens 在 1956 年首次使用聚乙烯管行巩膜外环扎术。

与 Custodis 所不同的是，Schepens 提倡巩膜外放液使视网膜更好地贴附于眼球壁上。

在外路手术中的另一位重要人物是来自美国纽约的 Harvey Lincoff（图 1-3-3），他曾于 1955 年在美国波士顿短期观摩了 Schepens 的外路手术，其精准高效的手术方法让 Lincoff 大受震撼。

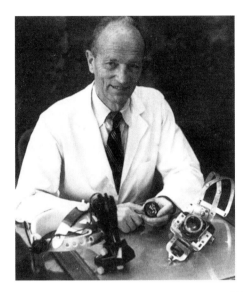

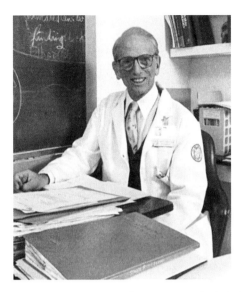

图 1-3-2　Charles Schepens(1912—2006)和他发明的间接检眼镜（图片引自 *Michels Retinal Detachment. 2nd ed*，由 Elsevier 出版社授权使用）

图 1-3-3　Harvey Lincoff(1920—2017)（图片引自 *Michels Retinal Detachment. 2nd ed*，由 Elsevier 出版社授权使用）

　　1958 年，Lincoff 被派往德国波恩评估和学习由 Meyer-Schwickerath 发明的视网膜光凝技术，并遵从 Edward Norton（图 1-3-4）的嘱咐，前往另一城市观摩了 Custodis 的外路手术。Norton 当年刚离开纽约的康奈尔大学前往迈阿密大学医学院担任眼科主任，他在 1962 年创建了 Bascom Palmer 眼科研究所，这里也在不久成为了诸多眼科新技术新方法的发源地。

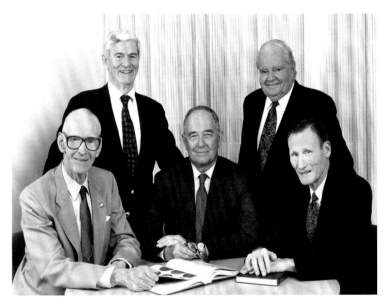

图 1-3-4　Edward Norton(后排右一 ; 1922—1994)，其他四位与 Norton 被誉为 Bascom Palmer 眼科研究所的奠基人，他们分别为：John Flynn(后排左一，著名小儿眼病专家)；Donald Gass(前排中，著名眼底病专家)；Lawton Smith(前排左一，著名神经眼科专家)；Victor Curtin(前排右一，著名眼科病理专家)（照片由 Harry W. Flynn 提供）

Lincoff 在 Custodis 的诊所里，使用他自带的间接检眼镜，检查患者术后的眼底，发现尽管未行巩膜外放液，大多数患者的视网膜在术后第 1 天仍能贴附良好。自此，他开始信奉 Custodis 的外路手术理念，并积极推广。有趣的是，Lincoff 曾在后来的一次学术会议上，受邀分享该项外路技术，在场的 Schepens 的评论是：Not draining subretinal fluid is all right for New York doctors because New York doctors never sleep（不放出视网膜下液的方式，对于纽约的医师是没问题的，因为纽约的医师不需要睡觉）。

Lincoff 在外路手术上的另外三个贡献包括：①改进了巩膜外垫压的材料；②引入巩膜外冷凝法固定视网膜（1963 年）；③提出了寻找原发视网膜裂孔的 Lincoff 法则（1971 年）。他的这些贡献在很大程度上改善了外路手术的整体效果。受到了皮肤科医师使用冷冻治疗皮肤病变的启发，Lincoff 在 1963 年将巩膜外冷凝正式引入到外路手术中，这明显降低了巩膜外热凝所带来的一系列并发症。

至今，外路手术仍然分为 Custodis-Lincoff 学派和 Schepens 学派，这两个学派在全球范围内都有其追随者和质疑者，围绕着巩膜外放液的必要性和安全性一直争论至今，这也是眼底外科界一个非常有趣的论点。

第四节　现代玻璃体切除手术发展

现代玻璃体切除手术的精华浓缩为三个字母——PPV（pars plana vitrectomy，经睫状体平坦部玻璃体切除），PPV 的发明给玻璃体视网膜疾病的治疗打开了广阔的空间。在 PPV 时代之前，眼科医师们已经尝试通过切除玻璃体来治疗视网膜脱离，von Graefe 和 Deutschmann 等人在 19 世纪就首倡了玻璃体和视网膜切除的概念，但限于当时的理论研究深度和器械制造能力，玻璃体切除在很长的时期内并未能引起人们的兴趣。1915 年，von Hippel 首次报道了切除玻璃体膜成功治疗了一例牵拉性视网膜脱离的患者。Kasner 在 1962 年首次提出了"开天窗"式玻璃体切除的方法，某些眼底疾病，例如糖尿病视网膜病变继发玻璃体积血，只能通过创伤极大的"开天窗"式玻璃体切除进行治疗，所以大部分患者选择了放弃这种治疗方式。

最终，PPV 的引进彻底颠覆了玻璃体视网膜疾病的诊断与治疗模式。

现代 PPV 的奠基人是德国人 Robert Machemer（图 1-4-1），他与 von Graefe 一样，都是一名"眼二代"。不幸的是，他在童年就失去了父亲，伟大的母亲含辛茹苦地抚养了他们三位兄弟，并确保他们都受到了良好的高等教育。为了完成大学教育，Machemer 曾在铁矿上工作赚取学费。他在 20 世纪 60 年代来到了美国的 Bascom Palmer 眼科研究所进行深造，因其杰出的才华，遇到了他职业生涯

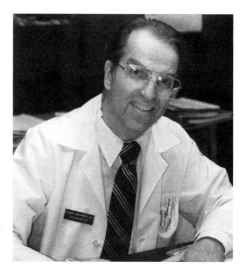

图 1-4-1　Robert Machemer（1933—2009）
（图片引自 *Michels Retinal Detachment. 2nd ed*，由 Elsevier 出版社授权使用）

中的伯乐 Edward Norton，不久就得到了正式的职位。在青少年历经磨难的 Machemer 非常珍惜这个来之不易的机会，在 Bascom Palmer 眼科研究所，他把自己的潜能发挥到了极致，并在几年的时间里就为眼底外科做出了巨大的贡献。

经过多次的动物眼实验，他意识到经睫状体平坦部进行玻璃体切除是最为理想的途径，并开创性地引入了持续性玻璃体腔灌注以预防眼球的塌陷。越努力越幸运，Machemer 在 1970 年 4 月 20 日开展了全球首例闭合式 PPV 手术，该病例的诊断为玻璃体积血，术中及术后并未出现明显并发症，术后视力恢复良好。

在接下来的十年里，玻璃体切除系统不断得到优化，从刚开始的玻璃体积血，PPV 的适应证也逐渐拓宽，1975 年，Connor O'Malley 对 Mechemer 的玻切系统进行改良，形成了我们今日常用的"标准三通道"PPV 系统。显微镜的改良，大力地推动着 PPV 手术的开展和普及，Parel 在 1974 年发明了配备控制脚踏和 X-Y 轴的手术显微镜，给眼底手术创造了极大的方便。

来自美国孟菲斯的 Steve Charles（图 1-4-2）发明了用于引流视网膜下液的笛形针，并利用其机电工程的学术背景，对玻切机的升级做出了较大的贡献。除此之外，各种眼内器械的发明和使用，如眼内剪、眼内镊、眼内激光光凝、吊顶灯等，使得 PPV 变得更加的安全快捷。

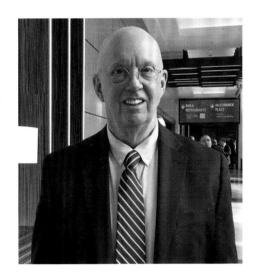

图 1-4-2　Steve Charles（照片由 Steve Charles 本人提供）

从 2002 年开始，玻璃体手术开始迈入了微创时代，从 25G、23G、25G＋到 27G，越来越多的眼底外科医师选择微创玻璃体切除来代替传统的 20G 玻璃体切除系统。但与此同时，外路手术的地位也面临着更大的挑战，如何在创新和传统之间找到更适合患者的治疗策略，也是我们这一代人更加需要去思考的问题。

第五节　玻璃体视网膜手术的不断完善

玻璃体切除手术的顺利开展和普及，同时也离不开其他眼科医师的开创性贡献。Cibis 在 1962 年首次报道了使用硅油填充治疗视网膜脱离，但此时 PPV 尚未面试，硅油只能直接打入未行玻璃体切除的玻璃体腔内，其效果无疑是欠理想的。但 PPV 的出现，让硅油很快就得到了眼底外科医师的青睐，在 1978 年，Haut 首次报道了 PPV 联合硅油填充成功治疗复杂性视网膜脱离。1983 年，Hueneke 等人首次使用气 / 液交换使视网膜复位。1984 年，Parike 等人首次使用 PPV＋眼内激光光凝＋视网膜切开＋眼内气体填充治疗增殖性玻璃体视网膜病变。

对玻璃体视网膜手术起着重要推动作用的还有氟化烷液体（重水）的使用，重水最初在医学上的应用是作为血液的代替物，但最终却在眼底外科领域备受重视。在重水引入眼底外科领域之前，视网膜巨大撕裂的手术治疗面临着很大的困难，Machemer 等人甚至尝试了把患者绑在手术床上后进行反转呈俯卧位，巧妙地利用气体的浮力让视网膜复位，这在当时是一项巨大的进步，但该术式对患者和术者都是很艰难的挑战。

重水的普及应用过程中，起着重要作用的是一位美籍华人张国钧教授（Stanley Chang，图 1-5-1），他出生在上海，2 岁时随父母移民到美国，并最终成为一名出色的眼底外科医师。他于 1987 年开始倡导重水在眼内的使用，通过人体和动物的实验证明了术中使用重水的安全性和有效性。重水的运用极大地方便了术者在手术当中展平视网膜，以行激光光凝复位视网膜。Stanley Chang 的另外一项重要贡献是眼底广角成像系统的发明与推广，他同时也培训了来自世界各地包括中国大陆在内的诸多眼科医师。在最近的一次采访中，他对新一代的眼底专科医师的寄语是：Keep an open mind and don't forget to ask how you can improve what you are doing. Always focus on providing your best effort for your patient, who has immense trust in you.（保持开放的心态，别忘了反思如何改进你手上的工作。始终关注为给予你最大信任的患者而付出最大的努力。）

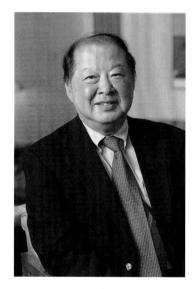

图 1-5-1　张国钧教授（图片由张国钧教授本人提供）

在 PPV 面世之前，特发性黄斑裂孔跟玻璃体积血一样，基本上都得不到有效的治疗。1991 年，Kelly 首次报道了使用 PPV 治疗黄斑裂孔的成功案例，虽然在当时受到了来自同行的众多质疑，但很快就通过一系列的临床研究让大家都意识到，黄斑裂孔竟然可以通过手术的方式，让其自行闭合，这在整个外科领域，也是一件很奇妙的事实。以黄斑裂孔手术为契机，眼底外科对于精细操作的要求上升了一个台阶。来自德国法兰克福的 Claus Eckardt，通过一系列的临床研究证明了内界膜剥除对于黄斑裂孔闭合的重要作用，他也进一步改进了眼内镊，使内界膜的剥除更加快捷安全。他的另一项重要贡献是 23G 玻切系统的运用和推广。

Norton、Lincoff 和张国钧等人为气体眼内填充亦做出了诸多开创性的贡献，并在数个多中心临床研究中，证实了惰性气体与硅油同样具有优越的疗效。但因为气体与硅油的密度均比水低，患者在术后均须保持一定时间的面向下头位，这无可避免地对患者的生活造成了较大的不便，且对下方视网膜裂孔的封闭效果较差。基于此，人们一直没有放弃去寻找更理想的眼内填充物。2002 年开始，来自中国香港的黄世雄教授（David Wong，图 1-5-2）开始将"重硅油"（密度为 1.06g/cm³）应用于玻璃体视网膜手术中，并取得了较好的疗效，这为特定类型的患者提供了另一种有益的选择。我们有理由相信，

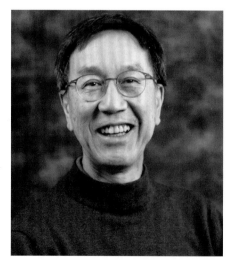

图 1-5-2　黄世雄教授（图片由黄世雄教授本人提供）

在不久的将来，一定会有更多类型的眼内填充物被应用到临床之中。

　　抗血管内皮生长因子（anti-VEGF）药物的眼内注射，是玻璃体视网膜手术发展史中的另一个重要事件。20 世纪 90 年代，动物研究已证实眼内注射 anti-VEGF 可有效地抑制虹膜新生血管，且未发现明显的炎症反应。

　　21 世纪初，anti-VEGF 药物在数个多中心临床研究中，均取得较好的疗效，部分研究结果发表在高水平的医学杂志，如《新英格兰医学杂志》上，并在国际上引起了巨大的反响。2004 年，Macugen 成为第一个被美国 FDA 批准用于眼内注射治疗老年性黄斑变性（AMD）的 anti-VEGF 类药物；2006 年，Lucentis 也被批准用于 AMD 的治疗。这些开创性的研究成果，不仅挽救了大量 AMD 患者的视力，并为增殖性糖尿病视网膜病变的治疗开创了一个新的时期。

著者小结

　　玻璃体视网膜手术的是西医学近两百年辉煌历史中的重要组成部分，从以上的历史中，我们可以看到，玻璃体视网膜手术的发展离不开以下几大因素：①眼科医师们不畏失败的探索精神；②深厚扎实而又能灵活交叉运用的学科功底；③科学技术的快速发展提供了强有力的物质基础；④眼科同行之间、不同学科之间、医疗机构与医药企业之间的交流与合作促进了新理论和新技术的快速完善和普及。我们有理由相信，中国的眼底外科医师们也将在这个领域做出更加重要的贡献。

（张钊填）

第二章

手术相关的物理问题

玻璃体视网膜手术理念和技术的不断推陈出新，衍生出了多种多样的手术治疗模式，极大地惠及了眼底病患者。现今，不同手术方式的解剖复位和视力预后情况已经成为国内外玻璃体视网膜手术的研究热点。但是，对于玻璃体视网膜手术相关的物理问题，初学者往往难以深入地予以理解，甚至会偶尔错误地套用物理概念。

学习相关的物理学知识，能够让眼底外科医师跳出感性的表观认识，从更基础的层面去理解玻璃体视网膜手术，这对初学者尤为重要。本章节将简要地讲述与玻璃体视网膜手术密切相关的几大问题。

第一节　伯努利原理

1726 年丹尼尔·伯努利提出了伯努利原理（Bernoulli's principle），其实质是流体的机械能守恒。现实生活中利用了伯努利原理的重要案例包括飞机机翼的设计和球类运动中的球体的弧线变动等。

伯努利原理的公式为：$p + 1/2\rho v^2 + \rho gh = C$

p：流体中某点的压强；

v：流体在该点的流速；

ρ：流体密度；

g：重力加速度；

h：该点所在高度；

C：常量。

以上公式中，与玻璃体视网膜手术相关的变量为 p 和 v，其在玻璃体视网膜手术中的体现在以下三方面。

（1）玻切机中的文丘里泵：通过外接高压气体，当高压气体在经过较狭窄的管腔时，气体的速度骤然升高，这就导致了该部分气体的压强相应下降，从而产生玻璃体切除时所需要的负压（图 2-1-1A）。

（2）巩膜外垫压术：通过形成一个向眼球内部凸起的巩膜嵴顶压视网膜裂孔，提高玻璃体液从玻璃体腔流经裂孔时的速度,进而降低裂孔周边玻璃体液对视网膜的压强,液体压强的降低最终驱使视网膜裂孔边缘贴附于眼球壁,被封闭于视网膜下腔的液体被视网膜色素上皮细胞转运吸收,最终视网膜完全复位。

　　根据伯努利原理,外路手术中的视网膜裂孔精准定位与封闭,是良好解剖复位的基础。这就不难理解,为什么有些外路手术未行巩膜外放液或未能完全放出视网膜下液,视网膜也能够在术后一天或数天内完全复位(图2-1-1B)。

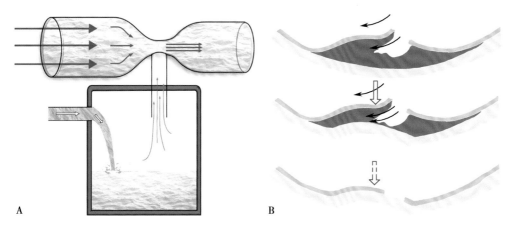

图 2-1-1　伯努利原理在玻璃体视网膜手术中的体现
A. 文丘里泵示意图;B. 巩膜外加压手术示意图。

　　(3)灌注时眼内压的变化:在行标准三通道玻切时,在气体或液体灌注的时候,如果上方(颞上和鼻上)巩膜穿刺口周边的玻璃体已被切除干净,在巩膜穿刺口没有被器械或者巩膜塞堵塞的情况下,由灌注管进入玻璃体腔内的气体或者液体将以非常快的速度从上方的巩膜穿刺口喷出,那么玻璃体腔内的压强会大幅度降低,所以术者不可忽略巩膜塞的重要作用,以预防持续性低眼压所带来的一系列手术并发症,特别当视网膜脱离的高度和活动度较大时,快速向巩膜切口流动的液体,可能会带动视网膜向巩膜切口处飘动,引起视网膜在巩膜切口处的大范围嵌顿。

第二节　液体内部压强

　　液体内部压强的计算是物理学中的基础内容,其与玻璃体视网膜手术也是密切相关的,主要是液体灌注压的估算。

　　虽然新型的玻切机均将灌注融合到机器中,利用气体直接加压于灌注液产生对玻璃体腔的灌注压,但是有时候我们还会使用传统挂瓶的方法来行玻璃体腔灌注,在这种情形下,我们可以利用液体内部压强公式来简单地估算液体到达玻璃体腔内的灌注压强。

　　液体内部压强的公式为:$P = \rho g h$

P:液体内部压强;

ρ:液体密度;

g:重力加速度;

h：水柱高度。

以上公式与我们密切相关的主要是 P 和 h，P 一般代表到达眼睛的液体压强，而 h 一般代表灌注液距离眼睛的垂直高度（图 2-2-1A）。

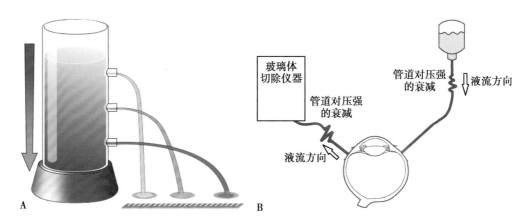

图 2-2-1　液体内部压强的产生与手术中的衰减示意图

A. 液体内部压强差；B. 玻璃体切除手术中管道对压强的衰减作用

首先我们必须清楚水（H_2O）和汞（Hg）各自的密度，$\rho(H_2O)=1g/cm^3$，$\rho(Hg)=13.6g/cm^3$，在同样的高度下，可以简单地理解为：水所产生的压强是汞所产生的压强的 1/13.6。

手术过程中，如果我们期待的眼内灌注压是 30mmHg，那么理论上，我们必须把灌注液的瓶子挂到离眼球的高度为 30mm×13.6＝408mm（40.8cm）。通过简单的换算，灌注液挂瓶高度与内部压强可以简单地计算为：灌注压强（mmHg）＝0.74×灌注液瓶高（cm）。

但现实状态下，无论是吊瓶还是由玻切机产生的灌注压强，我们必须考虑到另一种力的负面影响，即管道摩擦力（图 2-2-1B）。在灌注液流经管道的时候，管壁所产生的摩擦力对压强存在着消减的作用，所以行眼底手术时，灌注液瓶高一般需要高于理论值，同时术者也要避免灌注管道的蜷曲折叠，以免对灌注压强起到不可预测的消减作用，否则将导致术中低眼压的发生。

除了管道本身的摩擦力，我们还须注意玻璃体腔内巩膜灌注口周边组织对灌注压强的消减。特别是使用 25G 或者 27G 灌注管时，如果睫状体平坦部周边的玻璃体较为黏稠，细小的灌注液流的动力难以冲破玻璃体的阻滞，就会导致眼内压的降低。玻切术中眼内压的合理维持，要求术者瞻前顾后，及时排除各种因素对灌注压的衰减作用。

第三节　泊肃叶方程

泊肃叶方程（Poiseuille equation）与玻璃体视网膜手术相关的主要是硅油的注入和抽吸效率问题。硅油注入和抽吸手术中，在保证手术安全的前提下，手术者最为关注的应该就是效率问题。我们平时常用的轻硅油一般分为 1 000 厘泊（cst）和 5 000cst 两种黏度。从泊肃叶方程可以看出，使用同样的硅油注入和取出方法，对于黏度越大的硅油，所消耗的手术时间越长。

泊肃叶方程为：$Q = \pi r^4 \times \Delta p / (8 \eta L)$

Q：体积流量；

r：管的半径；

Δp：管子两端的压强差；

η：液体的黏滞系数；

L：管的长度。

该方程的所有变量均与玻璃体视网膜手术密切相关。

硅油的抽吸在微创玻切开展之前，通常是由手术者利用 10mL 的注射器连接静脉注射留置针头，通过 20G 巩膜穿刺口将针头插入玻璃体腔内，手动提拉注射器针芯产生负压（Δp）而行硅油的主动抽吸。

该方法除去已知的手术创伤大的缺点外，也存在抽吸效率低的缺点，因为静脉注射留置针头的长度（L）较大，从泊肃叶方程不难看出，管的长度增加会相应降低硅油抽吸的效率，抵消了管径较大所带来的正向作用。

近几年，随着微创玻切手术的广泛开展，玻切机内置的气动装置解放了手术者的双手，让硅油注入变得更加方便快捷。现常用的 Constellation 和 Stellaris 玻切机能够分别提供最高为 80psi 和 70psi 的硅油注入压强。

从泊肃叶方程可以看到，管子两端压强差的增大可以抵消手术器材管径较小的负向作用，不仅保证了手术的微创效果，而且不影响硅油注入的效率。

微创玻璃体视网膜手术的开展在带来便利的同时，也让手术者面临着另外一个问题，那就是硅油注入和取出的效率问题。尤其在以下两种情况下，利用微创玻璃体手术体系进行硅油注入和取出的效率会明显偏低：①使用高黏度（5 000cst）的硅油；②使用 25G 与 27G 巩膜穿刺套管。

虽然一些 23G 和 25G 玻切平台会提供相对应的硅油取出套包，但也不可避免地提高了手术费用，且有些医疗机构并未能配备相关的取硅油耗材。从泊肃叶方程可以看出，管径大小对取油效率的影响是最明显的。如果术者想使用微创玻切系统进行硅油取出，那么只能从负压压强和取硅油管的长度两方面进行改进，来克服管径变小的不利因素。

但现在常用玻切机能够提供的最大负压只能为 600～650mmHg，用于 23G 玻切系统取硅油时，效率尚能让人满意，但如果进一步用于 25G 或者 27G 取硅油，那将会非常费时。

使用 10mL 注射器外接聚乙烯管的手动硅油取出方法，从伯努利方程来分析具有两方面的明显优势：①通过提拉 10mL 注射器的针芯所能取得的负压压强能够轻易达到并超过 650mmHg；②使用小段的静脉注射管扣在 trocar 上形成负压，这不但保持了整个硅油抽吸装置的密闭性，且明显地缩短了硅油流经的管道长度，而且巩膜穿刺管道的内径不会被取油针头缩窄，从而最大限度地保证了硅油流出管道的宽度。具体方法介绍可参见后续章节。

第四节　表面张力与界面张力

理解表面张力和界面张力的概念，有助于手术者在玻璃体视网膜手术中灵活运用各种眼内填充物，从而达到更好的视网膜解剖复位。

一、表面张力

表面张力（surface tension）是由液体分子间的内聚力产生的，处于液体表面层中的分子比液体内部稀疏，所以它们受到指向液体内部的力的作用，使得液体的表层犹如一张绷紧的薄膜，表层的收缩趋势使液体尽可能地缩小它的表面面积。而球形是一定体积下具有最小的表面积的几何形体。因此，在表面张力的作用下，液滴总是力图保持球形，这就是荷叶上的露珠总是表现为球形的物理原因（图2-4-1）。

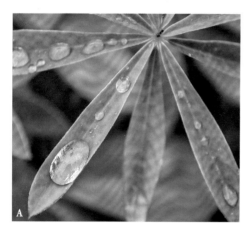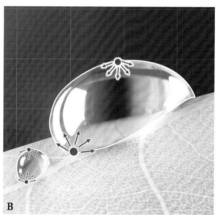

图2-4-1　表面张力示意图

A. 叶子上露珠由表面张力维持形状；B. 液体表面张力产生的原理

二、界面张力

界面张力（interfacial tension）指的是不相溶的两种物质之间的张力。液体与另一种不相混溶的液体接触，其界面产生的力称为液相与液相间的界面张力；液体与固体表面接触，其界面产生的力称为液相与固相间的界面张力。表面张力和界面张力的本质截然不同，不可混淆，否则容易机械地套用表面张力的概念，而不能更好地从界面张力的层面，去理解不同眼内填充物之间灵活转换所能起到的作用。

三、表面张力在眼内填充物中的体现

眼底外科手术中我们常用平衡盐溶液（balanced saline solution，BSS）进行玻璃体腔内灌注，BSS 的 pH 值约为 7.4～7.5，渗透压约为 300mOsm/L。它的物理特性与水基本相同，玻切术后玻璃体腔内的液体在物理特性方面亦与水相近。当术中和术后使用其他眼内填充物（重水、气体、硅油）时，因为重水、气体和硅油等物质与水均不相溶，所以应该考虑这些填充物与水之间的界面张力，而非其本身的表面张力，这是一个需要重点理解的物理概念。

主要物理参数的内涵解读如下。

1. 黏度高低表明该填充物注入和取出的难易程度。

2. 与水屈光指数的差别让术者清楚地辨认玻璃体腔中灌注液和填充物的界面，且影响了术眼填充状态下的屈光度数变化。

3. 利用填充物与水的密度差异，术者能够通过改变患者的眼位以达到更好的解剖复位。

4. 表面张力表明眼内填充物（气体除外）在玻璃体腔气体填充状态下不被扩散的能力。

5. 与水的界面张力大小代表眼内填充物对视网膜某个区域的占据能力，这种占据能力表现为两个方面：①眼球运动时，保护视网膜或黄斑裂孔免受玻璃体腔内水液产生的冲刷力和剪切力，避免裂孔边缘被掀起，从而给视网膜的解剖复位创造稳定安静的环境；②占据了视网膜裂孔周边的区域，让水液不会再通过视网膜裂孔进入视网膜下区域，给视网膜下液的充分吸收和激光／冷凝斑的成熟提供足够的时间和空间。

四、界面张力与视网膜复位的关系

由上可见，对于气体和硅油来说，其与水的界面张力是促进视网膜复位的关键因素。表面张力并不能理解为驱使视网膜复位的顶压力，只有当气体压强够大的时候（如气／液交换时，会暂时把气体灌注压调高到 50mmHg），眼内气体才会起到顶压的作用，就像充气球一样克服以下两个力而让视网膜贴附于眼球壁上：①病变视网膜本身的张力；②玻璃体或增殖膜／条索作用在视网膜上的拉力。

但如果没有充分松解视网膜，并最大限度地降低视网膜的张力，气／液交换后，这种短暂的视网膜复位会迷惑手术者，待玻璃体腔内气压下降时，视网膜将会再次脱落，导致手术的失败。

气体和硅油的密度均小于水，当这两种物质填充于玻璃体腔内时，填充物最上方的视网膜区域会受到浮力的作用，但这种压强的增幅是很小的。故不能将眼内填充物带来的浮力理解为驱使视网膜复位的顶压力。

同理，术中注入重水，因为其密度为水的两倍，所以后极部的视网膜受到重水的重力作用而被暂时地摊平，但如果牵拉因素没有被解除，视网膜的张力可能打破重水的表面张力，而使小重水滴进入视网膜下腔，导致视网膜复位失败。

因为硅油不像气体会在玻璃体腔内被逐渐代谢，所以硅油可以在比较长的时间内占据玻璃体腔内的大部分空间，起到填塞物和弹簧般的作用让视网膜贴附于眼球壁，但如果手术过程中没有彻底地解除各种不利因素，术后发生增殖性玻璃体视网膜病变的概率会升高，且一旦将硅油取出，视网膜很有可能再次脱落。

综上所述，视网膜脱离复位手术的关键是切除玻璃体和撕除增殖膜或条索，最大限度地解除作用于视网膜表面的拉力和降低视网膜本身的张力，让视网膜达到最大的活动度，眼内填充物方可起到其应有的作用。

将界面张力、张力、浮力、重力、屈光指数等物理概念融会贯通，能够帮助眼底外科医师更好地开展视网膜脱离复位手术。

第五节　波义耳定律

波义耳定律（Boyle's law）是由爱尔兰化学家罗伯特·波义耳，在 1662 年根据实验结果提出，也是人类发现的第一个物理定律。其核心内容为，在定量定温下，理想气体的体积与压力成反比。

波义耳定律的公式为：压强$_1$×体积$_1$＝压强$_2$×体积$_2$

　　行玻璃体视网膜手术后，眼内尚有气体填充的患者，尤其需要注意避免大气压变化而导致的眼压骤变，这也是医护人员需要做好宣教的重要部分。我们的国家地形和海拔复杂多变，且随着交通的日益便捷，手术后的患者在出院后很短的几个小时内就可以跨越很长的里程返家，其中就涉及两地之间的海拔变化。我们知道，海拔的变化势必会带来大气压力的变化，最终作用于眼内的气体而发生眼压的急剧变化，带来不必要的视力损伤（图2-5-1）。

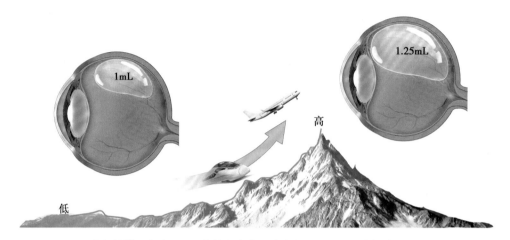

图2-5-1　眼内气体填充状态下，患者从低海拔至高海拔地区时，眼内气体的体积膨胀示意图

　　举个例子，如果患者在广州的中山大学中山眼科中心行玻璃体切除＋眼内气体填充术，该处的海拔为10m，其相对应的大气压为760mmHg，而患者的术后眼内压为16mmHg，那么玻璃体腔的绝对气压就为：压强$_1$＝760＋16＝776mmHg。如果患者出院后立刻乘坐高铁回去昆明，查昆明当地的海拔为1 891m，对应的大气压大概为606mmHg，当患者到达昆明时，在忽略其他因素的前提下，此刻患者眼内气体的绝对气压为：压强$_2$＝606＋16＝622mmHg。

　　由以上公式可以知道：体积$_2$/体积$_1$＝压强$_1$/压强$_2$＝776/622＝1.25。

　　也就是玻璃体腔内的气体具有膨胀为原来1.25倍体积的趋势。因为眼球的顺应性不强，那么膨胀的气体会向前挤压前房，假定患者前房容积为0.25mL，如果患者在广州出院时，眼内残留有1mL的气体，此刻膨胀后的体积为1.25mL，那么前房会被膨胀后的气体挤压，导致前房消失，前房消失引致房水流出受阻，进而导致眼内压的急剧升高，可能导致视网膜中央动脉阻塞，并损伤视网膜神经上皮层，晶状体也会受到挤压而出现明显混浊。

　　同样，如果患者乘坐飞机，在飞机上升过程中，随着机舱内压强的降低，眼内的气体也会膨胀而引起眼压骤然升高。反之亦然，如果眼内填充气体的患者，从高海拔的地方迅速到达低海拔的地方，就会引起气体体积的缩小，导致眼压的急剧降低，而可能出现一系列的不良后果。

第六节　菲克弥散定律

　　菲克弥散定律（Fick's diffusion law）的主要内容为，气体通过薄层组织时，单位时间内气体弥散的容积与组织两侧的气体分压差成正比，与面积成正比，与厚度成反比，与气体的弥散系数成正比。

在玻璃体手术中,菲克弥散定律主要体现在惰性气体的膨胀和吸收上。

惰性气体的分子量大,排出玻璃体腔内的速度慢,而血液中的气体(氮气、氧气)分子量小,进入玻璃体腔内的速度快,这是为什么注入玻璃体腔内的惰性气体必须被过滤空气稀释,且气体吸收时间较长的物理原因。玻璃体手术后,眼内尚有气体填充的患者,应该避免使用气体行全身麻醉,否则会导致气体快速进入玻璃体腔,引起眼压的急剧上升,进而导致视力的快速严重丧失,至今仍有这方面的病例报告,应引起手术者和麻醉师的注意。

第七节　其他物理原理

除了以上内容,玻璃体视网膜手术中,仍有诸多的物理问题(表 2-7-1)需要我们去理解,限于篇幅,下表总结了其他的几个物理原理以供参考。

表 2-7-1　玻璃体视网膜手术中的物理问题及手术中的体现方式和原理

物理问题	手术中的体现方式	原理
班克罗夫特规则	硅油乳化	眼内的蛋白质扮演了硅油乳化的乳化剂,眼球的机械运动亦会加速硅油滴乳化
焦耳-汤姆孙效应	巩膜外冷凝	使得眼球壁的温度下降,导致蛋白质变性,产生视网膜黏附的瘢痕
雷诺数	硅油乳化与视网膜下方再脱离	足量的硅油填充,降低了硅油下方液体的雷诺数,从而降低了液体对硅油和视网膜的冲刷

著者小结

"判天地之美,析万物之理",对于眼底外科医师来说,掌握手术相关的物理问题具有重要的意义,可以让我们从更基础的层面,在临床实践中抓住问题的本质,从而作出更为准确合理的临床决策。事实上,我们常用的眼科器械,如裂隙灯显微镜、间接检眼镜、玻切机、激光仪等,它们的发明和设计都有深厚的物理学理论作为基础,我们会在接下来的章节中,结合具体场景,对部分物理问题再加详细讲述。

(张钊填)

第三章

眼内填充物

眼内填充物（intraocular tamponade agents）是指在行玻璃体视网膜手术中，通过外科手段进入玻璃体腔内，在眼内起到维持眼压，并有利于解剖复位与功能恢复的一系列物质。眼内填充物按照其应用场景，分为术中和术后填充物两种类型。

第一节　眼内填充物的演进

1911 年，Ohm 最早用德文在历史悠久的眼科学杂志 *Albrecht Von Graefes Arch Für Ophthalmol* 上报道了放出视网膜下液体并往眼内注入过滤空气治疗视网膜脱离的成功案例。1938 年，来自瑞典哥德堡的 Rosengren 在 *Acta Ophthalmologica* 上报道了玻璃体腔内注入空气治疗视网膜脱离，并首次引入了"tamponade"这个单词来指代眼内填充。1962 年，来自华盛顿大学医学院的 Cibis 等人首次在著名眼科学杂志 *Arch Ophthalmol*（即现今 v 的 *JAMA Ophthal*）上报道了尝试使用硅油填充复位严重脱离的视网膜，并详细记录了硅油填充所可能带来的获益和并发症，虽疗效差强人意，但研究者凭借着他们的创新意识和开拓精神，通过规范的科学研究，为我们寻找到了一种颜色透明、性状稳定的新型眼内填充物。

tamponade［ˌtæm.pəˈneɪd］这个单词源自法语，其原意表示"填塞"或者"扎进"的动作，在心内科中，有一个我们比较熟悉的病叫作 cardiac tamponade（心包填塞）也用到了该词，最主要是表示外界物质的压力对正常人体组织的压迫和堵塞作用，但在玻璃体视网膜手术中，不能用"填塞"或"扎进"来进行理解，将其翻译为"填充"是比较恰当的。

从 20 世纪 70 年代开始，随着 PPV 技术的发明和改进，眼内填充物开始在玻璃体视网膜手术中得到广泛应用。初学者应熟悉各种眼内填充物的理化性质，并充分掌握其可能带来的优缺点，才能在实际操作中做出最优选择，并及时预防和处理相关的术中和术后并发症。

第二节　眼内填充物共有的物理特性

视网膜神经上皮层因含有 99% 的水,从物理学的角度来理解,可以将其等同于水,那么由于表面张力的存在,眼内填充物与内层视网膜之间会形成一个相互紧密接触但却不相溶的弧面,该弧面可以阻止玻璃体腔内水液的进入,从而为接触面中的视网膜裂孔提供良好的复位条件。

密度(specific gravity)、浮力(buoyancy)、界面张力(interfacial tension)和黏度(viscosity)这四大物理特性,是我们理解眼内填充物在玻璃体腔内作用的关键。

(一)密度

是对特定体积内的质量的度量,密度等于物体的质量除以体积。密度是一种物质的特性,只与物质种类有关,与物质的质量与体积无关。由于房水、玻璃体和视网膜的绝对成分均为水,所以他们的密度均无限接近于 $1g/cm^3$,眼内填充物"轻"与"重"的划分就以此为标准,如氟化烷液体因密度大于 $1g/cm^3$,故被俗称重水(图 3-2-1)。

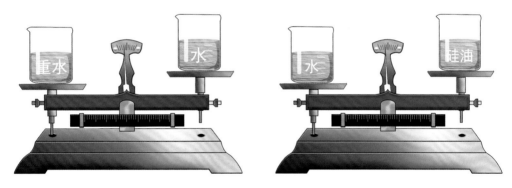

图 3-2-1　重水、硅油与水的密度比较

(二)浮力

指浸在流体(液体或气体)内的物体受到流体竖直向上的作用力,与重力的方向相反。公元前 245 年,阿基米德发现了浮力原理。未做特殊说明时,浮力一般指物体浸没在液体中所受到竖直向上的力。

玻璃体视网膜手术中,我们会利用硅油和气体密度小于水的固有特性,硅油和气体在玻璃体腔内会受到液体所施予的向上的浮力,向上的浮力大于向下的重力,从而上浮且与上方视网膜具有最大的接触面,因气体的密度远小于硅油,所以同样体积的气体所受到的向上的力要远大于硅油,气体和硅油在其地理最高点具有最大的浮力,这也部分解释了为什么患者在填充了气体和硅油须行面向下体位,以及上方裂孔导致的视网膜脱离手术成功率会比较高(图 3-2-2)。

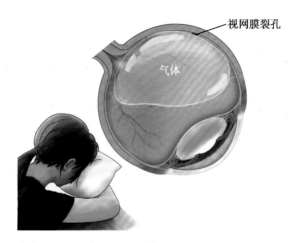

视网膜裂孔

气体

图 3-2-2　患者在行面向下体位时，眼内气体受到浮力的作用，封闭视网膜裂孔

（三）界面张力

指两种流体交界面处分子之间的吸引力。在气/液界面，这种力通常被称为表面张力，标准单位为 mN/m。一种具有较大界面张力的物质，其维持大泡状形态而不被外界作用力打破的能力就越强。从与玻璃体腔内液体和视网膜之间存在的界面而言，硅油、重水和气体三者之间存在着一定的差别（图 3-2-3）。气体比重水和硅油拥有较高的界面张力，亦即更不容易因为眼球的轻微晃动而导致眼内的大气泡被打破，从而更好地遮蔽视网膜裂孔。

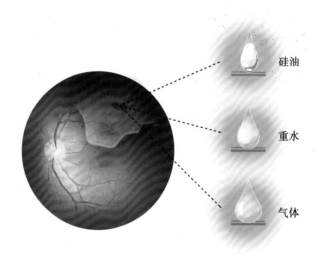

硅油

重水

气体

图 3-2-3　从界面张力的角度理解不同眼内填充物对视网膜裂孔的封闭作用

（四）黏度

是指流体对流动所表现的阻力。当流体（气体或液体）流动时，一部分在另一部分上面流动时，就受到阻力，这是流体的内摩擦力。在国际单位制中，运动黏度单位为斯，即平方米每秒（m²/s），实际测定中常用厘泊（centistoke, cst）表示，其标准单位为平方毫米每秒（即

$1cst = 1mm^2/s$）。当黏度越小时，从一个大泡状被打破成小滴状所需要的能量就越低。在所有的眼内填充物质中，硅油具有最高黏度，这也是硅油注入和取出的难度会比灌注液和重水高很多的物理原因。

我们将常用的眼内填充物的物理特性总结如下（表3-2-1）。

表 3-2-1　常见眼内填充物的物理特性

物理特性	水	重水（$C_{10}F_{18}$）	气体（空气）	硅油
黏度 /cst	1	2.7	15.7	1 000/5 000
分子量	18	462	29	25 000/50 000
屈光指数	1.336	1.313	1.003	1.4
密度 /(g·cm^{-3})	1.0	1.8~2.0	0.001	0.97
表面张力 /(mN·m^{-1})	73	19.0	70	21.3
与水界面张力 /(mN·m^{-1})	—	57.8	70	40

第三节　气　体

一、气体的作用和代谢

（一）气体对视网膜的作用

就气体在眼内的存留时间而言，玻璃体视网膜手术中所用的气体可分为过滤空气和惰性气体，均无色无味，且随着时间最后都会被身体所吸收而排出体外。对比硅油和重水，气体与水之间具有最大的界面张力，可最大限度地隔绝玻璃体腔内的液体经由裂孔进入视网膜下腔，从而给裂孔的闭合和视网膜的复位提供充足的空间和时间，并允许视网膜色素上皮（RPE）细胞将被密闭在视网膜下腔内的液体完全吸收。

（二）眼内气体的代谢

在使用气体进行眼内填充之前，我们必须通过菲克扩散定律（Fick's diffusion law）来理解气体在眼内的代谢动力学。菲克扩散定律指的是分布在一个半透膜两边的不同气体，会相互进入对侧的空间，直到两侧的气体浓度趋于一致，如果两种气体扩散的速度不一致，则两侧气体的体积就会出现大小差异。

假设玻璃体腔内填充了 C_3F_8，其分子量为188，而血液中的氮气（N_2）的分子量是28，因 C_3F_8 分子量较大，故其通过眼球壁进入血液循环的速度要明显小于氮气进入玻璃体腔内的速度，最终导致玻璃体腔内气体体积的增加（图3-3-1）。若玻璃体腔内填充了过高浓度的惰性气体，则会引起血液中的氮气过快过多地进入玻璃体腔内，引起眼压的急剧升高，所以我们在使用惰性气体时均需要严格控制其进入眼内的浓度。

过滤空气则不存在膨胀的问题，因为眼球内外的氮气不存在明显的浓度差，所以过滤空气从进入玻璃体腔内的瞬间，就开始经历体积的减少。我们将各种眼内常用气体类型的特性总结如下（表3-3-1）。

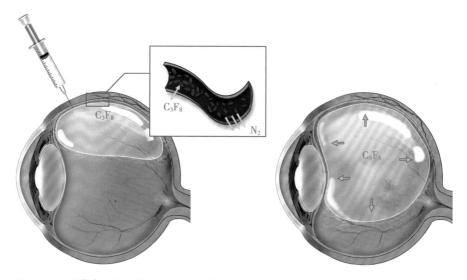

图 3-3-1　在菲克扩散定律的作用下，填充了惰性气体的玻璃体腔，其气体的量会发生动态变化，这些气体在玻璃体腔内存留的时间较长，故被称为惰性气体，亦被称为长效气体（long-acting gas）

表 3-3-1　常用气体的物理特性和在玻璃体腔内代谢动力学特征

常见气体	分子量	最大膨胀时间 /h	眼内存留时间 / 天	非膨胀浓度 /%	最大膨胀比例
空气	29	—	5～7	—	—
SF_6	146	24～48	7～14	20	2
C_2F_6	138	36～60	28～35	16	3.3
C_3F_8	188	72～96	42～56	12	4

二、孔源性视网膜脱离的注气复位术

（一）原理与应用

在各种眼内填充物中，由于气体与水之间具有最大的界面张力，且自身重力可忽略不计，受到玻璃体腔内液体的浮力最大，故气体对于上方裂孔的封闭有较大的优势；再者，如果配合体位的变化，可对颞 / 鼻侧裂孔也具有较好的封闭作用。其最主要的特点是不需要行玻璃体切除，术者在往玻璃体腔内注入气体后，通过患者头位的变化，让气泡最大限度地接触和封闭视网膜裂孔，从而达到视网膜的复位。

（二）患者的选择

视网膜注气复位术最初用于治疗不伴随其他复杂情况的原发性孔源性视网膜脱离，一般用于裂孔处于上方 8 个钟点位（8:00 至 4:00 位）的视网膜脱离，因为在我们的临床实践中，很少将视网膜注气复位术作为原发性孔源性视网膜脱离（RRD）的首选方案，所以难以通过自身的经验来介绍该术式的技巧。

在此，我们重点介绍 2018 年 Hillier 等人于 *Ophthalmology* 发表的一项随机对照研究成果。该研究总共纳入了 176 名患者，随机分为注气组和 PPV 组，并规律随访 12 个月。

该研究的纳入标准如下：①位于脱离区单一或在一组裂孔，大小不超过1个钟点位（30°）；②脱离区的裂孔都位于8:00位至4:00位；③未脱离区可合并存在裂孔或格子样变性。

排除标准如下：①脱离区域内存在下方裂孔；②明显屈光介质混浊；③增殖性玻璃体视网膜病变（PVR）≥B（详见第十一章第二节分级）；④术眼曾患有视网膜脱离；⑤术眼曾行PPV；⑥年龄<18岁；⑦患有精神障碍；⑧不能读懂英语；⑨存在其他会影响视力结果的眼科疾病；⑩术后不可配合体位。

研究结果发现，对于满足以上纳入标准的患者，在第12个月时，注气组和PPV组的首次手术成功率分别为80.8%和93.2%（存在统计学差异），二次手术的成功率分别为98.7%和98.6%，注气组的视力恢复稍优于PPV组，且术后出现垂直性视物变形与并发性白内障的概率较低。

（三）手术步骤

1. 全面检查眼底　所有患者在术前及术后复查时均在巩膜顶压下检查全周视网膜。

2. 处理非脱离区异常　注气术前，激光封闭非脱离区内的所有裂孔和格子样变性。

3. 处理脱离区内裂孔　在注气术前冷凝脱离区内的裂孔，或在注气术后24~48小时行激光光凝。

4. 玻璃体腔内注气　前房穿刺放出尽可能多的房水（一般≥0.3mL），再往玻璃体腔内注入100%的SF_6气体（最好≥0.6mL）。

5. 术后体位的维持　依据裂孔的具体位置，指导患者保持特定的头位，以期气体可以充分接触裂孔并防止视网膜下液侵犯未脱离的黄斑区。

6. 二次注气　如有需要，可行二次手术补充SF_6以更好促进视网膜复位。

（四）优缺点

从研究结果来看，玻璃体腔注气视网膜复位术在视力预后及并发性白内障方面存在着一定的优势。但也必须认识到，玻璃体腔内注气术存在着以下的局限性，我们在选择时，必须全面权衡其利弊。

1. 眼底检查比较复杂　须在手术前和随访中，通过全周的巩膜顶压查找裂孔和变性区，而这些检查都是在间接检眼镜下完成的，如果我们不熟悉间接检眼镜的使用，就很难全面仔细地检查周边部的视网膜情况，可能会遗漏一些较为周边的视网膜异常。

2. 患者的不适感可能增大　在多次的检查中，患者可能会经历较大的不适感，特别是使用巩膜顶压器时，会导致部分患者出现较大的痛感，可能对后续的诊疗活动产生疑问甚至是抵触心理。

3. 首次手术成功率较低　虽已达80%以上，但与PPV组达到90%以上相比，还是相形见绌，无论是术者和患者，首次成功率对于医患关系的巩固具有重要的意义，若视网膜复位不成功或出现较明显的术后并发症（如PVR），在后续的二次手术中，可能需要付出更多时间和精力进行沟通和解释，手术的难度也可能较大。

所以，在PPV可行的情况下，我们在选取该术式时，应乐观审慎，严格把握适应证，并做好首次手术更加可能失败（与PPV相比）的处理预案。

三、玻璃体切除+玻璃体腔内气体填充

虽然我们使用了很大的篇幅介绍了用于孔源性视网膜的注气复位术，但在临床上，玻

璃体腔气体填充通常是与玻璃体切除手术一同进行，主要用于治疗以下几种疾病：黄斑裂孔、孔源性视网膜脱离、增殖性糖尿病视网膜病变、高度近视黄斑劈裂等，因在后续章节会详细讲述，此不赘述。

在国内，除了过滤空气之外，玻璃体视网膜手术中使用频率最高的气体类型为 C_3F_8，其他类型的惰性气体在文献报道中比较少被提及，在此我们以 C_3F_8 为例，介绍两种常用的填充技术。

（一）直接注射法

按照长期的经验，我们常在气/液交换，缝合巩膜切口或确认切口无漏气之后，使用直径为 0.38mm 的破囊针头，常规在角膜缘后 3.5～4mm 处注入约 0.6mL 的 C_3F_8（图 3-3-2）。若玻璃体腔的容积约为 4.5mL，注入 0.6mL 的 C_3F_8 之后，可瞬时在眼内稀释至 13% 左右，因为巩膜切口已闭合良好，可保证惰性气体不外泄，保证眼压的维持和惰性气体的合适浓度；若眼轴较长，如存在高度近视，注入 C_3F_8 的量可适当增加至 0.8～1.0mL。

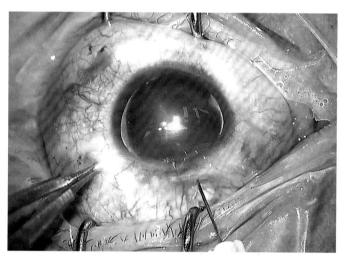

图 3-3-2　使用破囊针头在角膜缘后 3.5～4mm 处注入惰性气体，
注意进针方向，否则易伤及晶状体后囊

（二）稀释－置换注射法

使用 50mL 的注射器，先抽入 6.0～8.0mL 的 C_3F_8，再使用纱块堵塞在注射器的头部，抽取过滤空气至 50mL，此时注射器中的 C_3F_8 的浓度就约为 12%～16%；此时，先关闭上方的其中一个巩膜切口；接着，助手将注射器接入颞下方的灌注上，并往下推注射器，往玻璃体腔内注入约 20～25mL 的气体，目的是将留置在玻璃体腔内的气体置换出来；在此同时，术者封闭上方的另外一个巩膜切口；助手须注意轻微往下推注射器，目的是维持正常的眼压；最后，术者封闭颞下方的灌注切口，结束手术。

四、气体填充眼的注意事项

（一）惰性气体的总量和浓度的把握

与其他眼内填充物质相比，由于菲克扩散定律的作用，惰性气体均于一定时间内，出现成倍数的膨胀，所以我们在决定注入惰性气体的量时，应估计患者玻璃体腔的容积与惰性气体的巅峰膨胀倍数，按照"一步到位、力求精准、总量控制、宁少勿多"的原则予以使用。

（二）术中异常的原因与处理

以下情况可能导致注入惰性气体的浓度较低：①眼轴过长，玻璃体腔体积过大，特别是采用直接注射法时；②过早抽取惰性气体，未及时封闭注射器，气体将发生不同程度的外泄，导致浓度下降；③计算错误，术者应与助手、护士反复确认玻璃体腔的量；④巩膜切口的泄漏，注入惰性气体后，若巩膜切口存在泄漏，则整个玻璃体腔内的气体量均下降，惰性气体的浓度亦被间接地稀释。

以下情况则可能引起惰性气体浓度过高：①眼轴较短，玻璃体腔容积过小，如真性小眼球等；②残留较大量灌注液或玻璃体时，玻璃体腔的有效容积没有被充分释放；③不恰当地多次补充惰性气体；④计算错误。

术中若发现惰性气体的总量和浓度存在错误，为安全起见，可重新开启液体灌注，待逐出玻璃体腔内的全部气体后，再行气/液交换，最后重新注入惰性气体。

只要术者、助手、护士三者反复确认，极少出现惰性气体严重过量填充的错误操作，但文献曾有报道因注入惰性气体超量，引起术后短期内眼压骤升（≥60mmHg）和前房消失的极端病例，他们的解决方法包括以下几个步骤，在此供参考：①先用直接灌注法（使用传统的吊瓶提供灌注液）行水液灌注，为保证不因眼压骤降引起眼球的塌陷与出血，吊瓶的高度应比常规高，灌注管的末端使用小针头，从角膜缘后4mm直切插入玻璃体腔内，防止因行巩膜切口导致眼内气体急剧外溢；②从另一方位的角膜缘后4mm插入注射器，缓慢抽出玻璃体腔内气体，同时逐步缓慢降低灌注液的瓶高，目的是可控地、缓慢地降低眼内压；③待眼压逐渐恢复正常后，停止抽出眼内气体；④置入标准三通道trocar（眼底外科用trocar指代留置于巩膜壁的套管，详见第五章），行气/液交换后，再重新注入惰性气体。

五、气体填充的术后注意事项

总体上来说，眼内气体可最终被吸收，其安全性在所有的眼内填充物质中是最高的，相关并发症的发生概率也相对较低，相应的处理也较为简单，这也是气体填充较受医患双方欢迎的直接原因。不过，我们仍须密切关注以下术后问题，以更好地保证气体填充的安全性和有效性。

（一）术后正确体位

按照视网膜病变的位置，嘱咐患者在术后保持正确的体位，以求气泡最长时间、最大面积地接触目标位置，最终提高解剖愈合率，特别是视网膜裂孔数目较多、直径较大、位置偏下时，正确的面向下体位具有重要的意义。

（二）视力恢复

与灌注液和硅油不同的是，气体与晶状体之间的屈光指数差别较大，当气体仍占据视轴区时，有晶状体眼和人工晶状体眼会呈现较高度数的近视状态（图3-3-3），导致视力基本在手动与指数之间，对此，手术者应在术前充分告知，告知视力模糊所要持续的大致时间；待气泡的高度低于视轴区时，若基础视力较好，患眼的视力将大幅度提高，部分患者将有视野下方较大面积阴影晃动甚至是头晕等情况，此时，我们须依照所填充气体的种类，告知阴影的高度将会每天降低，且在大致几周内的时间里会完全消失，以消除患者的疑虑（图3-3-4）。

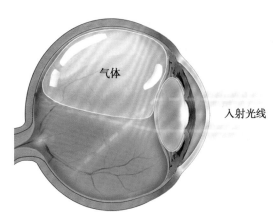

图 3-3-3　在有晶状体眼中，玻璃体腔内气体的存在使眼球处于高度近视样的屈光状态

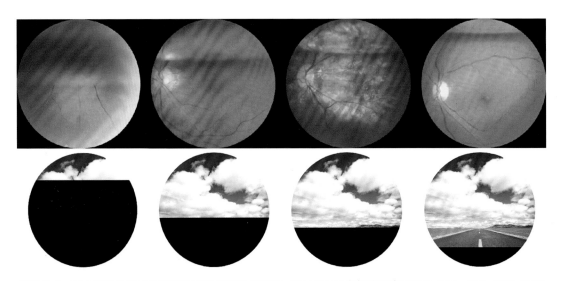

图 3-3-4　眼内气体的高度与患者眼前视野的对应关系，从左到右眼内气体的高度约为 75%、45%、35%、20%

（三）晶状体透明度

术后气体填充状态下，有少数患者在术后第一天会出现晶状体后囊羽毛状的混浊，若在术中无晶状体的医源性损伤，该类混浊一般会自行消退（图 3-3-5）。

若有晶状体的医源性损伤，则晶状体混浊情况会持续加剧至明显混浊，以致眼底难以窥清，若未出现晶状体膨胀等其他的并发症，可暂不处理，但须通过 B 超检查玻璃体视网膜的变化情况（图 3-3-6A）。例如，视网膜脱离术后出现晶状体明显混浊，可待气体吸收较为完全时，通过 B 超判断视网膜是否平伏，最早可在首次术后 10 天左右行单纯的白内障 + 人工晶状体植入术，术中注意眼内气体的外溢可能导致眼内压骤降，亦可同时探查眼底，视具体情况做相应处理。

中老年患者在术后 3 个月左右开始会出现或加剧核性白内障（图 3-3-6B），此时可考虑白内障手术，在小瞳孔的状态下，该类型的白内障易被忽略，患者术后的视力下降易被误认为眼底病变持续恶化所致。

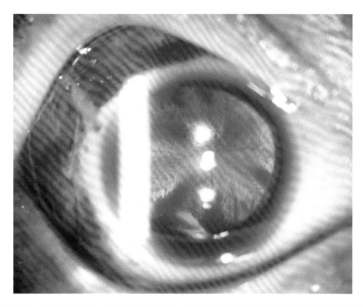

图 3-3-5　玻璃体切除＋眼内气体填充术后第 1 天可见晶状体后囊羽毛状混浊

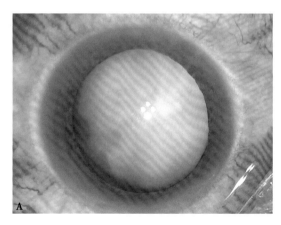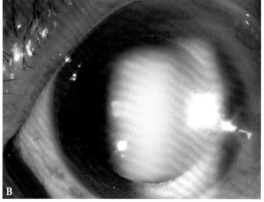

图 3-3-6　继发于玻璃体切除术后的晶状体混浊

A. 术中玻切刀伤及晶状体后囊,在填充气体后,术后 2 周晶状体明显混浊;B. 术中未伤及晶状体后囊,术后 3 个月出现核性白内障。

（四）患者所处的海拔变化

根据波义耳定律,眼内气体的体积会因为患者所处大气压的变化而相应改变(详见第二章)。术后眼内有气体填充时,患者往低海拔地区,眼内气体体积将下降,当房水产生不能代偿时,则可能引起较低眼压。

反之,当往高海拔地区时,眼内气体体积将上升,当房水的流出不能代偿时,则前房的空间会受到挤压,过大的压力进而会作用在全眼球壁上,导致眼部血流灌注不佳,甚至视神经萎缩及晶状体严重混浊等,最后导致严重的不可逆视力损伤(图 3-3-7)。

以下我们总结了眼内气体填充状态下,因海拔高度急剧升高而产生眼压升高的处理方案。

1. 术前明确告知 对于计划行眼内气体填充的患者，应明确告知在气体完全吸收之前，绝对不可乘坐飞机，不可乘坐高铁往较高海拔地区（如广州至昆明）；若须近期返回高海拔地区（高度差超过800m），须乘坐慢速火车或汽车，在沿途中，密切注意如出现眼部胀痛、恶心呕吐、视力下降等不适，此时须立刻原路返回，待不适症状逐渐消退，或立刻至当地医院就诊（若经验不足，易按照普通的眼压急性升高进行治疗而延误病情）。特殊情况下，可直接选择硅油填充。

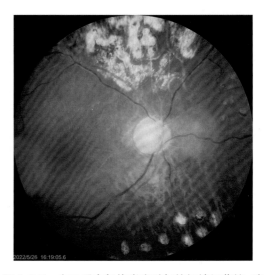

图 3-3-7　由于眼内气体膨胀引起的视神经萎缩，该患者患有慢性高血压及糖尿病，因玻璃体积血行玻璃体切除＋过滤空气填充术，术后第1天出院测眼压为12mmHg，患者即从广州乘坐高铁返回贵阳，在途中即感受到明显的头痛恶心，在当地医院测眼压48mmHg，于局部用药后2天眼压降至正常，视力降至手动

2. 术后应急处理 除立刻原路返回外，若已至当地医院就诊，此时不应盲目地按照急性闭角型青光眼（发作期）进行处理，因患者眼压骤升的根本原因为玻璃体腔内气体的急剧膨胀，而非晶状体虹膜隔对房水流出的阻滞，此时，应尽量避免单纯的前房放液，否则将导致前房的进一步消失，晶状体的混浊可能加剧（图3-3-8）；其次不可单纯依赖于局部与全身降眼压治疗，因起效时间较长，在此过程中即可发生不可逆的视力损伤。推荐的方法是使用接入注射器的破囊针头，从角膜缘后4mm进入玻璃体腔，缓慢可控地抽出玻璃体腔内的部分气体，在此过程中，指测眼压，待至正常再拔出针头即可。

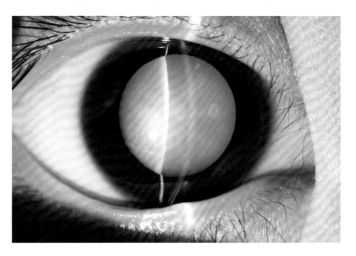

图 3-3-8　眼内气体填充的患者，由于从低海拔地区返回高海拔地区，引起眼内气体膨胀而出现眼压急剧升高，在当地医院紧急行前房穿刺，导致前房进一步急剧消失，最终引起晶状体全混浊

第四节　硅　油

一、理化性质

硅油的化学名为聚二甲基硅氧烷(polydimethylsiloxane，PDMS)，为一种线性合成聚合物，由重复的硅氧烷(Si-O)单元组成，在化学上与硅胶相似，不同之处在于硅油聚合物链未交联且较短。硅油是硅胶的液态形式，在玻璃体视网膜手术中被广泛应用，其化学性质较为稳定，不被人体吸收，无色透明，可在眼内存留较长时间，从而为视网膜的解剖复位和功能恢复，提供较为可靠的时间和空间。

临床中使用的硅油黏度主要分为两个级别，1 000cst 和 5 000cst。根据 2020 年度美国视网膜专家协会(American Society of Retina Specialists，ASRS)的偏好和趋势(Preferences and Trends，PAT)调查表明，有 59.0% 的美国视网膜专家会更加偏向于采用黏度为 1 000cst 的硅油，而美国之外的比例为 38.7%；而在我国，临床医师更加倾向于使用 5 000cst 的硅油进行眼内填充，因高黏度的硅油较少发生乳化，且硅油异位的发生率较低。考虑到硅油相关并发症的处理较为复杂和困难，我们仍提倡使用高黏度的硅油，以最大限度地减少相关并发症的出现。

二、硅油使用率

近年来，随着患者及时就诊意识的上升，以及眼底外科医师数量与质量的大幅度提高，大多数非复杂眼底疾病均可得到及时合理的救治，这也使得玻璃体视网膜手术的总体难度有所下降，伴随而来的就是硅油的使用率趋于下降。

我们曾总结了在两个月的时间段中，由我们团队负责治疗的新鲜孔源性视网膜脱离的病例(病程 1～14 天)，其中黄斑部已累及者占 36.0%(27/75)，在行 PPV 治疗的 61 名(81.3%)患者中，使用 C_3F_8 填充的比例占到 93.4%(57/61)，首次手术的解剖复位率(随访 6 个月)达到了较为理想的水平(98.0%)，只有 1 名患者在随访过程中出现复发脱离，最终需要二次手术行硅油填充。由此可见，硅油在新鲜孔源性视网膜脱离的治疗中，并非最优选择。

我们应谨记——视网膜是"贴"回去，而不是被"压"回去的。硅油填充的并发症并不少见，可以说是一把双刃剑，切不可过度依赖于硅油来达到视网膜的短期内复位，应综合以下两大因素作出合理的判断：①术中视网膜的活动度；②视网膜裂孔(包括原发和医源性裂孔)的数量、位置、大小。

三、硅油的适应证与作用

眼内填充硅油，对于较为复杂的眼底情况，具有预防和治疗的作用，在以下情况，硅油拥有较大的优势。

(一)较复杂的但病程较短的视网膜脱离

因硅油不被人体吸收，且一般不引起眼底的毒性反应，可以保持较长时间稳定地接触视网膜病变组织，如果存在以下情况，可优先考虑硅油填充：①多发的视网膜裂孔，硅油可全方位地封闭几乎所有的裂孔；②视网膜裂孔的面积较大，如视网膜巨大撕裂(giant retinal tear，GRT）等，硅油的存在可最大程度限制裸露的 RPE 细胞向玻璃体腔内的播散，预防 PVR 的发生；③继发于慢性葡萄膜炎的视网膜脱离，硅油的存在可维持眼压，并限制炎症介质在玻璃体腔内的聚集；④另眼因各种原因导致视力低下，如之前经历了失败的视网膜脱离手术，术眼填充硅油可较快地恢复部分视力，有助于患者在短期内恢复工作与生活。

（二）伴有明显 PVR 的视网膜脱离

在伴有明显视网膜前及视网膜下增殖的视网膜脱离，视网膜出现广泛水肿甚至是缩短，加之增殖膜或条索的牵拉，导致视网膜的整体活动度下降，特别是裂孔边缘视网膜的顺应性较差。此时选择硅油填充具有以下的明显优势：①可使视网膜在术后较长时间内贴伏于 RPE 层上，给视网膜弹性的恢复和激光斑的凝固提供足够长的时间；②阻滞 RPE 细胞在玻璃体腔内的播散，最大程度限制第二次 PVR 的启动；③硅油占据在玻璃体腔中，玻璃体腔内液体的总量较少，不易聚集多种可促发 PVR 的炎症介质等。

（三）增殖性糖尿病视网膜病变

硅油的存在具有以下的作用：①作为稳定的填充物，且玻璃体腔内不易集聚炎症因子，可防止视网膜再次出现皱缩以及 PVR 的发生；②因血液不溶于硅油，硅油填充所产生的压力对于视网膜血管具有一定的止血作用；③在一定程度上阻止视网膜组织所产生的血管内皮生长因子（VEGF）向眼前节弥散，可减轻或防止出现虹膜新生血管。

（四）眼外伤引起的复杂性眼底异常

除常见的视网膜脱离外，眼外伤可同时引起视网膜嵌顿、脉络膜脱离、巩膜裂孔、玻璃体积血、睫状体脱离，此时采用硅油填充可为眼部功能的重建创造良好的条件，较好地预防 PVR 的发生与发展，并可减少术后低眼压的发生率。

四、硅油注入方法

可采用油／气交换法和油／液交换法，前者较为常用，难度也较低，适用范围较广；后者常用于置换出重水，目的是避免在气／液交换过程中，出现裂孔后缘的滑脱和卷边，尤其适用于 GRT 及行较大范围视网膜切开的患者。两者的具体步骤分别如下。

（一）油／气交换法

1. 气／液交换　提高气体的灌注压至 50mmHg，使用笛形针或玻切刀完全吸除玻璃体腔内的液体（灌注液或重水）。

2. 注入硅油　降低气的灌注压至 20～30mmHg，往玻璃体腔内注入硅油（压强为 70～80psi），推荐使用广角镜辅助下的直视法。

3. 关闭灌注　待硅油达到 trocar 内口的水平面时，为预防气体进入硅油中，可夹持灌注管或将灌注压降至 0。

4. 继续填充硅油　待硅油面接触晶状体后囊时，广角镜下可见术野突然变清晰，此时可暂停硅油注入。

5. 视情况补充少量硅油　推开广角镜，如观察到晶状体后仍有较大的气泡残留，可继续注入少量硅油，驱出气体，以达到硅油的充分填充。

6. 调整眼压，关闭切口。

（二）油／液交换法

1. 注入部分硅油　在保持原有水液灌注的前提下，从上方 trocar 注入少量硅油，硅油浮于重水表面，可防止重水的溢出，以防止眼压骤降。

2. 取出下方灌注管　从 trocar 的外口拔出灌注管，此处的 trocar 用于硅油填充，助手插入硅油注射器。

3. 上方 trocar 置入导光纤维和笛形针　在广角镜的辅助下，注意笛形针的尖端应在硅油/重水界面之下，以避免硅油对笛形针的堵塞（图 3-4-1）。

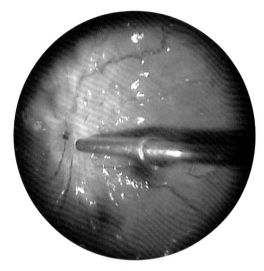

图 3-4-1　行油/液交换时，应注意硅油与重水的界面变化，保持笛形针的尖端始终在该界面之下，以避免硅油堵塞笛形针

4. 继续填充硅油　在填充硅油时，应密切关注硅油/重水界面的变化，以及是否因眼压过高导致视盘血管搏动，及时调整硅油注入的速度；如笛形针引流不畅，应及时更换，在插入笛形针过程中，拇指应堵住笛形针的外开口，以尽量避免硅油对笛形针的堵塞。

5. 吸出后极部残留的重水滴　此为油/液交换的关键步骤，应尽量保持笛形针尖端始终停留在重水滴中，并避免打散重水滴，最后利用虹吸效应，一气呵成地导出后极部残留的重水；在术程的最后，若引流重水滴较为困难，可在笛形针的末端接口处接入注射器或玻切刀的负压管，采用主动吸引法导出重水滴。应避免笛形针伤及后极部视网膜。

6. 调整眼压，关闭切口。

7. 因患者术后保持面向下体位，术后可观察前房是否存在重水残留。

五、硅油并发症及处理方法

（一）晶状体混浊

在硅油填充眼中，由于后囊持续接触硅油界面，晶状体的正常代谢受到影响，若硅油填充时间较久（如超过 3 个月），可引起核性白内障和晶状体后囊混浊（图 3-4-2）；若术前即存在晶状体混浊，或术中损伤晶状体，则可在术后较短时间内快速进展至明显混浊，导致眼底不可窥清。

可在行硅油取出时，同时行白内障超声乳化＋人工晶状体植入，一般难度较小，如后囊较为致密混浊，可同时使用玻切刀切开后囊，避免在术后行激光后囊切开（图 3-4-3）。

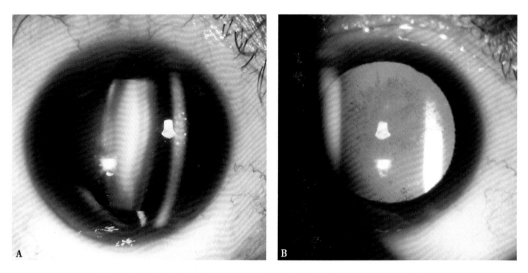

图 3-4-2　由硅油填充引起的核性白内障（A）和晶状体后囊混浊（B）

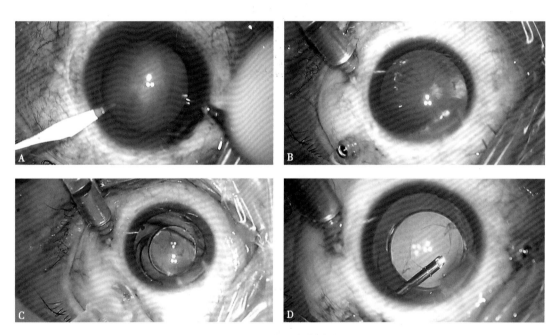

图 3-4-3　硅油取出 + 白内障摘除手术

A. 先行白内障超声乳化；B. 置入 trocar，先取出部分硅油，保证前房的深度，可见后囊较为致密混浊；
C. 置入人工晶状体并完全取出硅油；D. 使用玻切刀切开后囊（直径约为 4mm）。

　　在硅油取出 + 白内障超声乳化 + 人工晶状体植入术中应注意以下三点，坚决杜绝"晶状体掉下去也不怕"的盲目自信。

　　1. 更加注重角膜内皮的保护　眼内硅油的填充可能在一定程度上损伤角膜内皮，特别是术后曾发生硅油进入前房或者前房存在硅油乳化等情况，可进一步加剧角膜内皮的损失；再者，核性白内障的处理可能需要较多的超声能量，手术时间也可能较长，在此过程中，我们要更加严格地遵守白内障超声乳化手术的操作要求，如适时补充黏弹剂、运用劈核技术等,在每个步骤中均须采取足够的措施保护角膜内皮,以最大限度降低术后角膜内皮失代偿的发生率。

2. 更加注重前房深度的维持 对比普通的白内障手术,硅油填充下,前房的深度容易发生较大的波动,主要原因及处理方法包括以下几方面:①硅油对于后囊膜存在持续的浮力,若无稳定的前房灌注或黏弹剂填充,后囊膜将出现向上穹窿样凸起,这不但减少了囊袋里的操作空间,也易导致后囊膜的破裂;术者应注重前房灌注的适当调整,在超声乳化的最后阶段,可再次注入黏弹剂,将上浮的后囊膜恢复至原位;②因长期接触硅油,或者首次手术时存在医源性的损伤,后囊膜弹性欠佳或已存在裂口,在超声乳化过程中,应适时往后囊与硅油的界面上注入足量的黏弹剂,预防硅油溢入前房;若后囊膜破口较大,不可勉强进行超声乳化,可视核块的大小考虑是否扩大角膜切口,采用晶状体核娩出的方式,或先行硅油取出后,待核块掉入玻璃体腔内,再使用玻切刀予以切除;③悬韧带较松弛,行白内障手术时,因前房内容积的波动,易导致玻璃体腔内的硅油滴溢入前房,再者是行水分离和超声乳化时,前房内的液体可逆流至玻璃体腔内,玻璃腔内容物体积过大,这将进一步加剧前房内操作空间的狭窄,此时可先置入一个 trocar,取出少量的硅油,降低玻璃体腔内的压强,再借助黏弹剂保持前房的深度,再进行白内障的摘除,尽量保持超乳头在囊袋里进行碎核,以保护角膜内皮免受损伤。

3. 合理选择人工晶状体的类型 因硅油取出后,玻璃体腔内仍不可避免地存在硅油小滴,故应植入对硅油具有较低黏性的人工晶状体,避免使用硅凝胶人工晶状体,否则会导致晶状体表面的混浊,从而严重影响术后视力的恢复,后期的处理也将非常困难。

当第一次使用某种品牌的人工晶状体时,应了解其材质,查阅文献中是否有关于其与硅油相关的不良事件,也可先在体外测试人工晶状体样品与硅油之间的黏性,再决定是否适合该类患者。

(二) 角膜病变

在无晶状体眼、人工晶状体眼和高度近视眼中,术后硅油进入前房的概率较高,硅油与角膜内皮的持续接触,影响了角膜的正常代谢功能,易引起角膜内皮功能失代偿,部分患者可出现角膜带状变性(角膜前弹力层碳酸钙沉积,图3-4-4)。

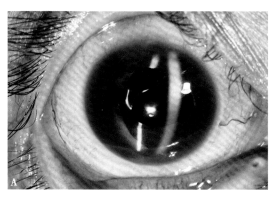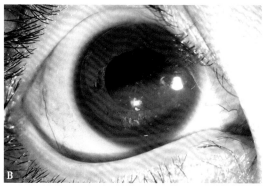

图3-4-4 无晶状体眼硅油溢入前房导致的角膜带状变性

A. 术后2周复查,下方虹膜周切口通畅,硅油未溢入前房,角膜透明;B. 术后2个月复查,下方虹膜周切口已堵塞,硅油溢入前房,角膜出现带状变性。

可通过以下方法予以预防：①在硅油注入的最后阶段，往前房内注入稀释的毛果芸香碱缩小瞳孔，因瞳孔缩小的过程需要 5～10 分钟，不可为求快速缩瞳而过量注入，引起角膜内皮的损失；②术后严格面向下体位，可短期使用缩瞳药，但应密切关注前房和眼压的变化，及时发现和处理因缩瞳引起的瞳孔阻滞；③随访过程中，及时发现和冲洗前房内硅油滴，若视网膜复位理想，则尽早行玻璃体腔内硅油取出；④若前房硅油滴的量较小，或多次前房冲洗后仍有硅油滴溢入前房，可嘱咐患者在工作和生活中改变头位，夜间睡眠时，轮流变化头位（如，左侧卧 - 仰卧 - 右侧卧），以减少硅油滴与上方角膜内皮接触的总时间；⑤角膜前弹力层的碳酸钙沉积可使用刀片做部分刮除，完全刮除的难度较大，且易伤及基质层；⑥若角膜内皮功能已出现严重失代偿，则须及时转诊至角膜科行穿透性角膜移植或角膜内皮移植手术。

（三）眼压升高

约有 20% 的患者会在术后的某个时间点的随访中出现不同程度的眼压升高，这种现象在青少年儿童患者的发生概率明显较高，治疗难度也相对较大，处理不及时易严重影响视功能，须格外注意。按照不同的时期，归纳起来有以下几大原因。

1. 术后早期　大约在术后第一天至术后两周，应重点观察前房情况再判断其原因，如前房深度有无明显变浅，房角是否关闭，硅油是否溢入前房（图 3-4-5）等，以下几大因素可能导致术后早期的眼压升高：①术前即存在未被察觉的青光眼或房角发育异常；②由手术

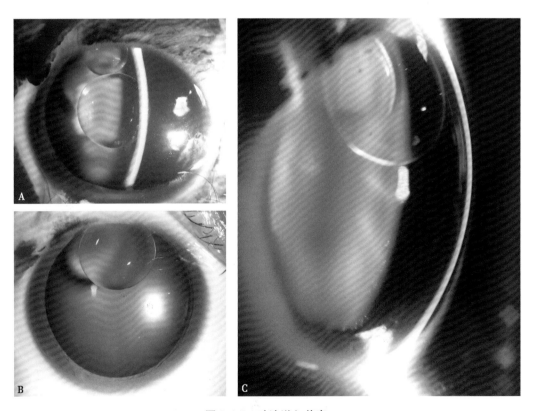

图 3-4-5　硅油溢入前房

A. 术后第 1 天可见硅油滴溢入前房，眼压 35mmHg，散瞳嘱患者保持面向下体位 14 天，之后交替保持左侧卧位和右侧卧位；B. 术后 2 个月复诊时，角膜透明，硅油滴稍微减少，眼压 15mmHg；C. 前房侧照图可以看出，硅油滴与角膜内皮接触的面积较小。

及硅油填充引起的葡萄膜炎症；③硅油进入前房引起的瞳孔阻滞，如果硅油滴较大，接近或超过瞳孔的直径，则更易堵塞房水进入前房内的通道；④小梁网的浸润，玻切术后早期，前房内过氧化氢和自由基的浓度升高，可破坏小梁网细胞；⑤手术和硅油的炎症刺激导致睫状体水肿；⑥过量的硅油填充。

由此可见，术后早期眼压升高的原因最主要是硅油进入前房以及手术引起的炎症刺激，我们可按照以下原则进行处理：①及时加强抗炎治疗，可在使用激素类眼水和眼膏的同时，加用非甾体眼水间隔 2 小时频点，散瞳眼水活动瞳孔，若炎症较重，可全身使用激素类药物（如泼尼松 30mg，q.d.×7d）；②密切观察前房情况，若发现有较大的硅油滴存在，则须尽快冲洗前房，术毕可前房内注入过滤空气，可以更好地预防硅油二次进入前房（图 3-4-6）；③配合使用局部降眼压药物，最好避免使用前列腺素类药物，以免加重炎症反应；④避免不恰当地使用全身降眼压药物，因其效果较不明显，且可能引起其他副作用，如甘露醇的作用为提高血浆胶体渗透压，促使眼内的水分更多地进入血液，但与此同时，眼内硅油的体积却是恒定的，不恰当地使用甘露醇，将在短期内导致房水量的下降，从而引起前房内压强的下降，这将导致玻璃体腔内的硅油愈易进入前房。

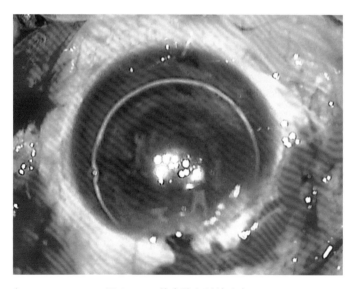

图 3-4-6 前房注入过滤空气

该患者具有多个特殊情况：①独眼；②人工晶状体眼，后囊膜不完整；③术中即发现硅油滴进入前房；为了尽最大可能预防硅油进入前房，在冲洗硅油滴之后，在下方虹膜做 2 个相邻的虹膜周切口，并往前房注入过滤空气。

2. 术后中晚期　术后中长期（1～12 个月）的眼压升高是较为常见（约 30%）且易受忽略的并发症，因术后中长期的随访间隔较长，且术后眼压一般不呈现为急剧上升，患者易忽略自身的眼压异常，故对于高危患者应密切关注其眼压情况。常见的因素包括：①高度近视；②青光眼病史；③术后前房积血；④瞳孔阻滞；⑤虹膜新生血管；⑥虹膜后粘连；⑦硅油溢入前房；⑧较明显的硅油乳化；⑨长期使用激素类药物。处理措施一般是依据眼底情况，做硅油取出或置换，再根据眼前段情况，联合青光眼专科进行药物或手术处理。

（四）硅油异位

因硅油为流质，在术中和术后可因多种原因导致硅油进入玻璃体腔以外的区域，且因具有较高的黏性和表面张力，导致其基本不可能自行回流至玻璃体腔内。硅油异位具体可见于以下情况。

1. 前房内　以下患者为前房硅油异位的高危人群：①高度近视；②无晶状体眼；③悬韧带松弛；④人工晶状体眼；⑤术后未能严格面向下体位。

（1）术中的预防：对于无晶状体眼和人工晶状体眼，可预先制作下方虹膜周切口（常被称为 Ando 口）（图3-4-7）。

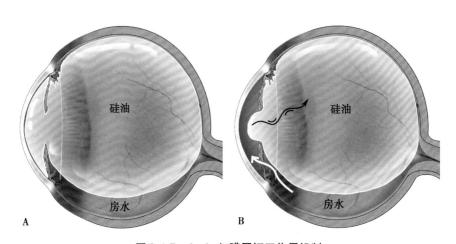

图3-4-7　Ando 虹膜周切口作用机制
A. 硅油引起的瞳孔阻滞示意图；B. Ando 口作用机制示意图。

但应注意，若填充物为重硅油，虹膜周切口应位于上方，我们曾遇到过一个有趣的病例，患者右眼眼前节无异常，1天前行玻璃体切除 + 硅油填充术，术后嘱其保持面向下体位，但当天晚上左眼开始出现严重的胀痛感，患者步行至医院就诊，但在就诊过程中，疼痛又明显减弱，检查病历发现，其左眼10年前曾行玻璃体切除 + 晶状体摘除 + 重硅油填充 + 上方虹膜周切口，硅油至今未行取出，硅油未见明显乳化，超声生物显微镜（UBM）检查发现左眼房角全关闭，前房消失（图3-4-8），可见其左眼的症状是因持续保持面向下体位，重硅油进入前房而引起了瞳孔阻滞，嘱患者停止面向下体位后，左眼胀痛消失，未见复发。

制作 Ando 口预防硅油溢入前房的手术方式，最初于1985年由来自日本名古屋医科大学的安藤文隆（Fumitaka Ando）教授提出（他的另一个重要的贡献是发明了用于固定视网膜瓣的巩膜钉，在重水用于眼内之前，起到了积极的作用）。在一篇发表于 *Am J Ophthalmol* 的一篇通信稿中，安藤教授首次提出在虹膜的基底部制作周切口可以有效地降低硅油溢入前房的概率，其正式的研究结果于1987年发表在 *Br J Ophthalmol* 杂志上，该研究结果表明在制作了 Ando 口的所有无晶状体眼中（62只眼），通过随访7个月，只有4只眼（6.5%）出现前房硅油异位。

术中使用玻切刀制作 Ando 口时，应注意眼压的维持，否则易导致虹膜出血。术后最常见的现象是虹膜周切口的自发闭合，发生率约为20%，年龄较小和多次手术的患者最易出

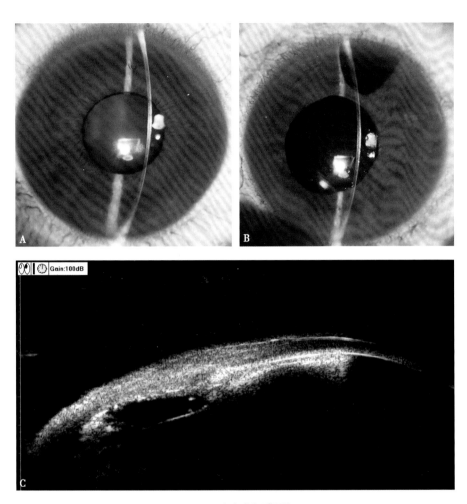

图 3-4-8　重硅油虹膜周切口

A. 右眼前节无异常；B. 左眼上方虹膜周切口开放，前房消失；C. UBM 检查提示房角全关闭，虹膜紧贴于角膜内皮。

现，主要因为术后的炎症反应导致虹膜切口的纤维渗出，故术后应配合缩瞳和抗炎治疗，以保证 Ando 口的通畅。若已发生闭合，可行裂隙灯下激光切开，或在手术室再次切开，但这本身亦加重了虹膜的炎症反应，再次切开后往往会在短期内再次闭合，应密切观察。

（2）术后的处理：对于有晶状体眼和人工晶状体眼，若硅油溢入前房，且已引起急性眼压升高，可至手术室行前房冲洗，手术的注意事项如下：①前房如明显变浅，则提示存在恶性青光眼，在冲洗前房硅油之前，应置入 trocar，释放玻璃体腔内过大的压强，否则硅油将持续涌入前房；②配合缩瞳，增加晶状体虹膜隔对玻璃体腔内硅油的阻滞；③可同时在 6:00 位与 12:00 位做角膜周切口，下方切口注入黏弹剂，将硅油滴挤压至上方切口的边缘，再轻压上方切口的后唇，释放硅油滴；④冲洗前房内黏弹剂，因水液易逆流至玻璃体腔内，此时应注意玻璃体腔内压强的释放，必要时须从后路取出部分硅油；⑤最后前房内可注入过滤空气，一方面是通过气体的表面张力，阻碍硅油的再次溢入，另一方面是检查前房内黏弹剂是否已被足量地清除。

2．视网膜下　术中及术后视网膜下硅油异位的发生概率相对较低，但后果较严重，处理难度也较大。在注入硅油时，应注意眼压的变化，若突然出现眼球塌陷，trocar 的内开口易出现翻折，若在相邻区域存在较大的周边视网膜裂孔，特别是在前部 PVR 的作用下，硅油可进入视网膜下腔，此时应及时处理，可能需要行周边部的视网膜切开，因硅油滴存在较大的黏性和表面张力，切开的直径需要足够大，方能将硅油滴驱赶出视网膜下腔。

术后视网膜下硅油异位，常见于伴发明显 PVR 的复发性视网膜脱离，由于纤维增殖膜的牵拉，导致新发裂孔或原发裂孔增大，预后往往较差，重点在于首次手术时的预防，最主要是明确的玻璃体后脱离和玻璃体的足量切除。

3．脉络膜上腔　硅油异位至脉络膜上腔的发生率极低，在行硅油注入时，由于 trocar 的部分脱出，或因脉络膜的隆起，导致 trocar 的内开口停留在脉络膜上腔。此时应拔出 trocar，扩大巩膜切口，可使用另外一个 trocar 继续注入硅油，维持玻璃体腔内的压强，利用硅油所受到的浮力和眼球壁的压力，使用棉签从赤道部向巩膜切口方向驱赶出脉络膜上腔内的硅油，此过程耗时较长，全程须注意眼内压的维持。为更好地预防此类事件的发生，我们推荐使用直视法注入硅油，全程均在广角镜的辅助下，完成硅油注入的全过程。

（五）视网膜视神经毒性反应

尽管硅油的总体安全性已经得到广泛承认，但仍有少部分出现硅油的毒性反应，表现为术后视力的严重下降（常低于 0.1）、中心暗点等，从形态学上常表现为视网膜神经节细胞的凋亡、视神经萎缩等，遗憾的是，对于硅油的毒性，目前仍无有效的预防和治疗方法。曾有研究表明，硅油填充状态时，视网膜易受光毒性的破坏，所以我们在注入和取出硅油时，应避免使用过强的光亮度。此外，应排除其他因素，如球后麻醉意外、术中眼压过高、眼血管痉挛等。

六、硅油取出法

硅油取出可分为前入路法和后入路法，难度相对较低。前入路法是在摘除晶状体之后，撕开后囊膜，通过后节灌注，驱使硅油从角膜切口流出后，再视情况决定是否植入人工晶状体；后入路法是通过巩膜切口，通过玻切机或者普通注射器提供的负压，进行硅油的主动吸引。

现今，传统的 20G 巩膜切口取硅油法已基本上不被采用，而微创取油法仍然面临着三大难题：①巩膜穿刺口孔径较小，硅油抽吸速度较慢，耗时较长；②使用机器进行抽吸，不但增加耗材，偶尔可能造成机器零部件的损坏，取油针头也进一步减少了 trocar 的内径；③玻璃体腔内易残留硅油滴，需要多次冲洗抽吸，甚至多次的气/液交换方能保证硅油的完全取出。

我们在临床中常使用国内张少冲教授团队首倡的非依赖于机器的快速取油法，该方法保留了传统取油法高效快速的优点，又吸收了经结膜巩膜微创切口创伤小愈合快的优点，手术所需材料易于配备，费用较低，适合在各级眼科机构进行开展。下面就其步骤和注意事项简述如下（图 3-4-9）。

1．制备取油设备　将事先准备好的聚乙烯管套入 10mL 的注射器，使用剪刀截取一部分，聚乙烯管大约露出 2～3mm 的长度，截取时必须保证管子横截面的平整光滑，以保证气密性，并避免造成不必要的结膜创伤。

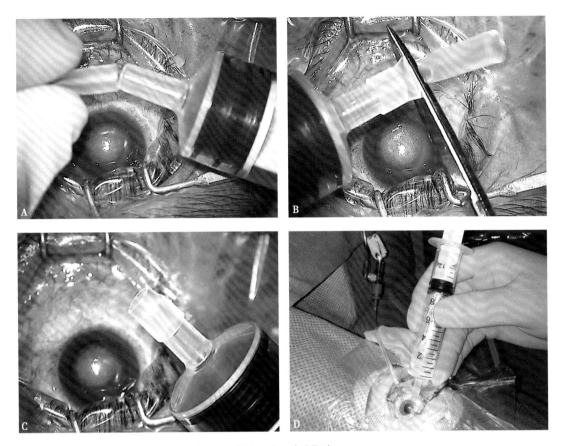

图 3-4-9　硅油取出

A. 聚乙烯管套入 10mL 注射器尖端；B. 使用剪刀截取至露出 2~3mm；C. 注意保持横截面的光滑平整；D. 聚乙烯管扣于 trocar 之上，提拉活塞，吸出硅油。

2. 置入上下方 trocar　使用 23/25G 巩膜穿刺刀做颞上方及颞下方的巩膜穿刺口，颞下方穿刺口置入灌注管以维持眼内压，颞上方穿刺口用于硅油抽吸。

3. 开启水液灌注　为预防眼压过低和硅油滴堵塞 trocar 的内口，可短暂提高灌注压至 35~40mmHg，待眼压稳定后再及时调整至 20~25mmHg。

4. 抽吸硅油　将预先套好聚乙烯管的注射器垂直于巩膜表面扣置于颞上方 trocar 的外口上，用手提拉注射器活塞手柄产生负压，注射器手柄近针端可使用血管钳夹持住以保持负压状态。

5. 持续抽吸　待通过瞳孔观察到油液交界面时，将颞上方巩膜穿刺口的方位微调至接近眼球尖端的位置，以保证硅油仍然可被顺畅抽出，减少突然抽吸到灌注液而造成的眼压突然变化。

6. 清除剩余硅油滴　可通过以下方法进一步保证硅油的完整取出：①插入笛形针，导出硅油小滴；②节段拔出上方 trocar，待液流冲出躲藏于其内口处的硅油小滴；③使用斜视钩顶压周边巩膜；④气/液交换。

7. 充分检查眼底　确定硅油是否完全取出，并检查是否仍然需要处理一些可能存在的眼底情况。

在采用该方法时，我们应注意以下三点内容。

（1）避免损伤结膜：聚乙烯管的硬度较大，在结膜表面扣置管子会产生对结膜的压力，如果用力过猛可能会产生结膜的损伤，这就要求手术者必须保证管子横截面的光滑平整，这通过剪刀的修整是完全可以达到的，而抽取硅油时，并不需要对结巩膜面施加太大的压力即可产生足够的密闭性。

（2）保持注射器的密闭性：因为结膜具有柔软性和平整性，将聚乙烯管通过适当的压力扣置在其上之后，再抽动注射器手柄就可以产生负压，负压一方面产生对硅油的吸力，另一方面又产生对结膜的吸力，结膜紧贴于聚乙烯管的横截面上而产生密闭的空间，从而保证有足够的吸力抽取硅油。

（3）注意眼压的波动：因注射器所提供的负压，最高可达 650mmHg 以上，高于机器所能提供的负压值（图 3-4-10）。在 trocar 内口有硅油堵塞和通畅的水液灌注下，一般不会出现眼压的波动，但在取油的最后阶段，应手动缓慢抽取，若出现眼压较低，则及时松开注射器末端与结膜的接触即可。

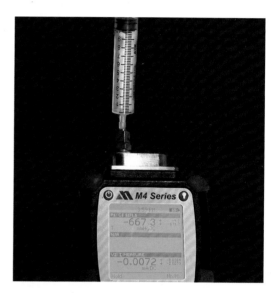

图 3-4-10 将 10mL 注射器的活塞提至 10mL 处，测得负压为 667.3mmHg

最后必须注意的是，由于硅油为疏水物质且具有较高的黏性，所以其只能被灌注液"冲"出玻璃体腔，但并非被灌注液"洗刷"干净。绝大部分的硅油被取出后，仍将由少部分硅油黏附于眼球内壁。现在仍未有一种类似于洗洁精的表面活性剂可以帮助我们更加彻底地清除该部分残留的硅油，所以无论采用何种方法进行硅油的取出，一部分患者仍于术后诉有眼前黑影飘动的症状，这是由玻璃体腔内残留的硅油乳化小滴引起的，这在高度近视眼和低龄患者中的发生率较高，少部分患者可能会因乳化的硅油小滴堵塞房角而引起眼压升高。

第五节　重　水

一、理化性质

重水的化学名为全氟化碳液体（perfluorocarbon liquid，PFCL），是一种人工合成的氟化物，玻璃体视网膜手术中常用的类型为全氟辛烷（perfluoro-octane，PFO）、全氟全氢菲（perfluoroperhydrophenanthrene，Vitreon）、全氟萘烷（perfluorodecalin，PFD）、全氟三丁基酰胺（perfluorotributylamine，PFTB）和全氟辛基溴（perfluorooctylbromide，PFOB）等，我们国内常用的是 PFD。

重水在化工领域被广泛使用，自 20 世纪 60 年代开始被逐渐应用于临床之中，由于重水具有比较强的携氧作用,曾被用于血液替代物,以挽救重症患者的生命。自 20 世纪 80 年代开始,重水开始在玻璃体视网膜手术中发挥重要的作用,极大地降低了手术的难度,并明显提高了手术的效果,被誉为眼底外科医师的"第三只手"。

与玻璃体视网膜手术相关的重水特性主要包括以下几方面。

(1)密度较高:重水的密度约为水的两倍,因视网膜的密度约等于水,可以利用其重力压平视网膜,挤压出视网膜下腔内的液体,并可用于玻璃体腔内的晶状体吸除。

(2)无色透明:保证术野拥有足够的清晰度。

(3)黏度较小:保证重水可以顺畅足量地被注入后极部,也有利于较快地从眼内取出。

(4)化学惰性:短期内不与眼内其他物质产生化学反应,保证眼内使用的安全性。

(5)屈光指数:虽然重水的屈光指数与水(1.33)接近,但又不完全相等,这使得重水与水之间会产生一个光的折射面,该界面的存在使得术者可以分辨出重水在眼底所处的高度。

(6)蒸汽压:蒸汽压的高低表明液体中的分子离开液体汽化或蒸发的能力大小,蒸汽压越高,就说明液体越容易汽化(眼内液体的汽化会导致晶状体后囊膜的混浊);在 37℃时,我们常用的重水全氟萘烷(PFD)的蒸汽压为 12.5mmHg,而水的蒸汽压为 47.1mmHg,这说明重水在眼内不易发生汽化,可以进一步保证术野的清晰。

(7)表面张力:重水的表面张力较硅油稍低,这说明其易在眼内分离成不同的鱼卵状小滴,这是重水在眼内使用的一大缺点,因为重水小滴易通过裂孔流至视网膜下,所以我们在行重水注入时,应充分预防重水小滴的产生。

(8)界面张力:重水与水之间具有较高的界面张力,这说明重水与水之间易形成面积较大的稳定界面,这有利于重水预防或阻挡水液再次进入视网膜下腔。

(9)不相溶性:正常使用状态下,重水不与水、硅油、血液等相溶。

二、重水的使用率

随着手术广角镜的普及,重水的使用率在近年出现了明显的下降,特别是在新鲜孔源性视网膜脱离患者中。如以上提及的在行 PPV 治疗的 61 名新鲜孔源性视网膜脱离患者中,只有 1 名需要使用重水复位视网膜(因原发孔的长度达到了 5 个钟点位),其余均可在广角镜辅助下,配合头位的改变,通过气 / 液交换导出绝大多数的视网膜下液,少量的视网膜下积液在术后第一天均被完全吸收。

ASRS 的 PAT 调查结果显示,对原发于上方中周部裂孔的视网膜脱离(累及黄斑),在 2011 年时,有接近 27.3% 的眼底外科医师(包括美国和其他国家)会选择注入重水至裂孔的后缘,再通过气 / 液交换导出视网膜下液;而至 2021 年,来自美国的眼底外科医师只有 11.0% 会选择该术式;形成对比的是,其他国家仍有 42.7% 会选择使用重水。与此同时,选择在后极部做视网膜裂孔以引流视网膜下液的比例有所上升(美国 38.4%,其他国家 10.0%)。

虽然重水的使用率已经明显下降,但其仍为部分玻璃体视网膜手术中非常强有力的工具,初学者应明确其适应证,在使用的过程中尽量避免并发症的出现。

三、重水的适应证与作用

(一)视网膜巨大裂孔(giant retinal tear,GRT)

因为绝大多数的 GRT 发生于周边部,在重水被用于眼底手术之前,GRT 的手术治疗存在非常大的困难，最主要是在行气/液交换时，裂孔后缘易出现滑脱和卷边，因为进入玻璃体腔内的气，是从周边从后极部扩散的，在此过程中产生从周边部到后极部的压强差，这个压强差可能会带动裂孔后缘的滑脱和卷边。

曾有多种改良的手术方法被用于 GRT 手术中，如利用反转床，将患者改为俯卧位，向玻璃体腔内注入气体，从后极部到周边展平视网膜后，再将患者的头位改为仰卧位；亦有术者采用经巩膜的视网膜钉，以防止裂孔边缘的滑脱。虽然这些方法在当时确实存在一定的优势，但我们可以想象得到，其操作难度都是比较大的。只要我们理解了这些困难和挑战，就不难领会重水在 GRT 手术中的重要作用。

重水为 GRT 的治疗带来了革命性的改变，其优势在术中得到了近乎完美的体现：首先重水可固定后极部视网膜，提高周边部精细操作的便捷性和安全性；其次可从后极部向周边部逐渐推进，将裂孔的后缘和两端的边角固定在 RPE 上，从而为视网膜激光光凝创造稳定的条件，我们将重水的这个作用称之为"压路机效应"（steamroller effect）（图 3-5-1）。

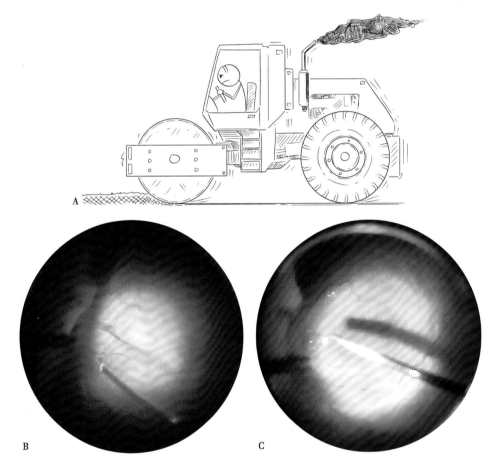

图 3-5-1　重水的"压路机"效应示意图

A. 压路机的作用原理；B. 剥除后极部的增殖膜后，视网膜仍有皱褶；C. 注入重水后，后极部视网膜皱褶被压平。

（二）增殖性玻璃体视网膜病变（proliferative vitreoretinopathy，PVR）

PVR 的手术治疗，存在着两大难题：首先是后极部存在纤维增殖膜，可表现为宽斗或窄斗样改变；其次是视网膜的质地变硬，活动度变差，并可能存在明显的皱缩。

重水在 PVR 手术的作用体现在以下方面。

1. 展开后极部视网膜　在充分剥除后极部的纤维增殖膜之后，因视网膜的活动度较差，后极部常表现为一种"假性皱缩"的状态，即牵拉虽然解除了，但视网膜仍不可得到较好的舒展，此时往后极部注入重水，利用其"压路机效应"，可帮助展平后极部视网膜。

2. 降低周边部视网膜活动度　在重水固定后极部的情况下，周边部视网膜的活动幅度会明显下降，这将有助于术者使用玻切刀切除周边部致密的玻璃体，同时也为增殖膜和条索的剥除提供较为稳定的受力平面。

3. 特殊情况的处理　若周边视网膜存在较严重的皱缩，通过气/液交换或重水填充，并不能充分贴复视网膜，此时需行周边视网膜的切开（retinotomy）或切除（retinectomy），重水的注入可最大程度地展平和固定中周部视网膜，有利于术者判断视网膜皱缩的准确位置，从而更精准地选择切开或切除的方位和范围，减少 RPE 层裸露和术后 PVR 的发生率；如视网膜出现明显水肿，重水可充分地展平视网膜，这为激光光凝提供了良好的界面，可助术者使用较低的激光能量和较少的激光次数达到视网膜的完全复位。

（三）黄斑未累及或继发于周边部裂孔的视网膜脱离

对于黄斑尚未被累及的视网膜脱离，在开始行周边部玻璃体切除之前，可往后极部注入少量的重水，预防视网膜下液扩散至黄斑下，但应注意注入的量不应过大，保持重水在血管弓以内区域为佳，否则易导致重水进入视网膜下，引起术后的重水滴残留。

如果视网膜裂孔处于较周边处，使用单纯的气/液交换难以导出视网膜下液，亦可往后极部注入重水至裂孔后缘的稍下方，首先将后极部的大部分视网膜下液从裂孔处挤压至玻璃体腔内，接着使用气/液交换将周边部的视网膜下液吸除干净，这被称为"三明治法（sandwich technique）"（图 3-5-2）。该方法的明显优势是避免在后极部切开视网膜，亦可以在术中检验中周部视网膜的活动度和顺应性，若气/液交换后，周边部视网膜仍未能完全平伏，切不可

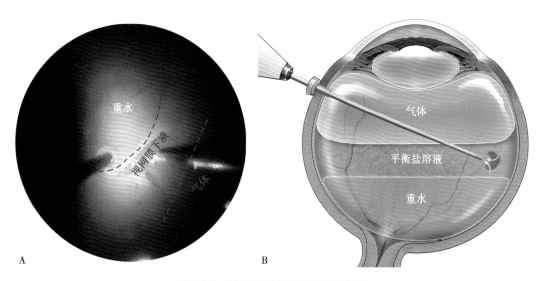

图 3-5-2　让视网膜复位的"三明治法"

A. 手术录像截图，红色虚线为气体与水液（视网膜下液和灌注液）的交界面，蓝色虚线为水液与重水的交界面；B. 切面示意图

随意再大量注入重水，以试图"压平"视网膜，须先排除以下三方面问题：①周边部玻璃体是否已经被足量切除；②视网膜前和视网膜下是否存在增殖膜或增殖条索；③视网膜是否存在明显的僵硬缩短。

（四）其他特殊情况

重水还可被应用于以下情况：①由外伤引起的多种眼底异常，如视网膜嵌顿、视网膜下积血等；②晶状体或人工晶状体脱位，但其使用率亦逐渐下降；③继发于多种原因的视网膜下和脉络膜上腔积血。

四、重水注入与取出

（一）注入

在欧美国家，常使用双腔针头注入重水，其尖端置于重水滴中，侧边开口维持在重水平面以上，该方法的明显好处是在注入重水的同时，侧边开口可以导出玻璃体腔内的液体，预防在重水注入过程中眼压过高。

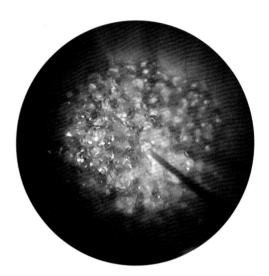

在我国常使用的为钝针头（直径 0.4mm 的泪道冲洗针头），在注入时，首先将针头靠近后极部，在注入时应将针头置入重水滴中，预防鱼卵样重水小滴的产生（图 3-5-3）。应遵循"慢速推注、多次分层"的原则，预防因眼压过高而影响视网膜的血液灌注，在注入一定量的重水后，应拔出针头，以释放玻璃体腔内的压力，再行注入，同时观察中周部视网膜的活动度，若较为僵硬绷紧，不可强行注入重水，以免造成重水进入视网膜下腔，或引起视网膜的崩裂。

图 3-5-3　重水注入过程中产生鱼卵样小滴，这些小滴很容易进入视网膜下腔，应避免或及时吸出

（二）取出

可以根据具体情况，通过以下方法予以取出。

1. 注射器抽吸　在注入重水后，若发现视网膜的皱缩尚未完全松解，可使用注射器抽出玻璃体腔内的重水，待后续再次使用。

2. 气／液交换　这是最常用的术式，可先将充满气的玻璃体腔内的灌注压提高至 50mmHg，使用玻切刀或笛形针导出重水。

3. 油／液交换　在重水填充状态下，先注入部分硅油，稳定眼压，再使用笛形针导出重水，在此过程应密切注意眼压的变化。

4. 液／液交换　若出现较大量重水残留，或二期手术重水取出，可不使用气／液交换，在普通的平衡盐溶液灌注之下，即可使用笛形针较快地导出重水。

五、重水的并发症

重水的并发症是阻碍其更广泛应用的关键原因，主要包括以下几方面。

（一）重水流入前房

术后行面向下体位时，重水在重力的作用下会越过晶状体虹膜隔（有晶状体眼）或直接（无晶状体眼）进入前房内（图 3-5-4A），若重水的量较多，将损害角膜内皮，可在裂隙灯下，通过下方角膜穿刺口取出大部分的残留重水，若在取出重水过程中前房明显变浅，可分多次取出。

（二）视网膜前残留

患者在平躺时，常有视野中央小水滴晃动的主观不适，特别是视力较好的情况下，此现象较为明显（图 3-5-4B、C）。最主要原因为气/液交换时，少量的重水以层状黏附在后极部和中周部视网膜前，若视网膜表面不够光滑，愈易发生挂壁残留。可以通过以下两种方法予以预防：①"eye-shake"技术，术者双手配合，使用导光纤维和笛形针，轻微晃动眼球，利用重水小滴所受到的向心力克服其与视网膜的摩擦力，接着在重力的作用下掉入后极部，再使用笛形针导出；②往后极部注入少量平衡盐溶液，冲刷视网膜表面的重水至后极部，再使用笛形针导出所有液体。

（三）视网膜下残留

若重水滴不在血管弓以内，基本不影响视力，但若处于黄斑区以下，则会有明显的视野暗点（图 3-5-4D、E），近年来，有多种方法被用于黄斑下重水的取出，主要是通过细长的针头制造视网膜裂孔，再导出重水滴，但几乎不可避免地造成二次损伤，且症状可能无明显改善。

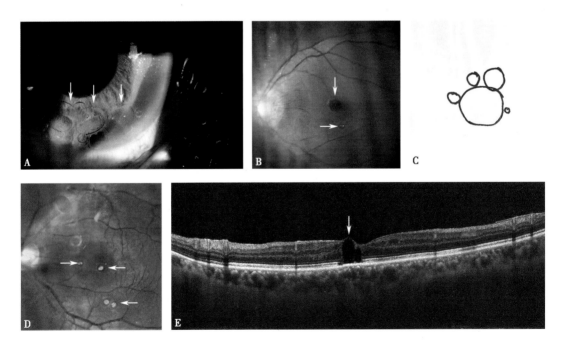

图 3-5-4　重水的常见术后并发症

A. 重水进入前房（白色箭头）；B. 取硅油时，发现重水小滴残留于视网膜前（白色箭头）；C. 该患者诉平躺时，眼前有小水滴转动，患者用笔描画了其所见的画面；D. 重水残留于神经上皮层中（白色箭头），累及中心凹；E. OCT 图像证实黄斑中心凹重水残留（白色箭头）。

（四）异物炎症反应

重水作为一种含氟的合成物，且存在一定量的极性杂质，若在眼内残留的量过多，时间过久，可激发异物炎症反应，巨噬细胞以及多核巨细胞参与其中，严重者可引起致密的黄斑前膜（图 3-5-5），病理学检查可以在玻璃体腔内、后囊下以及视网膜中检测到巨噬细胞中的透明重水小泡。在硅油填充眼中，重水小滴可与硅油产生反应，加速硅油的乳化，产生的炎症反应可进一步导致黄斑前膜等生成。

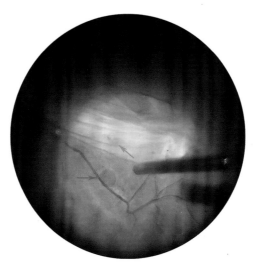

图 3-5-5　重水残留引起的黄斑前膜，可见视网膜前的重水滴（蓝色箭头）及被前膜包裹的重水滴（绿色箭头）

著者小结

"夫尺有所短，寸有所长，物有所不足"。眼内填充物是玻璃体视网膜手术中不可或缺的，初学者应充分了解其理化性质，判断最佳的使用场景和时机，利用其突出优势解决眼底问题，理解术中和术后并发症的病理解剖基础，思维出现于并发症之前，处理早于严重后果之前，方能逐渐成长，最后娴熟地应用各种眼内填充物，以达到更好的手术效果。

（张钊填）

第四章

手术前准备及麻醉

在外科领域,手术前的评估是必不可少的步骤,于眼底外科而言,亦不例外。准确客观的术前评估,可帮助术者更好地理解患者的诉求,制定个体化的治疗方案,并对手术治疗的期望值放在一个更合理的区间,为长期而良好的医患关系打下坚实的基础。

玻璃体视网膜手术的麻醉亦具有一定的特殊性,特别是局部麻醉,基本上都是由术者完成。如何在保证麻醉效果的同时避免相关的并发症,也是眼底外科初学者需要去深入学习的内容。本章节将简要地讲述手术前的评估及麻醉的注意事项,旨在为眼底手术的顺利实施创造更有利的条件。

第一节　医患的互动

在开始玻璃体视网膜手术之前,我们必须严格确认以下情况。

1. 患者的眼部情况　不可单纯检查玻璃体和视网膜的病变情况,或者依赖于助手的口头汇报,术者必须亲自检查患者的眼底,并确认是否存在其他眼部异常,如睑腺炎、结膜炎、泪囊炎等易引起术后眼内感染的高危因素。

2. 患者的诉求和期望　玻璃体视网膜手术的复杂性让术后的转归具有高度的不确定性,我们应在术前仔细倾听患者的主观不适,并对他们来寻求诊治的期望值有准确的把握,最终做出是否开展手术的决定。例如,部分患者只因眼部干涩异物感来诊,却被发现除干眼外,还患有黄斑前膜或黄斑裂孔,此时我们应告知患者及家属,并结合疾病严重程度,共同做出是否行玻璃体视网膜手术的决策。

3. 充分告知手术目的与潜在风险　对于诊断明确,须行手术治疗的患者,术前应客观全面地告知手术目的与潜在的风险,主要包括以下四方面:①手术的平均解剖复位率;②术后视力恢复的不确定性;③术中及术后可能出现的并发症;④为达到预期效果,患者须配合的任务。

例如,对于常见的孔源性视网膜脱离手术,我们不仅需要解释为何手术治疗是唯一的选择(因为这是一种致盲性疾病),还须告知采取何种术式及其理由(为何采取 PPV 而不是外路),再告知首次手术的解剖成功率(约为 90%),以及术后视力恢复的不确定性(个体差异较大，应重点沟通），术中及术后可能的并发症（此不应以"照本宣科"的心态来完成，术者应根据病情，重点强调，充分告知），最后是术后患者需要配合的任务（如面向下体位、规范复查等）。术前充分和坦诚的沟通可为良好的医患关系打下坚实的基础。

4. 客观条件的保证　确认患者瞳孔是否可以充分散大、屈光介质是否足够透明，提前设计术式和它们的先后顺序，同时与手术室工作人员确认所需要的器械或药物是否配备齐全。

5. 保证患者生命安全　对于全身情况较差的患者，须提前准备心电监护及抢救措施，最好是将手术安排在全院各级医护人员配备最为齐全的时间段。

第二节　术者的准备

主刀医师是外科手术的关键因素，不仅是手术方案的策划者和人力物力的调度者，更是手术关键步骤的操作者。除去手术经验等不可复制因素，术者的诊疗思维和身心状态对于手术的成败亦至关重要。

1. 预估难点并提出解决方案　术者应该紧密结合患者的眼部情况，对术中重点和可能出现的并发症作出全面的预估，并进行手术步骤的推演。如伴有严重的增殖性玻璃体视网膜病变（proliferative vitreoretinopathy，PVR）或脉络膜脱离的视网膜脱离患者，很可能在术中早期出现灌注相关的突发状况；也可能因为严重的视网膜皱缩须行视网膜切开，出现严重的眼内出血；重水不慎进入视网膜下、硅油注入过程中发生视网膜卷边滑脱等情况。我们应有足够的知识储备来解决这一系列的突发情况，长期的经验积累和大量的手术观摩，可为新手的成长提供坚实的基础。虽然我们常强调预防是关键，但及时恰当的处理也是术者的必备素质和技能。

2. 客观评估自己的手术能力　在没有高年资医师的指导下，永远不要独立开始你没有能力完成的术式，注意此处指的是你的"能力（ability）"而不是"把握（confidence）"。正常情况下，患者个体的首次玻璃体视网膜手术，往往具有最好的转归，如在首次手术中，因经验不足或器械短缺而导致失败，接下来的干预将会变得复杂，转归亦往往较差。

如年轻的新鲜孔源性视网膜脱离患者，如果选择PPV，低年资的医师有时会忽略了制造玻璃体后脱离这个关键的步骤，因为患者的玻璃体本身比较透明，术者会误认为自己能够在很短的时间内将玻璃体切除干净，而实际上仍残留了大量的透明玻璃体，此刻如直接进行视网膜复位，则术后将会不可避免地出现增殖性改变和复发性脱离，再次手术的难度将显著增加，预后也将大打折扣。再如，对于伴有严重增殖膜的糖尿病视网膜病变，如无丰富的经验和娴熟的技能，极有可能因对增殖膜施加过大的牵拉而造成多发医源性裂孔和严重创伤性出血，不但导致视网膜无法顺利复位，出血可能严重遮蔽术野，最后功败垂成。

3. 合理安排手术次序　根据手术的难易程度，合理安排先后顺序。玻璃体视网膜手术的方式多样，患者的眼部情况亦存在不同程度的差异，我们在刚开始独立手术的时候，务必预估好每台手术的难度及时长，在每个手术单元中，做到难易结合。如，我们可以把简单的孔源性视网膜脱离排在手术单元中的前面，这样可以在很短的时间内提高我们在后续手术中的信心和灵活度，接着再行黄斑裂孔和黄斑前膜这种需要非常精细操作的术式，最后是增殖性糖尿病视网膜病变等耗时较长、难度较大的手术,这样的安排不但可以让我们集中精力,安全高效完成简单病例,也可以让我们心无旁骛,迎难而上解决复杂问题。

4. 时刻保持良好的心理和生理状态 眼部手术的容错度极低,稍有不慎即可能导致严重的不可逆损伤,这要求术者拥有良好的专注力和手部稳定性。我们在术前须保证良好的休息和睡眠,不摄入过量的咖啡和浓茶,不宜提拉重物,尽可能降低术中手部抖动程度,从而保证精细操作的高质量完成。对于病情特殊的患者或关键手术步骤须葆有平常心,才能保证正常水平的发挥,遇到疑难情况时,不致因精神因素而降低思维的敏捷性和手部的灵活性(图4-2-1)。

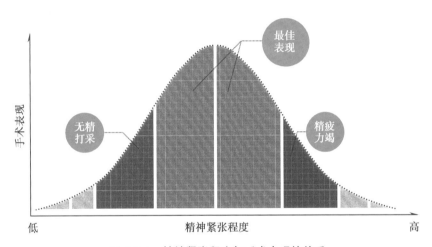

图 4-2-1 精神紧张程度与手术表现的关系

5. 术中保持良好坐姿或站姿 长期使用显微镜的外科医师罹患腰背部疼痛的比例随着年龄会出现大幅度的增长,这和长期的肌肉劳损和不健康的坐姿关系密切;这是年轻医师很容易忽略的问题,长期保持不健康的坐姿,不严格遵守人体工程学(human ergonomics),将导致脊椎和肩颈的慢性病变,这对工作和生活会造成长远的负面影响。

手术床、手术椅、显微镜的距离共同决定了术者能否有良好的坐姿。术者须嘱咐护士调整好手术床的高度,再相应地调整手术椅的高度,保持头部和背部自然挺直,肩部自然舒展(图4-2-2A)。

术者最常犯的错误,就是为了将就显微镜和手术床的高度而不自觉地弯腰,这将导致腰背部的肌肉被过度地拉伸,长期的劳损将引起慢性疼痛,进而影响手术的良好完成。术者在使用显微镜时,头颈部须不可避免地保持固定姿势,为缓解疲劳,可在手术的间歇,活动关节以缓解疲劳。近些年的研究表明,三维立体显微手术影像系统的应用可明显提高术者的舒适度,有效地减轻肌肉和关节的疲劳程度(图4-2-2B)。

在外路手术中,使用间接检眼镜寻找视网膜裂孔是较易引起术者疲劳的步骤,几乎所有的初学者都会条件反射地将头部移近间接检眼镜和患者,以试图更清楚地观察到视网膜,过度的低头和弯腰动作将加剧疲劳,术者应在平时的操作中,逐渐寻找到最为舒适的使用距离。

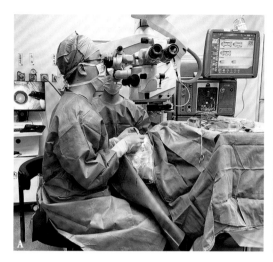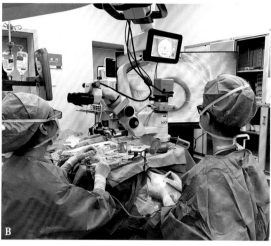

图 4-2-2　不同显微操作系统下的正确坐姿

A. 使用显微镜进行手术时的正确坐姿；B. 使用三维立体显微手术影像系统时，术者的坐姿相对比较舒适，但助手有时须转头面向屏幕，反而加剧其疲劳程度。

第三节　麻醉方式的选择

在各种手术中，麻醉均为关键环节，玻璃体视网膜手术也不例外。良好的麻醉，不但减轻患者的痛苦，也可保证术者的正常发挥。患者若因疼痛而配合不佳，将极大影响术者的注意力和操作水平，导致无法更好地处理各种可能出现的眼底复杂情况。

麻醉的方式分为局部麻醉（local anesthesia）和全身麻醉（general anesthesia），各自具有不同的优缺点，主要根据患者的病情、全身状况等因素而决定。

一、局部麻醉

（一）常用方式

玻璃体视网膜手术中常用的麻醉方式包括球后麻醉（retrobulbar anesthesia）、球周麻醉（peribulbar anesthesia）和 Tenon 囊下阻滞（sub-Tenon block），因球后麻醉仍为国内最常用的局部麻醉方式，此处我们重点讲述其注射技术和注意事项。

（二）球后麻醉

球后麻醉是在眼球后肌锥内注入麻醉药物，以阻滞第Ⅲ、Ⅳ、Ⅵ脑神经和第Ⅴ脑神经的眼神经分支，使眼球固定不动，并使结膜、角膜及葡萄膜的直觉消失，同时降低眼外肌张力。

1. 注射方法　一般使用总长度 38mm、直径约 0.4mm 的球后注射针头，从眶下缘的外 - 中 1/3 交界处先垂直进针，针尖斜面和针管的刻度在同一条直线上，并朝向眼球，进针深度达 20mm 越过眼球赤道部（需注意高度近视患者眼轴较长）或针尖碰到眶底骨壁（此时有些患者会有明显的痛感）时，将进针方向改为向鼻上方倾斜 30°，待入针深度达 30～35mm（此处指针头从皮肤表面到眶内组织的长度），此时针尖抵达视神经和外直肌之间，先回抽注射器,确认无回血后,即可向肌锥内注入麻醉药,用药量 3～4mL,进针的总长度不宜超过 35mm,不可过于偏向鼻侧,以免误伤较大的眶内血管或刺伤视神经(图4-3-1)。

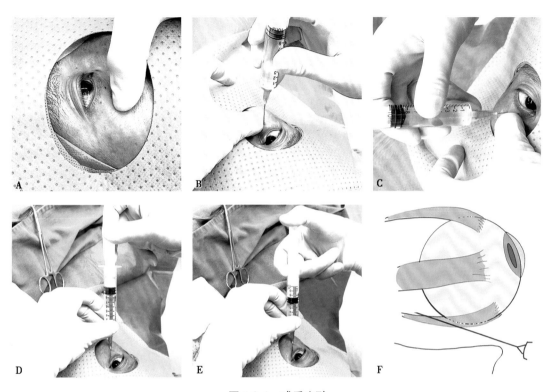

图4-3-1　球后麻醉

A.从眶下缘的外中 1/3 交界处进针(指压处);B.垂直进针;C.垂直进针约 20mm 后将进针方向改为向鼻上方倾斜30°;D.针头进入眶内总长度达 30～35mm 后,回抽注射器确认无回血;E.左手握稳注射器,右手推注麻醉药;F.球后注射侧面示意图。

2.我国高度近视的患者比例较大,该部分患者眼轴较长,可能存在不同程度的后葡萄肿,我们在行球后注射时,除了遵守基本的操作规范外,亦须注意针头不可过早转换角度,进入肌锥后,偏斜的角度应比常规偏小,否则容易刺穿后极部葡萄肿,进而累及黄斑,导致不可逆的视力损伤(图4-3-2)。

3.麻醉药物的选择　球后麻醉的药物常用 2% 的利多卡因(lidocaine),亦可与 0.75% 的布比卡因(bupivacaine)1∶1 混合,以延长术中的镇痛时间或缓解术后疼痛,注射前须充分摇匀。利多卡因的起效时间为 4～6 分钟,作用持续时间为 40～60 分钟,布比卡因的起效时间为 5～11 分钟,作用持续时间为 4～12 小时,对于非复杂的玻璃体视网膜手术,因大多在 1 小时之内可完成,可只使用利多卡因,若术中镇痛不佳,再补充少许剂量的麻醉药物。

4.眼球加压　注入麻醉药物之后,使用纱布间歇 10～15 秒加压眼球 5～10 分钟,以促进麻醉药扩散,降低眼压及减少球后出血。对于以下情况,加压眼球显得更有必要性。

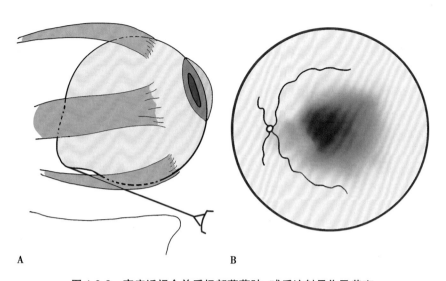

图 4-3-2　高度近视合并后极部葡萄肿，球后注射易伤及黄斑

A. 伴有后极部葡萄肿时，球后麻醉侧面示意图；B. 球后麻醉时，因后极部存在葡萄肿，球后注射针头刺伤后极部引起出血的示意图。

（1）痛阈较低、情绪紧张的患者，加压可减少因为剪开结膜或穿刺巩膜时的骤然疼痛而引起的焦躁。

（2）拟行黄斑手术的患者，加压促进麻醉药的充分扩散，可更有效地固定眼球，减少因患者眼球转动带来操作失误。

（3）对于高血压或糖尿病患者，加压不但降低其球后出血的概率，更可在刚出现少量出血时，及时起压迫止血的作用，进而避免因眶内压过高影响眼球的血液灌注。

5. 并发症的处理　如出现眼球逐渐突出、眶内压过高、眼睑闭合困难及上睑下垂，应及时停止手术并对眼球加压包扎，再择期手术（一般在 2～3 天后）；如出血量较少，则无明显的眼球突出和持续的眶内压升高，可继续后续操作，对于患有糖尿病或高血压等易影响眼内血流灌注者，可尽快行巩膜穿刺或行前房穿刺，使用玻切刀切除部分玻璃体或放出部分房水以降低眼内压，尽快恢复眼内血流的正常灌注。

6. 术中操作的配合　局麻手术时，患者在以下几个步骤中可能会有最为明显的痛感：①提吊直肌（在行外路手术时，若此步骤引起患者较大的痛感，在接下来行巩膜外放液前须先安抚患者的情绪，语言和动作务必轻柔，以更好地避免出现脉络膜出血）；②巩膜外顶压（尤其是顶压鼻侧巩膜时）；③结膜下注射；④撕除手术贴膜。

基础视力较好的患者，他们可观察到手术器械在视网膜上的操作，在行精细的黄斑部操作时，可提前告知安慰患者，消除他们的紧张情绪，避免在抓取黄斑前膜和内界膜时患者突然转动眼球，导致神经上皮层受损，出现裂孔和出血。

根据我们的经验，当术者使用眼内镊撕除部分视网膜前膜或内界膜后，可在玻璃体腔内轻微晃动数下，告知患者这些白色的膜状物就是我们已经成功清除的病变组织，这种有趣的互动可极大地提高患者的依从性，以便更好地进行后续的精细操作（图 4-3-3）。

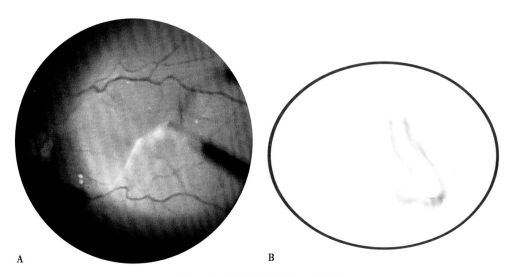

图 4-3-3　黄斑前膜手术中的互动

A. 在眼内轻微晃动已撕除下来的前膜；B. 患者描述当时看到的画面。

二、全身麻醉

相较于局部麻醉，全身麻醉除了费用较高，需要麻醉师和麻醉护士的配合外，优越性非常明显，以下患者可考虑采取全身麻醉。

1. 年龄较轻或者心智仍不太成熟；

2. 情绪易紧张激动，配合度较低；

3. 对于疼痛比较敏感，术中须行较长时间肌肉牵拉或者巩膜外顶压；

4. 已行多次眼部手术，或近期已经历过眼底手术的患者，因为组织的水肿和炎症的刺激，对疼痛会更加敏感；

5. 预计手术时间较长、术式较为复杂；

6. 患有不同程度幽闭恐惧症；

7. 语言沟通困难，如在广东省潮汕地区和客家地区，仍然有部分年长患者只能听懂当地方言；

8. 主动要求全身麻醉的患者，如身体条件许可，术者应尊重采纳。

需引起重视的是，玻璃体视网膜手术中可能行气/液交换，或眼内仍有气体残留的患者，全麻药物应避免使用一氧化二氮（N_2O），否则术眼眼压将急剧升高，可导致不可逆的视力损伤。

著者小结

"凡事预则立，不预则废"，鉴于玻璃体视网膜手术的低容错度，我们在手术前就必须做好各方面的准备工作，包括与患者及其家属、管床医师、责任护士等人员的沟通协作，严格遵守医疗的相关规章制度，方可保证手术的顺利实施。

（张钊填）

第五章

玻璃体切除手术基本步骤及技巧

玻璃体视网膜手术是指所有通过外科手段改变玻璃体视网膜的病理状态,从而达到解剖复位和功能修复的一系列操作,包含了多种术式及其组合。患者的个体情况与术者的经验水平,共同决定了最适合患者的术式组合。经睫状体平坦部玻璃体切除(pars plana vitrectomy, PPV)是玻璃体视网膜手术中的重要组成部分,且最为复杂,个体差异最大。在此章节中,我们将以 PPV 为重点,介绍玻璃体视网膜手术的基本步骤和注意事项。

第一节 常用术语及器械

一、器械的直径

在玻璃体视网膜手术中,多采用 Gauge(G)来表示器械的直径,其本身并非标准的国际度量衡单位,但在医学上仍被广泛使用,如用于表示注射器针头的口径等。该单位起源于英国铁丝行业,因当时尚无通用的厚度单位,所以约定俗成地开始使用该单位以进行厚度测量和商业来往。Gauge 与国际度量衡单位之间并无标准的换算关系。现常用的玻璃体切割器械的直径与毫米(mm)之间的对应关系如下图所示(图 5-1-1)。

二、穿刺套管针

穿刺套管针(trocar-cannula system)是玻璃体视网膜手术中的基本器械,其作用是使用穿刺刀穿透巩膜壁,并将套管置留于巩膜壁上,作为水和气,以及器械进出玻璃体腔的通道(图 5-1-2)。单词 trocar(英式英文为 trochar)来自法语 trocart,从 1694 年开始被使用,由两个单词 trois(表示数字三)和 carre(表示仪器的边和面)组合而成,我们一般将其翻译为"戳卡"一词,有趣的是,这不但读音相近,且生动地表示了其作用方式。

在眼底外科中,为了表达的方便,常用 trocar 来指代留置于巩膜壁的套管,本书亦采用该表述方式,特此说明。

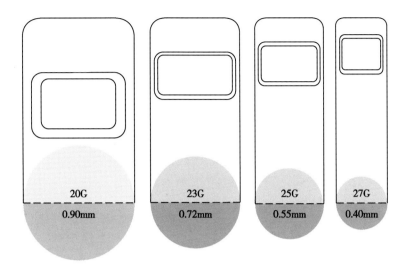

图 5-1-1　玻璃体视网膜手术器械不同规格与毫米(mm)的对应关系

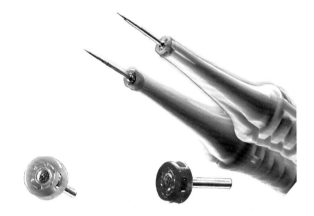

图 5-1-2　穿刺套管针示意图,trocar 用来指代其头端的套管(靛青色和紫色部分)

三、玻切机

玻切机主要为眼底手术提供切割动力和照明光源,有多种品牌和系列可供使用,经历了多次升级换代,现有玻切机的稳定性更强、功能也更齐全,可同时支持多种眼内操作,如视网膜激光光凝、眼内电凝、白内障超声乳化等(图 5-1-3)。玻切机多采用文丘里泵,必须外接高压气体以提供动力,使用文丘里泵最突出的优势就是,玻切刀开口所携带负压的开与关状态,可被术者灵活和即时地控制,避免因机器的延时而误伤眼内组织。

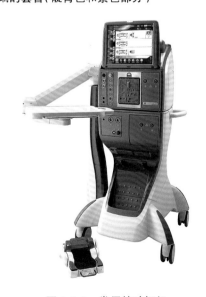

图 5-1-3　常用的玻切机

第二节　基本步骤

首先，必须保证患者有良好而稳定的头位，按照常规消毒眼周皮肤，为更好地预防感染，可依次在结膜囊内滴入表麻药和 5% 的聚维酮碘，并静置至少 1 分钟，按照国内外的研究报道和我们多年的经验，该方法可有效地预防感染性眼内炎的发生。

一、经睫状体平坦部玻璃体切除的选择

在决定行 PPV 手术治疗之前，术者应该对风险和获益有客观的评估，仔细思考以下三个问题。

1. 患者期待处理什么眼底问题？

2. 为了解决该问题，除 PPV 之外，有何其他治疗方式？

3. 你是否能够胜任或在他人的及时帮助下，解决术中的难点和可能出现的并发症？

二、经睫状体平坦部玻璃体切除操作的基本目的

1. 保证灌注的液体和气体通畅无阻地进入玻璃体腔；

2. 有利于后续的眼内操作；

3. 避免医源性损伤，尤其是保护视网膜和晶状体免受创伤；

4. 达到良好的伤口闭合和快速的愈合。

三、经睫状体平坦部玻璃体切除的基本操作步骤

（一）手术贴膜，放置开睑器

目的是将上下眼睫毛卷入贴膜内，优化术野，避免灌注液溢流造成污染；尤须注意鼻侧眶缘和鼻根部的密封性，避免患者呼出的水汽凝结在手术透镜上而影响术野的清晰度（图 5-2-1）。

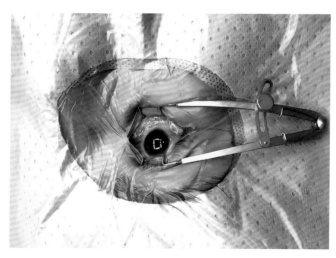

图 5-2-1　规范的手术贴膜

（二）制造经结膜的巩膜穿刺口

现常用的 23G 和 25G 穿刺刀口，根据术者的操作习惯，巩膜穿刺口可做垂直或斜行切口，最终目的均为保证切口的安全性和密闭性。以下几种情况制作巩膜穿刺口的难度稍大：①眼压较低；②青少年儿童；③伴有脉络膜脱离及脉络膜上腔积液；④已行玻璃体切除，玻璃体腔处于水液填充状态。如眼压较低，可先使用 1mL 注射器针头从角膜缘后 3～4mm 处往玻璃体腔内注入平衡盐溶液，将眼压提高后再行穿刺。

对于 PPV 的初学者，尤须注意保持自然放松的心态，腕关节自然伸展，以确保穿刺刀始终向心推进（图 5-2-2）；在置入 trocar 时若情绪太过紧张，会使腕关节不自觉趋于僵硬，可能出现过度外伸动作，以致穿刺刀的尖端伤及晶状体（图 5-2-3）。

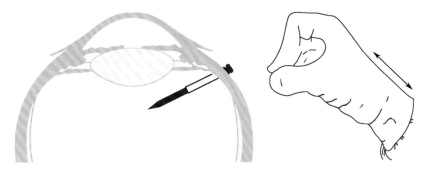

图 5-2-2　置入 trocar 的正确角度

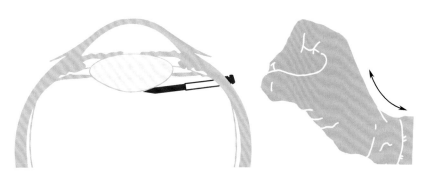

图 5-2-3　置入 trocar 的错误角度

（三）在下方 trocar 处接入灌注管

首先须确认 trocar 的内口已完全进入玻璃体腔内，当眼压较低（≤9mmHg）或视网膜隆起较高时，在开启灌注液前，一定要检查 trocar 的内口是否完全进入玻璃体腔内。最简单的方法是向玻璃体腔中心方向，稍往上方推挤 trocar 的外口（注意内口避免接触晶状体后囊），如通过瞳孔可窥见内口，则可开启灌注；另外，也可以借助手术广角镜，在灌注 trocar 的对侧上方 trocar 置入导光纤维，如可明确窥见 trocar 内口的金属反光，则可开启灌注。我们在接下来的章节中将会详细介绍如何在伴有低眼压的脉络膜脱离时，排除危险因素，最终保证灌注管安全进入玻璃体腔内。

（四）固定并梳理灌注管

使用手术贴膜固定灌注管的近端，梳理从玻切机到 trocar 内口的灌注管。首先，要注意近端灌注管必须有一定的弧度（图 5-2-4），避免整条灌注管出现太多的蜷折，目的是减少灌注管产生过大的摩擦力，或因管腔突然狭窄和堵塞，导致灌注液 / 气不能足量及时地进入玻璃体腔内，最终引起眼球塌陷、脉络膜脱离，甚至是爆发性脉络膜出血等意外情况。

（五）从上方 trocar 插入导光纤维

对于初学者来说，此步骤特别容易出现差错，须引起足够重视。术者因精神太过紧张，导致手 - 眼 - 脚的协调性降低，主要表现在以下几方面：①术野骤然从眼表切换至眼内，显微镜的焦点和放大倍率需要相应的调整，此时既要保持手的稳定性，也要保持脚的灵活性；②术者高度紧张，出现手部关节僵硬的情况，从而易伤及晶状体，此时应保持手部关节的自然放松状态，施加适当力度以保证握稳眼内器械即可；③因经验不足或太过紧张，不能准确预估导光纤维进入玻璃体腔的深度（这在手术带教或考

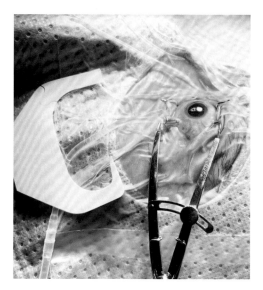

图 5-2-4　正确的灌注管近端弧度

试的时候，常有发生，老师应提前告知该问题的严重性），则易扎伤后极部视网膜，造成出血和裂孔，若累及黄斑部，将会严重影响患者的视力恢复，术者应对器械可进入眼内的总长度有准确的把握，可通过观察尚未进入玻璃体腔内的外端长度，作出准确的判断。

导光纤维安全进入玻璃体腔内后，对准手术广角镜，术者通过目镜会观察到玻璃体腔发出的光线，此时术者首先应保持手的稳定性（切忌大幅度移动导光纤维），再调节显微镜脚踏进行对焦，待窥清视盘和血管后，方可进入下一步骤。

（六）置入玻切刀开始玻璃体切除

初学者应在调节好显微镜和导光纤维之后，再进入此步骤，因为如果玻切刀头操作不当，极有可能造成医源性损伤，"看不清楚则绝不操作"——这是内眼手术的重要原则之一。玻切刀应首先从玻璃体腔的中央部分开始操作，待切除部分中心玻璃体之后，再行玻璃体后脱离。制造玻璃体后脱离并准确判断是否有后极部的玻璃体残留，是初学者需要重点掌握的内容，后续将展开阐述。

（七）切除足量玻璃体

调节导光纤维进入眼内的深度和角度，利用 Tyndall 现象，充分显示出不同部位的玻璃体，使用玻切刀尽可能进行足量切除（图 5-2-5）。切除周边部和视网膜裂孔周围的玻璃体时，因此处玻璃体皮质比较致密，与下方视网膜粘连比较紧密，可采用固定的高速切除（如 5 000cpm），同时点踩脚踏以低负压（100～250mmHg）缓慢地进行；此外，应严格避免晶状体的医源性损伤，术者应时刻谨记在有晶状体眼中，双手配合，远离眼内器械的活动禁区。

（八）进行其他眼内操作

在切除一定量的玻璃体后，术者可适时开展其他的眼内操作，如气 / 液交换、内界膜剥除、视网膜激光光凝等。我们在接下来的章节中会详细介绍这些操作。

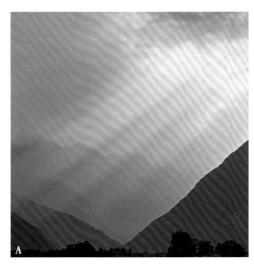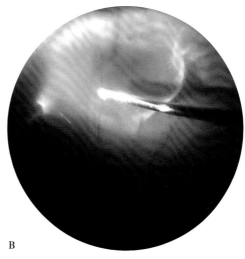

图 5-2-5 Tyndall 现象

A. 大自然的 Tyndall 现象；B. 玻璃体视网膜手术中利用导光纤维诱导 Tyndall 现象。

（九）360°巩膜外顶压

巩膜外顶压的重要性不言而喻，但对于主刀医师和助手的要求也比较高，初学者应循序渐进，可先从人工晶状体眼开始熟悉操作。

巩膜外顶压的方式主要有以下三种。

（1）由助手持斜视钩或巩膜顶压器，主刀医师持导光纤维照射到顶压处，这是最常用的方式，学习曲线较短，安全性高。

（2）保持上方其中一个 trocar 处于关闭状态（若 trocar 不带自闭阀，则置入巩膜塞），主刀医师手持顶压器，借助透过瞳孔的显微镜外照明检查顶压处的玻璃体和视网膜。

（3）在吊顶灯照明下，同样也是保持上方一个 trocar 处于关闭状态，主刀医师手持顶压器暴露周边区域。

这三种方式各有优缺点，术者可按照实际情况和操作习惯进行选用，如果缺乏助手或者助手不熟练，则可学习后两种顶压方式。

（十）移除上方 trocar

无论垂直还是斜行切口，术者均须仔细检查切口情况，如发现切口存在渗漏，未达良好的气/水密性，则须缝合，以降低术后低眼压和感染性眼内炎的风险，对于使用气体填充的术眼，可往切口表面喷洒灌注液，若有较大量的气泡冒出，则须仔细缝合切口。

（十一）移除下方 trocar 并检查切口渗漏情况

如眼压较低，可视情况，用破囊针在上方的角膜缘后 4mm 处注入一定量的平衡盐溶液或过滤空气以快速提高眼压；若眼球较软，在注入过程中，针头易伤及晶状体，可用显微有齿镊夹持注射部位周边的结膜，再插入注射器针头。

以上主要讲述了 PPV 的常规步骤及注意事项，术者可按照操作习惯予以调整，但应全程谨记三大关键问题：①眼压稳定；②术野清晰；③距离得当。

标准三通道 PPV 在玻璃体视网膜手术中所占的比重越来越大，虽技术和器械已趋于成熟，其安全性和有效性在长期的临床实践中已得到广泛认可，但初学者仍须以循序渐进的治学态度，严格遵循玻璃体视网膜手术的学习曲线，最终才能以自信饱满的精神面貌掌握这门技能。

第三节 操作技巧与解析

一、巩膜切口的制作

（一）巩膜切口的位置与方向

在标准三通道 PPV 中，trocar 必须放置在角巩膜缘后 4mm（有晶状体眼）或 3.5mm（无晶状体眼或人工晶状体眼）处，因为在穿刺刀进入玻璃体腔之前，会经过睫状体平坦部，此处没有血管分布，不致因创伤而出血，且与下方的脉络膜粘连紧密，不因锐性创伤而出现脱离，在距穿刺口约 1～2mm 处有粘连紧密的锯齿缘，可以进一步保证视网膜下的液体不致蔓延至此处。trocar 的放置位置须永远避开赤道部，否则将损伤睫状长动脉和神经。

如行斜行切口，切口的方向应平行于角膜缘的切线方向（图 5-3-1），因为巩膜的纤维排列呈圆周形，这样的切口不但有利于伤口的闭合，也可以对 trocar 施加更强更平衡的夹持力，不致轻易脱出。

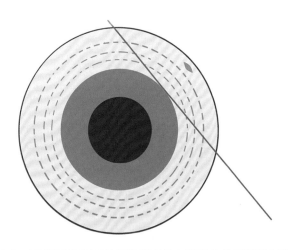

图 5-3-1 正确的切口方向（红色原点处），蓝线为角膜缘的切线方向

（二）制作 trocar 的顺序和注意事项

应该先放置下方的 trocar，一般位于颞下方，特殊情况下，可先选择鼻下方（如颞侧有比较明显的脉络膜脱离或硅胶垫压）。下方的 trocar 应避免太接近睑缘，以右眼为例，一般放置在 7:30 位至 8:00 位，以避免接触开睑器而出现滑脱，或影响顶压下方的巩膜。

1. 在以下情况，我们尤应注意保证下方的 trocar 及时连接灌注。

（1）术前眼压较低，在保证 trocar 内口已进入玻璃体腔后，应及时开启灌注维持眼压；

（2）已行玻璃体切除，眼内水液或气体填充状态，在放置 trocar 之后，若不及时开启灌注，眼内的水液或气体将大量涌出眼外，造成眼压骤降；

（3）老年患者，通常玻璃体的液化比较明显，若不及时开启灌注，液化的玻璃体会从trocar溢出眼外，造成眼压下降。

在以上情况下，我们也可以选择带有自闭阀的trocar来提高操作的安全性。

2. 上方的trocar建议放在2:00位和10:00位方位（两个trocar的夹角为120°），原因有以下三点。

（1）从人体工程学上讲，当双手在该角度进行协作，就像我们手握方向盘，此时腕部处于自然的伸展状态，向周围自由活动的范围最广，运动最为稳定（图5-3-2）。

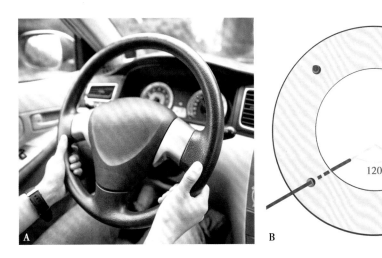

图5-3-2 腕部人体工程学

A. 手握方向盘的角度；B. 上方两个trocar保持120°夹角。

（2）两个上方trocar可以作为术者通过眼内器械来小幅度改变眼位的稳定支点，如夹角较小，则活动范围会缩小，如夹角过大，则眼球容易出现水平面方向的旋转。

（3）不但让眼内器械在眼内可达的范围最广，且可最大限度地保护晶状体后囊免受触及（双手灵活配合的情况下），若角度过大，极有可能在切除周边部玻璃体时触碰晶状体后囊（图5-3-3）。

（三）自闭式巩膜切口（self-sealing sclerotomy）的制作

1. 非自闭与自闭式切口的优缺点　若不考虑自闭性的话，垂直于巩膜表面的切口的安全性是最高的，因为trocar经过眼球壁的轨迹最短，trocar进入玻璃体腔的内端最长，其次是来自巩膜胶原纤维的弹力均匀地作用在trocar之上，不易因为眼球的运动而导致trocar的滑脱。

虽然非自闭切口具有以上优点，但我们仍然提倡初学者重视自闭式巩膜切口的制作和应用，因其具有以下的明显优势：①缩短手术时长；②减轻术后眼部异物感；③减少因缝线引起的炎症和屈光改变。

2. 自闭式切口的解剖学原理　我们在制造自闭式巩膜切口时，应遵循两大解剖基础：①组织切口永远都是三维立体的，不可简单地在二维平面上去理解和构建；②眼球的表面为球形曲面，应充分利用该曲面，保证切口的自闭性。

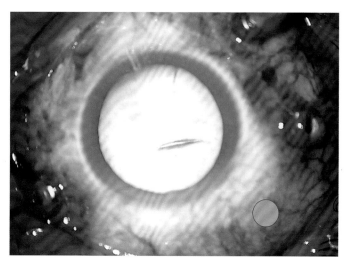

图 5-3-3 颞上方 trocar 位置偏下，夹角偏大，导致切上方玻璃体时，玻切刀伤及晶状体后囊膜，正确位置应在图中绿点处

例如，行白内障超声乳化时，我们完全可以理解，为什么我们不垂直于角膜表面制作切口，而选择行梯形切口，原因是这种切口具有良好的自闭性，可有效预防术后伤口的渗漏。推而及之，巩膜切口的自闭性与穿刺刀在眼表组织中的运动轨迹亦具有密切和直接的关系。

3. 自闭式切口的制作方式　均先行结膜错位（conjunctival displacement），然后选择以下三种方式完成巩膜切口的制作（图 5-3-4）。

（1）使用穿刺刀直接进行斜行穿刺，直达玻璃体腔。

（2）先垂直穿刺巩膜，再行斜行穿刺至玻璃体腔。

（3）斜行穿刺巩膜至 1/2 深度时，再往反方向斜行穿刺至玻璃体腔内。

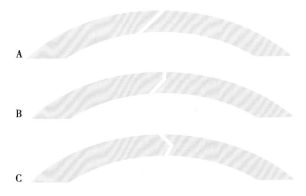

图 5-3-4 不同的巩膜自闭切口示意图
A. 斜行切口；B. 垂直 - 斜行切口；C. 正 - 反斜行切口（V 形切口）。

如下图（图 5-3-5）所示，第三种穿刺方式是最为稳定的，因为来自四个方向的作用力均衡，不会导致伤口的移位。

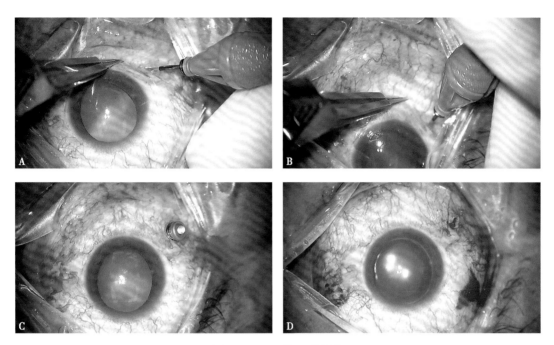

图 5-3-5　V 形切口的制作

A. 先行结膜错位，再沿角膜缘切线方向斜行进针到巩膜板层；B. 待针尖进入板层后，再沿着角膜缘切线方向，往反方向斜行进针至玻璃体腔内；C. trocar 已置入巩膜层；D. 术毕取出所有 trocar，未发现明显渗漏。

二、灌注管的安全

在玻璃体视网膜手术中，灌注压的维持是保证所有术式能够顺利完成的基本前提，初学者必须全面了解各种灌注异常的具体原因，并尽快掌握相应的解决办法。

为了保证灌注管的安全，我们可以在灌注管尖端接入 trocar 的外口之后，使用小块的贴膜将灌注管固定在 trocar 的稍外下方的颧骨位置（见图 5-2-4）上，与此同时，我们应该保持灌注管近端有一定的弧度，不可过高亦不可过低。

在助手使用斜视钩顶压周边巩膜或者术者摆动患者眼球的时候，灌注管的内口有时会上翘，通过房角或虹膜进入前房内（图 5-3-6），特别是在以较高压强（如 50mmHg）的气体进行灌注下，前房将急剧加深，广角镜下的术野随即变得模糊，放大倍率亦会相应变小，对于此现象应及时发现和排除。

当下方灌注管从眼球壁脱出时，术者应及时发现以下情况。

（1）眼球变软。因无灌注液或气体的持续补充，眼内压会持续下降至与大气压相近，眼球壁受到眼内容物对其施加的向外压力降低；处理方式比较简单，只需及时连接灌注，或玻璃体腔内注入液体，保持眼压即可及时排除险情。

（2）局限性脉络膜隆起。因眼压骤降，若不及时处理，会进一步导致眼球塌陷，甚至是脉络膜脱离（图 5-3-7）；只要及时保持眼内压，脉络膜脱离亦可短时内消退。

（3）爆发性脉络膜出血。如眼压继续保持在较低水平且未及时处理，脉络膜脱离极有可能发展至大范围的脉络膜出血，此时的处理将非常困难，可能需要关闭切口，二期手术。

在脉络膜出血被启动时，患者有时会诉有明显眼部胀痛感，随即出现难以自控的憋气和闭眼动作，这将增大术者处理的难度。

若未出现明显并发症，灌注管脱出的解决方法如下图所示（图 5-3-8），其关键因素为全程正常眼压的维持，以避免由于低眼压而引起一系列的负面连锁事件。

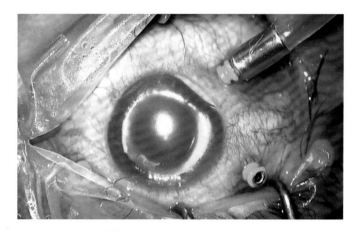

图 5-3-6　灌注管的内口戳破虹膜进入前房，气体填充整个前房

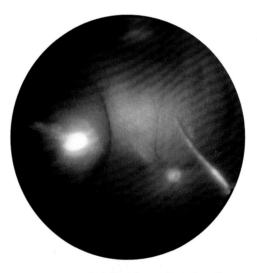

图 5-3-7　由于灌注管脱出而引起的脉络膜脱离

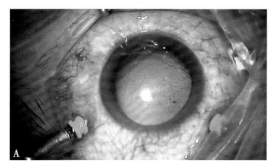
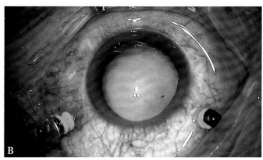

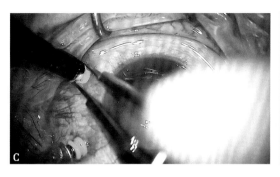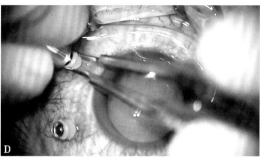

图 5-3-8　灌注管脱出的处理

A. 将灌注管接入上方 trocar 上，保持灌注通畅维持眼压；B. 另外一个 trocar 上置入巩膜塞，保证穿刺时不出现眼球塌陷；C. 再次置入下方 trocar，此时可短暂升高眼内压，维持眼球壁的硬度，以便穿刺；D. 下方 trocar 再次接入灌注管。

接下来，我们将灌注异常的原因和解决方法列表如下（表 5-3-1）。

表 5-3-1　灌注压异常的原因及处理方法

灌注压情况	伴随情况	可能原因	解决方法
过低	①单纯的黄斑裂孔 / 前膜手术 ②未见眼底其他异常	①护士未开启玻切机控制面板中的灌注按钮 ②护士不慎输错灌注压的设置值（如 30mmHg 输成 3mmHg） ③灌注管在中途过度蜷折，导致灌注不畅或中止 ④ trocar 的内开口被周边致密的玻璃体堵塞 ＊以上情况在任何情况下均可出现，下不赘述	①请护士确认玻切机的面板是否操作妥当 ②从远端开始到近眼端梳理灌注管 ③拔出灌注管观察是否有液流 ④若有液流，可继续连接灌注管，在灌注管的同侧上方置入玻切刀头，切除 trocar 内开口周边的玻璃体 ＊以上情况在任何情况下均可出现，下不赘述
	①术前合并脉络膜脱离和 / 或脉络膜上腔积液 ②术前眼压较低	trocar 内口被脉络膜组织包绕	立刻停止灌注，并往玻璃体腔内注入平衡盐溶液提高眼压，具体处理方法将详述于下文
	①行巩膜外顶压时或在其短时间之后 ②睑裂较小 ③眼窝较深	①顶压器拖拽灌注管 ②灌注 trocar 太靠近下睑缘，致其受到挤压而发生移位或脱垂	①若无明显脉络膜脱离，则重新插入灌注管即可 ②若已发生明显脉络膜脱离，而上方尚未发生则尽快将灌注管接入上方任一 trocar ③若全周脉络膜隆起，但玻璃体腔仍有较大空间，使用注射器往玻璃体腔内注射平衡盐溶液提高眼压 ④若脉络膜隆起程度严重，操作空间有限，可考虑巩膜外放液（危险度较高！），或缝合伤口待 1～2 周后行二期手术

灌注压情况	伴随情况	可能原因	解决方法
过低	①刚行气/液交换时 ②气/液交换后再行玻璃体腔内平衡盐溶液灌注 ③注入重水之后进行气/液交换	①未准确切换三通通道(不熟悉的助手有时会操作错误,把本来要开启的通道关闭,甚至将水/气通道全关闭,在新型玻切机系统上,该错误已基本消失) ②灌注管的近段存在节段性的气/水,堵塞水/气进入玻璃体腔内 ③重水注入过满进入灌注管近端,堵塞水/气进入玻璃体腔内 * 小口径的 trocar,如 27G 更易出现该问题	①在控制面板中,短时间内将灌注压提高到 40~50mmHg,观察眼压变化再及时调整至正常值 ②旋出近端灌注管,使用注射器注入平衡盐溶液
	①正在行硅油取出时 ②刚取出全部硅油后	硅油滴堵塞下方进行灌注的 trocar 内开口	①在控制面板中,短时间内将灌注压提高到 40~50mmHg,观察眼压变化再及时调整至正常值 ②旋出近端灌注管,使用注射器注入平衡盐溶液
过高	①行各项眼内操作时 ②注入重水或硅油时	①若使用玻切机提供灌注,则可能护士没有将灌注液悬挂于机器的挂钩处,反而将其悬挂于离机器较高处 ②当使用带有自闭阀的 trocar 时,过量注入的重水和硅油不能自行反向流至眼外	①嘱咐护士调整灌注液瓶的准确位置 ②抽取部分重水或硅油,或摘除 trocar 外口上的自闭阀

三、玻璃体后脱离

(一)玻璃体后脱离的重要性

玻璃体后脱离(posterior vitreous detachment,PVD)是指玻璃体后皮质层与内界膜彼此之间黏附关系的消失。在普通人群中,随着年龄的增长,玻璃体逐渐液化,表现为胶原纤维支架塌陷浓缩,透明质酸分子降解,逐渐形成内在腔隙,正常玻璃体凝胶样结构特征逐渐消失,最终出现 PVD。我们在给患者术前检查眼底时,须仔细辨识患眼是否已经存有 PVD,最直观的表现就是 Weiss 环的出现(图 5-3-9)。

例如,对于新鲜的孔源性视网膜脱离,PVD 的存在常意味着进行 PPV 的难度相对较小,术者可更倾向于选择 PPV 作为首选方案。PVD 的存在和出现是完成玻璃体有效切除的先决条件,也是维持长期疗效的重要保证。除非在手术当中可明确观察到 Weiss 环,否则应反复确认是否已成功制造出 PVD,这在年轻患者中尤其重要(图 5-3-10)。

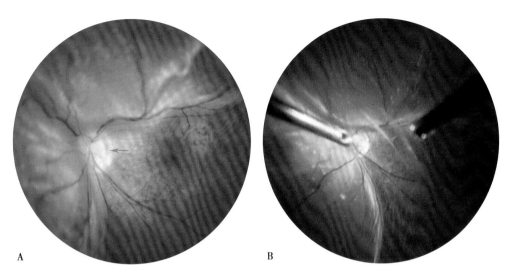

图 5-3-9 视网膜脱离合并明显玻璃体后脱离

A. 术前眼底照相可观察到 Weiss 环（绿色箭头）；B. 术中在导光纤维照射下可见到明显的玻璃体后脱离。

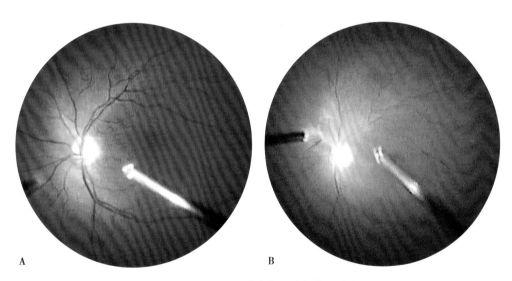

图 5-3-10 术中玻璃体后脱离前后对比

A. 未出现玻璃体后脱离时，透明的玻璃体与后极部视网膜粘连紧密，屈光介质均一透明；B. 成功制造玻璃体后脱离，玻璃体与后极部视网膜出现较大间隙，可见 Weiss 环（绿色箭头）。

初学者应永远记住一个事实：当你觉得已经又快又好地切除了大多数玻璃体时，真相往往是——大多数玻璃体仍黏附于视网膜上（图 5-3-11）。

（二）制作 PVD 的原则

初学者在术中制造 PVD，可以采取循序渐进的方式，并遵守以下四大原则。

（1）先切除中心部玻璃体，目的是破坏玻璃体的内在结构，灌注液的进入也会进一步液化后极部的玻璃体，为接下来的 PVD 创造有利条件。

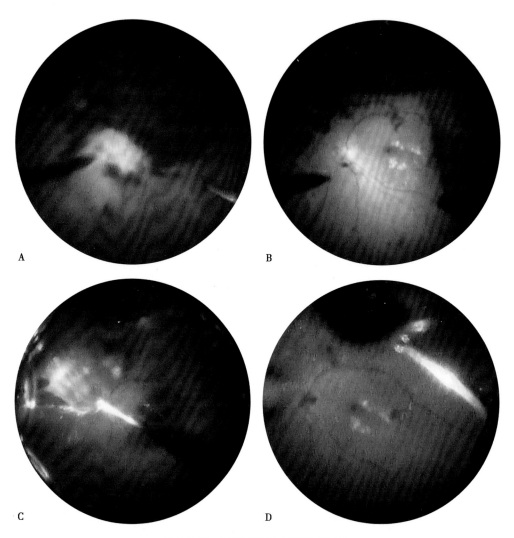

图 5-3-11　判断玻璃体后脱离的误区

A. 玻璃体积血，使用玻切刀清除玻璃体中心部积血；B. 当清除积血后，玻璃体腔恢复透明，但下方血管弓周边仍有血块沉积，且很难吸除干净，此时往往提示仍未出现玻璃体后脱离；C. 注入曲安奈德混悬液后，发现仍有大量的玻璃体残留；D. 成功制造玻璃体后脱离，完全清除后极部积血，视网膜可见平整均匀的反光。

（2）从视盘上方开始制作 PVD，采用单纯负压吸取玻璃体（一般应停留 2～3 秒后再往周边部提拉玻切刀，以让玻切刀的开口更好地吸附玻璃体后皮质），然后顺着神经纤维层走行的方向，分别往四个象限，以尽量保护神经纤维层免受横向牵拉力的作用。

（3）避开在上下血管弓以内进行操作，以免破坏黄斑。

（4）若已存在马蹄形视网膜裂孔或在制造 PVD 的过程中出现中周部的撕裂孔，则须严格控制负压，并使用玻切刀先解决玻璃体对孔周的牵拉，再继续行 PVD，以免造成裂孔范围的扩大。

（三）当制作 PVD 遇到困难时

在以下患者中，要预想到制造 PVD 存在较大的困难：①年龄低于 40 岁；②高度近视，就算存在玻璃体液化，但 PVD 可能不完全，后极部会存在黏附紧密的玻璃体皮质；③增殖性糖尿病视网膜病变，后极部玻璃体可能会紧密黏附于视盘和血管处。

如果 PVD 存在困难，难以确认玻璃体被切除的程度，则须注入曲安奈德（triamcinolone acetonide，TA）混悬液进行玻璃体着色（coloring），一般浓度为 40mg/mL，只需 0.1～0.2mL 即可。

TA 为白色或类白色结晶性粉末，不溶于水，因为玻璃体含有胶原蛋白纤维，TA 可黏附其表面，从而指示玻璃体的外表面，其原理就像我们在制作糕点时，将面粉撒在蛋清上，在没有充分混匀之前，面粉会黏附在蛋清之上，以显示其边界（图 5-3-12）。

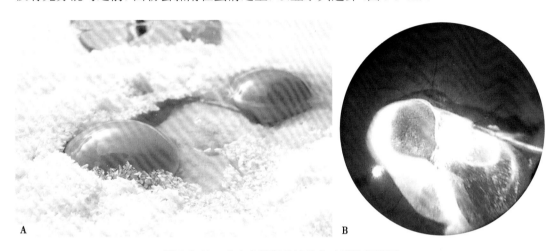

图 5-3-12 曲安奈德混悬液着色玻璃体示意图
A. 面粉黏附于蛋清表面，显示其边界；B. 曲安奈德混悬液黏附于后极部的玻璃体上。

在注入和吸除 TA 混悬液时，我们需要注意以下细节。

（1）注射器针头尽可能接近后极部，观察刚注入之时，TA 是否直达黄斑部，如果直接扩散至全玻璃体腔，则提示此处没有玻璃体的附着，若 TA 先短暂附着于此，再扩散至全玻璃体腔，则可能会有玻璃体的附着，此应仔细留意。

（2）待 TA 扩散至全玻璃体腔时，此时眼内的能见度急剧下降，须注意观察玻切刀的金属反光，保证眼内器械处于玻璃体腔的安全位置，避免在抽吸 TA 时，误伤视网膜和晶状体。

（3）在完全吸除 TA，玻璃体腔恢复透明之后，仔细观察后极部是否有点片状的 TA 附着，若仍不确定是否存在 PVD，可再次注入 TA，重复以上操作。

对于存在高度近视玻璃体劈裂的患者，就算行多次 TA 着色，有时也难以很好地显示玻璃体的边缘，此时可注入吲哚菁绿（indocyanine green，ICG），采用双重着色，以更好地标记散落分布在后极部的劈裂玻璃体残留。

四、安全切除足量的玻璃体

在多种眼底疾病，如孔源性视网膜脱离、增殖性糖尿病视网膜病变（proliferative diabetic retinopathy，PDR）、增殖性玻璃体视网膜病变（proliferative vitreoretinopathy，PVR）的手术治疗中，均要求术者足量地切除玻璃体，以解除病变的玻璃体对视网膜的牵拉。

（一）足量切除玻璃体的重要性

长期的大量实践证明，足量的玻璃体切除具有明确的重要性，其原因包括以下三方面：

①充分解除周边部致密玻璃体对视网膜的牵拉，为视网膜的解剖复位创造更有利的条件；②降低术后 PVR 的概率，因残留的玻璃体，会成为散播到玻璃体腔内的视网膜色素上皮（retinal pigment epithelium，RPE）细胞发生间质转化的温床，导致 PVR 的发生和发展；③预防新发裂孔的出现，残留的玻璃体如出现皱缩，会产生对其下方视网膜的牵拉，从而导致新发孔的出现。

（二）如何保证安全足量的玻璃体切除

（1）充分利用导光纤维。足够的照明是所有眼内操作的必要前提，在切除玻璃体时，充分利用导光纤维照射在玻璃体时所产生的 Tyndall 现象。

（2）适当时刻引入 TA 着色。如上所述，TA 可帮助术者更好地完成 PVD，在很多情况下，TA 的着色亦可帮助术者窥见周边部残留的玻璃体。

在以下情况，就算已出现明显的 PVD，TA 染色具有更强的必要性：①高度近视；②青少年；③残留玻璃体导致的术后 PVR；④周边视网膜隆起的范围较广，且活动度较差。

注入 TA 的目的是帮助术者更准确地判断玻璃体残留的量，辨认其清晰的边缘，才能有目的性地进行精准切除，做到既无明确残留，亦无医源性裂孔产生。

（3）360° 巩膜外顶压。随着显微镜广角透镜系统的应用和普及，玻璃体切除的难度已大为下降。相较于角膜接触镜，广角镜虽可帮助术者窥见大部分的周边部区域，但在多数情况下，巩膜外顶压仍是必不可少的关键步骤；在人工晶状体眼和无晶状体眼中，若瞳孔不可充分散大，或存在混浊的晶状体囊膜，亦必须进行巩膜外顶压；巩膜外顶压也是最为直接精准的探查手段，可助术者及时发现和处理周边部的病变，最大限度地降低术后的相关并发症。

五、导光纤维常见错误

初学者在操作导光纤维时，容易犯的错误包括以下三方面。

（1）深度把握不当：若进入玻璃体腔的深度太小，只停留在 trocar 的内开口处，则因距离后极部较远，以及晶状体的阻挡，导致不能充分照亮整个玻璃体腔，如果太深到达接近后极部，则光线不能很好地透照中周部的玻璃体。

（2）不能灵活地操作导光纤维的方向：没有明确的目的性，如导光纤维直接照射在玻切刀上，会产生较强的反光，导致眩光而影响精确操作。

（3）进入危险区域：术者可能因为太追求于照亮周边部玻璃体，导致导光纤维伤及周边部的视网膜和晶状体后表面，造成不必要的医源性损伤。

如图 5-3-13 所示，可以采用直接和间接投射法，利用光线照射周边部玻璃体而产生的 Tyndall 现象来帮助我们窥清边缘，我们把这种被 Tyndall 现象所显示的周边部玻璃体，生动地形容为"裙摆（skirt）"。

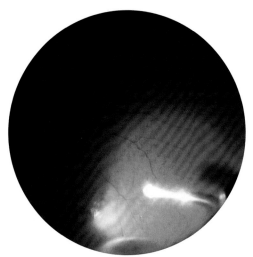

图 5-3-13 巩膜外顶压，调整导光纤维角度，可窥见周边部玻璃体

六、如何做好巩膜外顶压

对于新手来说,巩膜外顶压下切除周边玻璃体是难度较大,亦是最耗时最容易出现医源性裂孔的环节,特别是当助手不熟悉该项操作时,难度将明显加大。

如图5-3-14所示,无论是采用巩膜顶压器还是斜视钩,巩膜外顶压应遵循以下原则。

(1)顶端必须紧贴眶缘,从角膜缘方向滑入结膜囊中。首先是顺应眼球壁的弧度,减少眼球壁对顶压器顶端往深部运动的阻力,其次是减少眼球壁受到顶压器垂直向下的作用力,导致眼球下陷甚至变形,影响显微镜下视像的质量。

(2)尽量保持顶压器的垂直状态。操作者只有维持顶压器的垂直状态,才能更准确地感知其顶端到达的位置和深度,因为此刻,操作者的指尖跟顶压器的顶端是处在同一条垂直线上的(图5-3-14)。

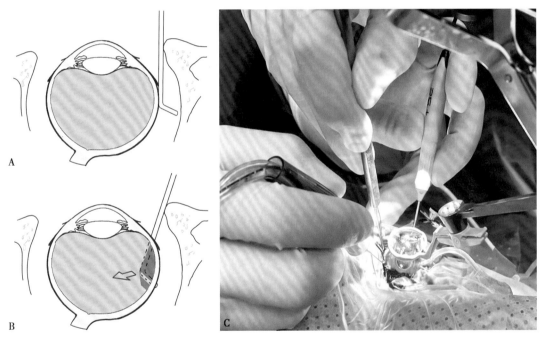

图5-3-14　正确的巩膜外顶压姿势

A. 斜视钩的尖端先贴着眶缘到达目标位置;B. 利用手腕的动作将斜视钩尖端向着玻璃体腔内顶压;
C. 正确的斜视钩握持姿势。

(3)避免巩膜外顶压相关并发症的出现。操作者在滑入和滑出顶压器时,应动作轻柔,避免触碰灌注管导致脱出,亦应避开术者的手部和广角镜的边缘,以免影响手术的正常进行。

(4)低眼压时不顶压。当术眼处于低眼压状态时,若行巩膜外顶压,眼球变形的幅度会急剧加大,容易引起脉络膜脱离或灌注管的脱出,甚至是爆发性脉络膜出血。

(5)上方trocar处于开放状态时不顶压。上方的trocar在没有眼内器械或巩膜钉堵塞的情况下,若进行顶压,也会导致眼压骤降和眼球变形,这种状态下是对眼内解剖非常不安全的,须严格避免。

（6）顶压应由深及浅，缓慢推进。比较推荐的方法是，助手手持顶压器顺着眶缘到达赤道部周边后，再往玻璃体腔中心方向顶起巩膜，这样可最大程度地暴露周边部玻璃体，待清除此处玻璃体后，助手再轻柔地提起顶压器往角膜缘方向，暴露更周边部，以帮助术者逐层切除玻璃体。

七、从几何角度理解眼内器械的安全操作

晶状体后囊的医源性损伤，就像我们成长路上的足迹，它几乎发生在每个眼底外科医师的身上。虽如此，我们必须时刻谨记，任何的眼内操作均必须避开晶状体的后表面。如果在手术台上观察到晶状体已经出现了器械压痕，我们不妨稍等片刻，反思自己究竟在哪一个步骤出现了问题，及时的反馈和修正，有助于我们快速地成长。

为了最大程度地保护晶状体后表面不受眼内器械的医源性损伤，我们必须从立体几何的角度来进行理解。

如图 5-3-15 所示，晶状体前表面的顶点与角膜缘约处于同一个水平面上，成人的晶状体中央厚度约为 4.5～5mm，trocar 的巩膜穿刺口为角膜缘后 4mm，而晶状体的边缘通过悬韧带固定于眼球壁距离角膜缘约 1.5mm 处，我们将晶状体后表面的顶点与上方巩膜切口之间的连线，暂且定义为"危险通道"（图 5-3-15），所有的眼内器械都应严格避开该通道，否则极易触碰到晶状体后囊膜。

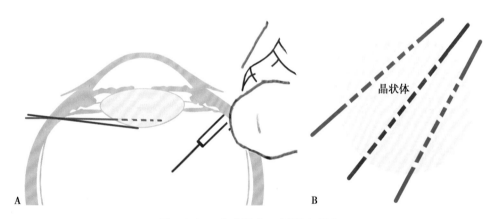

图 5-3-15　危险通道示意图（红线）

A. 危险通道（红色实线）的冠切面示意图；B. 危险通道（红色虚线）与晶状体后囊的示意图。

只要理解了该"危险通道"，我们就可理解如何操作我们的导光纤维和玻切刀。初学者应理解双手互换导光纤维和玻切刀的重要性，并在实践操作中强化训练，最终做到双手娴熟地配合，提高玻切的安全性和时效性。

假设上方的 trocar 分别放置于 2:00 位和 10:00 位，为了足量地切除玻璃体，并保证晶状体的安全，初学者在行 PPV 时必须遵循以下原则。

（1）严格避开上述"危险通道"及其相邻区域。

（2）所有眼内器械均须以向心方向进入和退出玻璃体腔。

（3）左右手的导光纤维和玻切刀各自不跨越 6:00 位和 12:00 位之间的连线，特别是切除 2:00 位至 10:00 位弧线区域的周边部玻璃体时。

除了晶状体的保护之外，眼内器械的安全操作还包括了其他诸多内容，我们也将在后续的章节中进行详细的讲解。

著者小结

不积跬步，无以至千里。源源不断的技术创新，持续丰富着玻璃体视网膜手术的内涵，也拓展了它的治疗范围，但无论未来如何发展，充分的沟通、仔细的检查、周全的策划、长期的观摩、稳重的心态、扎实的功底、正常的发挥、合格的器械，均是保证手术最后取得成功的关键因素，缺一不可。初学者在学习玻璃体视网膜手术的过程中，要本着循序渐进的态度，由简入繁，在实践活动中，惟精惟勤，尊重科学，方能行稳致远。

（张钊填）

第六章

孔源性视网膜脱离的手术治疗——外路篇

孔源性视网膜脱离（rhegmatogenous retinal detachment，RRD）是玻璃体视网膜手术中的最重要组成部分，rhegmatogenous 源自希腊语 rhegma，意思是不连续或中断。从病理解剖学的角度来讲，视网膜脱离是一个并不准确的术语，因为视网膜包含了神经上皮层和色素上皮层，而临床上所指的是神经上皮层与色素上皮层之间的脱离。对于 RRD 的治疗，现国内外常用的两种术式分别为巩膜外加压（scleral buckling）及玻璃体切除，这两种术式常被国内的医师简称为外路（ab externo）及内路（ab interno）手术。ab、externo、interno 来自拉丁语，分别对应英语 from、external、internal，这也是我们中文词语"外路"与"内路"的来源。

RRD 的外路手术，顾名思义，就是经由玻璃体腔以外的路径，来达到视网膜复位及功能恢复的一系列术式组合。本章节将重点讲述外路手术的基本步骤及相关的操作技巧。

第一节　外路手术的现状

自 20 世纪 50 年代之后的数十年里，外路手术曾是治疗 RRD 的主流术式。因其较高的有效性及安全性，使得外路手术在全世界范围内被广泛接受，并衍生出了种类繁多的改良术式。

近 20 年来，随着玻璃体切除手术的完善和普及，外路手术的受欢迎度出现了逐渐下降的趋势，究其原因，可归结为以下几方面：①患者在术中的痛感往往较强，术中配合度可能不佳；②从总体上看，术后视网膜复位率略低于内路手术；③因受培训的病例总数较低，初学者的熟练程度较低，在选择上会更偏向于本身较熟悉的内路手术；④术中并发症的处理困难，如巩膜外放液时出现脉络膜出血、视网膜医源性裂孔等；⑤术后并发症难以预测，如疼痛、屈光改变、视物重影、顶压物脱出等；⑥欧美国家医疗体系的支付问题，外路手术有时会被认为"性价比"较低；⑦宣传与教育的缺乏，外路手术在各种眼科学术活动中所占的比重逐渐下降。

在 2005 年美国视网膜专家学会（ASRS）的偏好与趋势（PAT）调查中，对于黄斑未累及的有晶状体眼，如果原发孔（大小 1.5 个钟点位）位于 11:00 位的患者，有 35.36% 的术者会选择单纯巩膜外加压术，只有 13.94% 选择单纯玻璃体切除术；而在 2021 年的调查中，选择外路手术的比例有所下降（美国为 23.9%，美国以外为 30.5%），而选择单纯玻璃体切除的比例明显上升（美国为 29.6%，美国以外 35.9%）；在 2021 年的 PAT 调查中，对于黄斑未累及的人工晶状体眼的老年患者，如果原发孔位于 8:00 位，选择单纯巩膜外加压术的比例较低（美国 4.8%，美国以外为 11.4%），选择单纯玻璃体切除的占了大多数（美国 71.8%，美国以外为 68.6%）。

以上数据表明，虽外路手术的比重在下降，但有三大因素会明显影响眼底外科医师的决策：①原发裂孔的位置；②晶状体状态；③患者年龄。这从另外一个侧面表明，外路手术的独特优势（如较好的晶状体保护、对原发于下方裂孔的视网膜脱离的成功率较高等），仍然得到不少眼底外科医师的信奉，这也使得它不会在短期内变成"a lost art（消失的艺术）"。

Jules Gonin 曾说过一句话：It is not with one and the same weapon that can win all the battles（不是一件武器就可以赢得所有战斗）。尽管存在着诸多的争议，在临床实践中，外路手术仍然是初学者必须掌握的技艺，如何寻找到一套最适合自己的手术策略，是我们在学习外路手术的过程中，需要经常进行思考的问题。

第二节　外路手术的适应证

要充分理解外路手术的适应证，我们须分别从两方面来进行剖析，首先是孔源性视网膜脱离的病理机制，其次是外路手术的特点。

一、孔源性视网膜脱离的病理机制

当作用于视网膜上的综合因素压倒正常的附着力时，就会发生视网膜脱离。原发的孔源性视网膜脱离具有三大重要因素：①玻璃体存在异常的位置活动或局部的液化；②本身存在或由玻璃体牵拉引起的视网膜裂孔；③液化的玻璃体能够经由裂孔处进入视网膜下腔（图 6-2-1）。

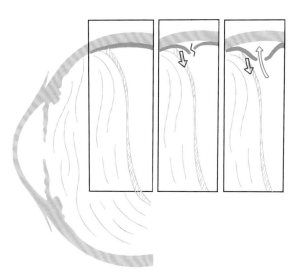

图 6-2-1　孔源性视网膜脱离三大要素示意图

　　因玻璃体的液化是不可逆的过程，故 RRD 手术针对的就是其余两大因素：首先是解除玻璃体对视网膜的牵拉，恢复视网膜的活动度；其次是封闭视网膜裂孔，隔绝玻璃体腔与视网膜下腔的通道。无论是外路还是内路手术，均是为达到这两大目标而展开的。

　　接着，我们从视网膜裂孔的形成机制上，来理解如何通过外路手术解除玻璃体牵拉及封闭裂孔。从传统上，视网膜裂孔可被分为三大类：①孔洞（hole）；②撕裂（tear）；③离断（dialysis）。视网膜孔洞的形成通常与玻璃体的牵拉无密切关系，关键因素为视网膜本身的萎缩性改变（图 6-2-2A），常见的基础性疾病为家族性渗出性玻璃体视网膜病变；视网膜撕裂通常继发于急性的玻璃体后脱离，后极部液化的玻璃体对视网膜失去了支撑作用，与此同时，中周部的玻璃体仍部分黏附于视网膜之上，当某个区域的支撑力与牵拉力失去平衡时，即导致视网膜撕裂的形成，玻璃体的液化与玻璃体牵拉是撕裂形成的两大关键因素，常表现为马蹄形视网膜裂孔（图 6-2-2B），另一种特殊的方式为视网膜巨大撕裂（giant retinal tear，GRT）（图 6-2-2C）；视网膜的离断常发生于周边的锯齿缘处（图 6-2-2D），常继发于外伤，但也有可能是自发性的，主要表现为周边部的浅脱离，常规的眼底检查难以窥见裂孔，周边部玻璃体皱缩形成的环形向心牵拉是关键因素。

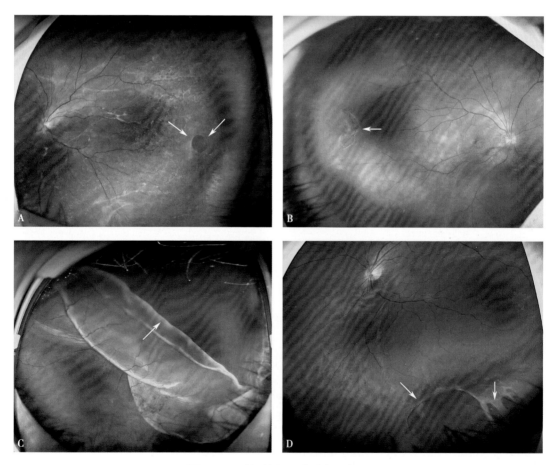

图 6-2-2　孔源性视网膜脱离示意图

A. 颞侧的萎缩性裂孔，未见明显的玻璃体牵拉；B. 由玻璃体牵拉引起的马蹄形裂孔；C. 由周边部玻璃体皱缩牵拉引起的巨大视网膜撕裂；D. 由周边视网膜离断引起的视网膜浅脱离。

二、外路手术的基本作用

因不直接涉及玻璃体的处理,故外路手术常被视为一种"微创"手术,这种微创的概念来源于其保留了全部的玻璃体,除改变眼球壁的固有形状外,对原有眼内结构的扰动最小化。

从解剖学和生理学的角度,外路手术对玻璃体及视网膜可发挥以下几方面的作用。

1. 缓解玻璃体牵拉　在巩膜壁上的加压物通过改变眼球壁的形态,将视网膜推向更接近于玻璃体腔中央部的位置,黏附于裂孔处的玻璃体的张力降低,玻璃体对视网膜的牵拉力减小或消除。

2. 分割视网膜下液　巩膜顶压嵴将本来为一整体而存在的视网膜下腔液体分割为嵴前与嵴后两大部分,从应用流体学的角度打破视网膜下液产生与吸收之间的平衡,为 RPE 细胞完全吸收视网膜下液创造必要的条件。

3. 促进裂孔边缘与 RPE 层的贴复　从微观上,玻璃体腔内的液体在流经裂孔时保持了一定的速度,在无外界干预下,此速度是较为恒定的,与 RPE 细胞在单位时间内所吸收的视网膜下液存在着线性相关的关系;巩膜外垫压之后,裂孔周边的视网膜与下方 RPE 层之间的横截面明显缩小。

根据伯努利方程,玻璃体腔内的液体在流经巩膜顶压嵴时,其速率将明显提高,与之相对应的是,该部分液体对其周边所产生的压强将随之降低,此时视网膜前及视网膜下的压力平衡被打破,相互抵消之下,视网膜受到来自玻璃体向外的作用力(图 6-2-3),该作用力促使裂孔更贴近于下方 RPE 层,最终让裂孔完全贴伏于 RPE 层上,玻璃体腔内液体进入视网膜下腔的通道被完全拦截,RPE 细胞可在短时间(一般为 1 天)内将大多数视网膜下液吸收。

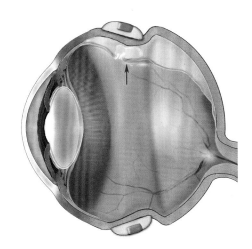

图 6-2-3　巩膜外加压手术中的伯努利原理示意图

三、外路手术的适应证

"不畏浮云遮望眼,自缘身在最高层。"我们在把握外路的适应证时,最关键是将 RRD 的病理机制与外路手术的基本特点相互交叉,找到两者之间的契合点,只要契合点存在,就必然存在适应证,但在临床实践中,其他的外界因素亦动态地影响着术者的最终决策,这是一个在未来很长的时间里将会持续存在的选择题,我们须不失偏颇地去面对。

鉴于内路手术的发展完善,外路手术的适应证在临床实践中,对于不存在视网膜固定皱褶的 RRD(PVR<C1)(详见第十一章第二节分级),提出了以下的外路适应证,以作参考。

(1)不存在明显的 PVD 或预估术中行 PVD 较困难者:对于年龄小于 45 岁的部分患者,玻璃体后皮质与后极部的粘连可能仍比较紧密,若行玻璃体切除术,在制造 PVD 时,可能会遇到较大困难,甚至造成视网膜的医源性损伤(图 6-2-4)。

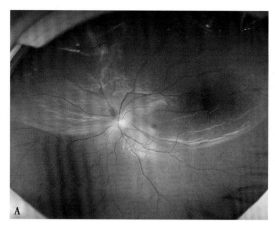
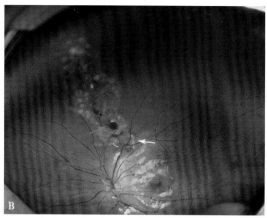

图 6-2-4　年轻患者在制造玻璃体后脱离时造成后极部的视网膜医源性裂孔，该患者术后填充硅油，虽视网膜复位良好，但因硅油引起的持续性高眼压，视力预后欠佳

A. 外伤性视网膜脱离，周边部可见裂孔（红色箭头），但玻璃体尚未明显液化；B. 制造玻璃体后脱离时，玻切刀的过度吸引引起后极部的视网膜裂孔（绿色箭头），并继发视网膜下积血（白色箭头）。

（2）原发孔位于周边部：若裂孔的位置处于周边部，缝合硅胶材料时无须过度地牵拉眼外肌，术者和患者均可有较舒适的手术体验。

（3）有晶状体眼：对于部分需要近距离工作的患者，保留其具有调节力的晶状体具有很大的现实意义，因内路手术在一定程度上均会导致晶状体混浊的出现和加剧。

（4）原发孔位于下方周边部：玻璃体腔内的硅油与气体对下方裂孔的封闭作用相对较差，若一期手术不可达到视网膜的复位，后续手术的成功率亦会相应下降，而巩膜外顶压对不同位置裂孔的封闭作用并不存在明显差异，两利相衡取其大，外路无疑是较好的选择（图 6-2-5）。

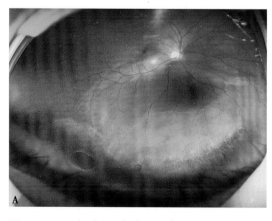
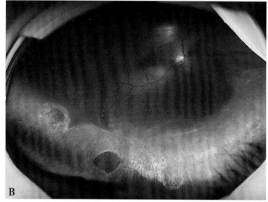

图 6-2-5　下方裂孔引起的视网膜脱离患者术前及术后眼底照相（患者年龄 22 岁，术前及术后矫正视力均为 1.0）

A. 术前可见下方视网膜裂孔，黄斑部未累及；B. 术后可见裂孔封闭良好，视网膜平伏。

（5）存在较多的视网膜下条索：在部分年轻患者中，若视网膜脱离时间较长，可出现较多的视网膜下条索，若行内路手术，则须切开视网膜予以取出，最后不得不填充硅油，且术后发生增殖性改变的概率较大,患者可能需要经历多次手术(图6-2-6)。

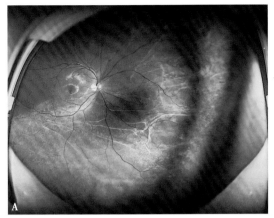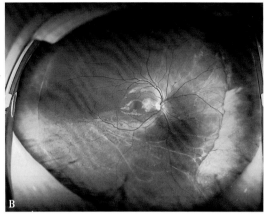

图6-2-6　陈旧性视网膜脱离引起的多发视网膜下条索术前及术后眼底图

A.右眼鼻侧视网膜多发视网膜条索,黄斑未脱离,矫正视力1.0;B.行巩膜外环扎+硅压术,术后1天,视网膜平伏,矫正视力仍为1.0。

(6)锯齿缘离断:因裂孔的范围往往较大,且处于周边部,巩膜外顶压可较好地封闭裂孔,特别是对于下方的锯齿缘离断,巩膜外顶压具有双重优势,不仅手术难度较小,且植入物可在较大范围内包围裂孔(图6-2-7)。

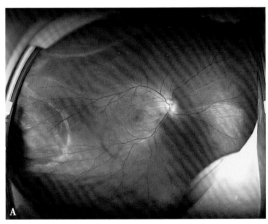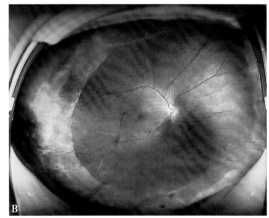

图6-2-7　锯齿缘离断术前及术后眼底图

A.术前通过广域眼底照相未见明确的视网膜裂孔,通过三面镜确定视网膜脱离由颞上方的锯齿缘离断引起;B.术后第一天,硅压嵴在位,视网膜平伏。

(7)眼前节存在异常,对内眼手术耐受度较低:对于一些存在眼前节异常,如晶状体异常合并瞳孔移位或变形的患者(图6-2-8),若行内路手术,术野可能受影响,术后相关并发症的概率可能较高,若客观条件许可,可优先选择行外路手术。

(8)玻璃体切除手术的辅助手段:对于裂孔位于下方,特别是锯齿缘离断(图6-2-9)和复发性视网膜脱离,可在玻璃体切除手术之外,辅以巩膜外垫压术,以缓解周边视网膜所可能受到的牵拉,进一步提高视网膜的复位率。

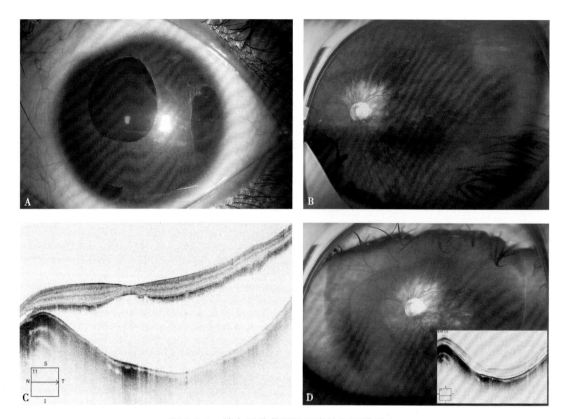

图 6-2-8　伴有眼前节明显异常的视网膜脱离

A. 该患者（11 岁）被确诊患有 Axenfeld-Rieger 综合征，8 年前曾行抗青光眼手术，角膜可见 Haab 线，瞳孔与虹膜存在明显异常，晶状体轻度混浊；B. 广域眼底照相可见颞侧视网膜浅脱离，未可窥见明显的原发裂孔；C. OCT 则显示视网膜脱离已累及黄斑；D. 外路手术后第 1 天，可见视网膜平伏，硅压嵴清晰，OCT 示视网膜复位良好（图中红框所示）。

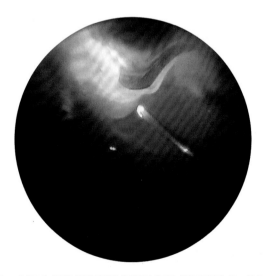

图 6-2-9　由下方锯齿缘离断引起的陈旧性视网膜脱离，若行玻璃体切除手术，再辅以巩膜外加压，可提高远期的视网膜复位率

四、外路手术的相对禁忌证

理解外路手术的相对禁忌证，须从三方面入手：①外路手术的特点；②巩膜是否可以对顶压物提供安全稳固的支撑；③裂孔的形态与位置是否契合了外路手术的特点。

据此，我们总结了外路手术的相对禁忌证，以供参考：①存在视网膜固定皱褶；②裂孔较为靠后；③眼轴较长、巩膜较薄；④存在黄斑裂孔；⑤裂孔所处钟点位附近的眼外肌曾经历过调整手术；⑥曾行青光眼滤过手术；⑦屈光介质透明度欠佳。

第三节　外路手术前的裂孔定位

一、重视三面镜的学习与应用

裂孔的定位与封闭，是孔源性视网膜脱离治疗的关键步骤，这是初学者需要下苦功夫进行练习的基本技能，也是眼底外科医师永远需要认真对待的问题。

裂隙灯前置镜是最常用的眼底检查工具，但三面镜却是寻找视网膜周边裂孔最有效的工具，初学者须熟练其操作，尽其所能在术前找出所有裂孔，不遗漏任何裂孔，只有秉承这种严谨的治学态度，方能将外路手术的效果发挥到最佳水平。

虽然在巩膜顶压器的帮助下，间接检眼镜亦可帮助术者窥清周边部的视网膜，但考虑到其操作难度较大（如患者的配合度和检查者的熟练度等），其在术前的应用实际上较少。

广域眼底照相虽可拍摄到较周边处的视网膜，但其在临床实践中存在两大问题：①仍然不可窥见极周边部，即使配合眼位的变化，亦很难窥清锯齿缘周边的区域；②伪彩问题，对于周边部玻璃体及视网膜的显像质量较差，容易遗漏较小的变性区及裂孔。

"外路手术的起点是三面镜"，在所有的眼底检查手段中，三面镜在操作便捷性和眼底可达区域两方面达到了最佳的契合点，其余检查可作为其补充手段，在使用三面镜时，我们可以按照以下规则记忆每个镜所对应的区域（图6-3-1）。

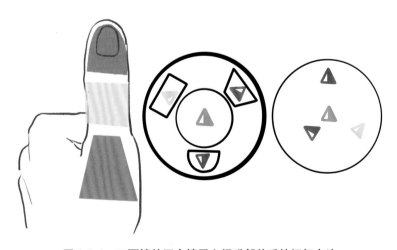

图6-3-1　三面镜的四个镜子之间毗邻关系的记忆方法

二、Lincoff 法则

1971 年 5 月，Lincoff 医师在著名的眼科杂志 *Arch Ophthal* 上发表了题为"Finding the Retinal Hole"的原创性论著。该研究纳入了 1 000 例孔源性视网膜脱离的患者，通过详细记录视网膜脱离的形态和原发裂孔的位置，基于视网膜下液产生方式及重力的作用方式，初步提出了裂孔的定位方法。

1972 年，基于该研究成果，他正式提出了定位原发性视网膜裂孔的 Lincoff 法则（图 6-3-2），这是外路手术体系中的重要组成部分，我们在深入实践的过程中，会更加深入地体会到其客观性和准确性。在应用该原则时，初学者最容易忽略的就是原发裂孔位于上方，但却呈现为下方球形脱离的病例（图 6-3-3）。

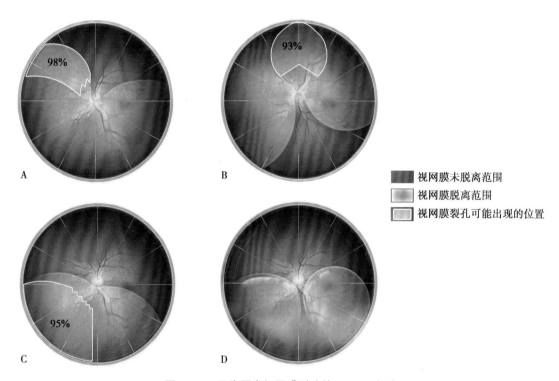

视网膜未脱离范围
视网膜脱离范围
视网膜裂孔可能出现的位置

图 6-3-2　寻找原发视网膜裂孔的 Lincoff 法则

A. 颞上或鼻侧脱离，98% 的原发孔在最高点边缘的 1 个半钟点以内；B. 越过 12:00 位子午线的全或上方脱离，93% 的裂孔在 12:00 位，或在以锯齿缘为顶点的三角区域，该三角区域的两条侧边分别向 12:00 位的左右 1 个半钟点范围延伸；C. 下方视网膜脱离，95% 的裂孔在脱离最高一侧的偏下方；D. 下方且呈现球状的脱离，若脱离区域呈现大泡状鼓起，裂孔通常位于上方。

Lincoff 法则可依次应用于以下几大场景。

（1）术眼比较适合行外路手术时（如年龄较小、脱离范围较局限等），术前通过常用的检查手段，如广域眼底照相和前置镜，术者未明确亲自窥见裂孔；

（2）出现场景（1）的情况，在该法则的指引下，使用三面镜，配合患者的眼位变化，在较周边部寻找视网膜裂孔，特别关注是否存在锯齿缘离断或较小的视网膜孔盖；

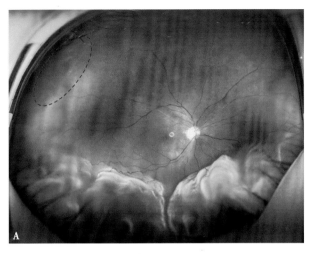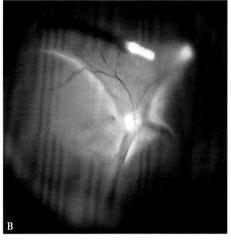

图6-3-3　下方的球形视网膜脱离

A. 患者坐位行眼底照相时,视网膜下液受重力作用往下方聚集,根据 Lincoff 法则推测,原发裂孔应位于颞上方红色虚线内;B. 患者在卧位时,视网膜脱离的形态发生明显变化。

（3）当在场景（2）中仍然找不到视网膜裂孔,在排除了渗出性视网膜脱离后,手术台上采用冷冻头行巩膜外顶压,使用间接检眼镜进行周边视网膜的检查,尤其注意锯齿缘处是否存在撕裂;

（4）当在场景（3）中仍然找不到明确裂孔,或者屈光间质混浊时,直接应用该法则,使用较大范围的巩膜外加压。

第四节　外路手术的基本步骤及注意事项

一、理解外路手术的不同学派

自 20 世纪中叶,在经受了大量临床考验后,外路手术逐渐被发展为单独的体系,并衍生出了不同的学派,彼此在操作细节方面存在着一定的差异。在这些学派中,最典型的代表为 Lincoff 学派和 Schepen 学派,两者最大的区别是术中是否须行巩膜外放液,这是一个学术问题的两面,究竟孰优孰劣,每位眼底外科医师最终都会有属于自己的心得体会。

有趣的是,外路手术的具体步骤虽存在着诸多差异,但其安全性及有效性仍然保持在较高水平,其最根本的原因就是——所有成功的手术都同时遵循了其基本原则:①适应证的合理把握;②裂孔的精准定位和封闭。

我们在学习外路手术的过程中,应深入领会不同学派之间的特点,并在临床实践中,以安全性和有效性为准绳,摸索出一套最适合自己的手术策略。

二、外路手术的基本步骤

外路手术的重点是术前的设计,而术中的重点是避免并发症的产生。在此我们重点介绍非巩膜外放液下的外路手术基本步骤。

1. 剪开球结膜暴露下方巩膜　在行结膜切开之前，结膜下或 Tenon 囊下麻醉并非必要步骤，虽有助于镇痛及分离 Tenon 囊，但却容易导致 Tenon 囊的膨出，不利于术终结膜伤口的准确对合，影响术后伤口的愈合。沿着角膜缘剪开球结膜后，使用剪刀钝性分离两相邻直肌的肌间隔，尽量避免伤及眼外肌的肌鞘，以减少术中的出血。

2. 悬吊眼外肌　使用斜视钩紧贴巩膜表面向后滑动穿过眼外肌下端，注意斜视钩的前端应始终紧贴着巩膜面划过直肌下方，方能保证完整的钩住眼外肌的肌止端。钩起眼外肌后，可停留片刻，使用棉签擦去直肌周围的出血，判断直肌是否已经被完全钩起（图 6-4-1）。若直肌未被完全钩起，巩膜外植入物（特别是环扎带）易穿插眼外肌而过，导致术后眼外肌功能异常，此应严格避免。

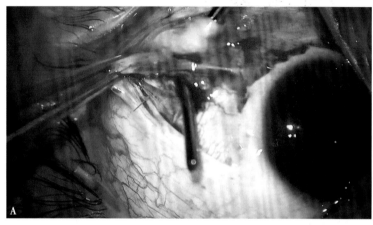

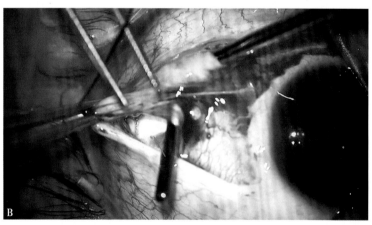

图 6-4-1　斜视钩提吊眼外肌

A. 斜视钩未完全钩住眼外肌，斜视钩劈开肌纤维（绿色箭头）；B. 退出斜视钩，重新提吊眼外肌，确认眼外肌已被整体钩起，斜视钩下方可见肌纤维残留（绿色箭头）。

接着，沿着斜视钩的轨迹，使用弯头有齿镊从直肌下方置入 4-0 丝线，以悬吊眼外肌，以便在后续操作中调整眼位，更好地暴露巩膜。

　　亦有术者选择不在直肌下置入丝线，可嘱助手左右手各持一把斜视钩，当主刀在缝合植入物时，往相同方向牵拉两相邻直肌，直接暴露巩膜，亦为安全高效之法。

　　3.前房放液　使用破囊针头放出部分房水以降低眼压，在刺入针头和放出房水时，应尽量保持针尖在房角位置，避免伤及晶状体，可轻微挤压眼球暂时提高眼压，促进房水的外流（图6-4-2），放液量最好超过0.2mL，以方便巩膜外顶压。部分患者由于存在明显的玻璃体液化，在放液过程中，前房可能不会呈现明显变浅的趋势，应密切注意眼压变化。

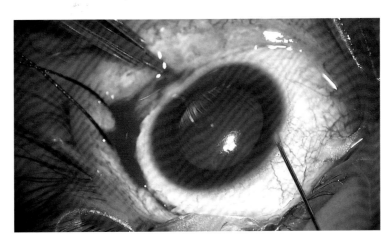

图6-4-2　前房放液图，应注意避免误伤虹膜及晶状体，通过挤压眼球，短暂提高眼内压，促进房水外流

　　4.间接检眼镜下定位裂孔　该步骤为外路手术中的难点，具有较长的学习曲线，仅靠术中的练习是远远不够的，初学者应将主要的功力放在手术之外，在门诊和病房中加强模拟练习。一旦掌握了其使用技能后，间接检眼镜提供的眼底像将会给我们非常好的术中体验。

　　术者双手再戴一层无菌手套，或一次性消毒塑料薄膜袋（中山大学中山眼科中心常用该方法，比无菌手套方便快捷），拿起间接检眼镜，戴于头上，调整好松紧度和焦点后。

　　焦点的调节可遵循以下步骤：①伸直左手，闭上左眼，接着摊开左手的手心，并将手心面向自己（呈阅读状），用右手调节右眼的目镜，直到光圈完整地打在左手的手心上；②反过来，伸直右手，闭上右眼，摊开右手的手心，用左手调节左眼的目镜，直到光圈完整地打在右手的手心上；③最后，睁开双眼，完整的光圈就会出现在术者的正前方。

　　接着，左手持+20D非球面镜，右手持冷冻头手柄，从周边部至赤道部前后顶压眼球壁，在目标区域仔细寻找裂孔（图6-4-3）。

　　在准确定位裂孔后，可嘱助手使用烧灼器或标记笔，在巩膜表面标记裂孔的大概位置，以便在植入硅胶块时，较准确地把握其最佳位置，特别对于裂孔较为靠后和眼轴较长的患者，裂孔的标记可以帮助我们更准确地缝合硅胶块，避免二次调整（图6-4-4）。

　　5.视网膜冷凝　在间接检眼镜下，术者踩住冷冻脚踏，可窥见冷凝头所顶压位置快速的颜色变化，当脉络膜变橙红色，外层视网膜轻微变白时，即刻停止冷冻，可待冷冻头自然解冻，亦可往上滴水加速解冻（图6-4-5）。

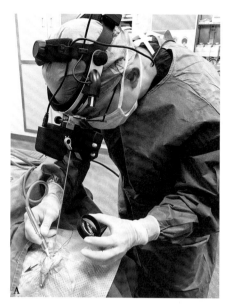
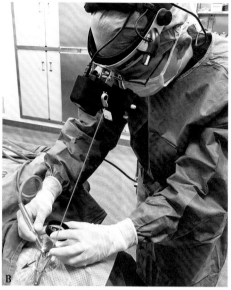

图 6-4-3　间接检眼镜定位裂孔的步骤

A. 用冷冻头将眼球往拟冷冻方位所在的方向（红色箭头）轻度转动眼球，术者通过头灯先观察被顶起来的周边部视网膜，保持间接检眼镜光源与周边部视网膜在同一条直线上，两点成一直线（黄色箭头）；B. 保持眼球转动方向不变（红色箭头），术者左手将非球面镜置于上述的直线上，三点（间接检眼镜光源、非球面镜、周边部视网膜）成一条直线（黄色箭头）。

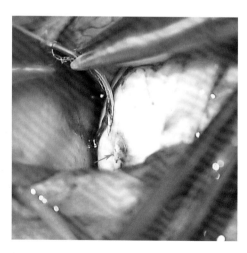

图 6-4-4　使用烧灼器在巩膜表面标记裂孔的大概位置（绿色箭头）

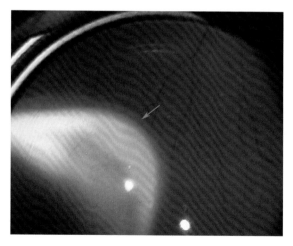

图 6-4-5　巩膜外冷凝

　　冷凝可与裂孔定位同时进行,只要裂孔定位准确,则冷凝不存在较大难度。不可直接冷冻裂孔下方的 RPE 层,而应适度地多点冷冻裂孔周围的 RPE 层。初学者最易犯的错误是冷凝过度,巩膜外冷凝的穿透性是全眼球壁的,对巩膜、脉络膜、RPE 层及神经上皮层均可产生损伤,术后的炎症反应导致瘢痕的形成,瘢痕组织起到封闭裂孔的作用。

　　这一系列的炎症反应是一把双刃剑,应遵循"精准多点,宁轻勿重"的原则。若冷凝过度,RPE 层及神经上皮层的炎症反应比较严重,不但促进 PVR 的发生发展,神经上皮层的萎缩性改变,可导致冷冻斑边缘裂孔的产生,引起复发性视网膜脱离,二期手术行视网膜复位的难度也明显增大(图 6-4-6)。

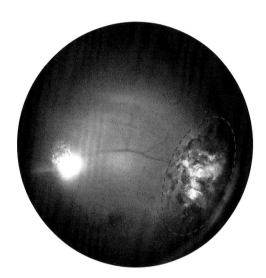

图 6-4-6　由于巩膜外冷凝强度过大导致的脉络膜视网膜萎缩(红色虚线内),最终引起复发性视网膜脱离

　　6. 巩膜垫压　在行巩膜外冷凝后,由于玻璃体的热胀冷缩效应,眼压可进一步下降,这给巩膜外加压物的缝合创造了更有利的条件,术者不必太过担忧眼压的过度升高。

　　硅胶块的固定常使用 5-0 尼龙线,可先预置缝线,亦可直接将硅胶块缝合于巩膜上,缝线的前端一般在角膜缘后 9～10mm 左右,初学者最好在缝合时,使用规尺确定缝合的前后缘,以保证硅压嵴的平整,保证顶压裂孔的质量,并减小散光。

　　进针点的选择非常关键,前端应避开肌止端,后端应避开涡静脉,防止出血,当裂孔位于直肌下方时,硅胶块缝合的难度会相应增加。

　　助手使用拉钩充分暴露巩膜面,术者左手持有齿镊抓住相应部位的肌止点,旨在为针头穿过巩膜时创造一个稳定的支点,更好地保证进针的深度和长度。

　　为了防止在扎紧缝线时,发生巩膜两端进针口的撕裂,除应保持恰到好处的进针深度之外,更应有足够长的进针跨度,以保证被缝线穿过的巩膜组织有足够的韧性来抵抗缝线所施加的应力。

　　在进针时,右手持针轻压巩膜面,以 45° 方向进入巩膜,深度以达到巩膜板层为宜,此时巩膜表面能隐约透见针头的穿行轨迹,在硅胶块的后缘进针时,应仔细辨认涡静脉,并严格避开其附近区域(图 6-4-7)。

　　在此过程中,术者应注意手腕的轻度缓慢旋转,以顺应巩膜面的弧度变化,保证针尖穿行深度的一致性,避免过浅导致的缝线滑脱和过深导致的球壁穿孔。

　　硅胶块的宽度、缝线的跨度、结扎缝线的松紧共同决定了手术嵴的最终高度。现常用的为底边宽度 7mm 的硅胶块(亦被俗称为"轮胎",因其外观形似汽车的轮胎)。276(沟槽位于侧边)和 277(沟槽位于中间)为最常用的两种硅胶型号(图 6-4-8),因其大小适宜,硅压嵴高度合理,初学者应优先掌握这两种硅胶块的应用规则。

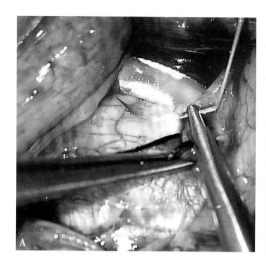 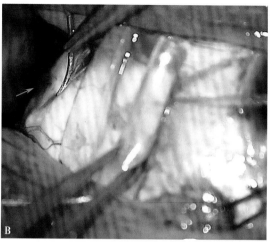

图6-4-7 硅胶块前后缘缝线固定

A. 前缘的进针点应避开肌止端周边区域，进针深度以能略微窥见针头行进的金属反光为准，跨度不宜过小，以2～3mm为宜；B. 后缘的进针点应避开涡静脉（绿色箭头）及其周边区域。

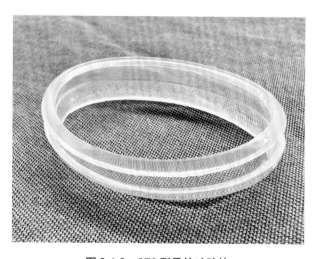

图6-4-8 276型号的硅胶块

宽度为7mm，沟槽宽度为2.5mm，位于偏正中，此沟槽有两个不同的作用：①当同时行巩膜外环扎时，环扎带可穿行其中，起到固定的作用，在扎紧环扎带后，巩膜顶压嵴的后缘，与硅压块的后缘处于同一水平；②当硅胶块单独使用时，在拉紧固定缝线后，沟槽两边对合，可形成较高的巩膜顶压嵴，此时顶压嵴的后缘与此沟槽的中线处于同一水平。

　　缝线的跨度以比硅胶块宽1～2mm为宜，在扎紧缝线之后，可得到适度确切的巩膜顶压嵴。如果硅胶块的宽度为7mm，而缝线的跨度为9mm，则结扎缝线的松紧应以能够基本对合硅胶块上方的沟槽为准，在拉紧第一个线结后，助手用显微持针器固定线结，避免缝线的松动（图6-4-9），否则将难以形成确切的顶压嵴。图6-4-10通过眼球模型分别展示了通过缝线扎紧环扎带和硅胶块而对眼球壁形状的改变。

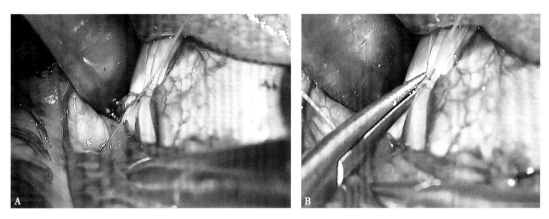

图 6-4-9　拉紧并固定缝线

A. 拉紧缝线，使沟槽的两边相对合；B. 助手使用显微持针器固定第一个线结，避免滑脱。

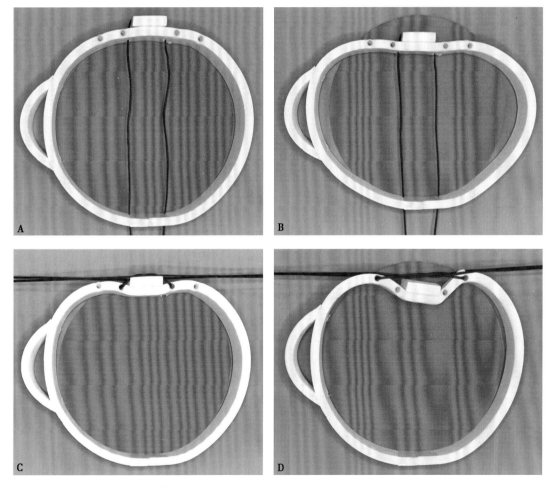

图 6-4-10　硅胶材料对眼球壁的改变

A. 硅胶材料未被扎紧时的眼球壁呈近正圆形；B. 拉紧环扎带后，玻璃体腔的前后径增大，前房深度稍变浅；C. 缝合硅胶块时，当缝线跨度较小时，嵴的坡度及高度均较小；D. 当缝线的跨度较大时，硅胶块形成了坡度及高度较大的嵴。

硅胶块顶压的弧长以能够封闭裂孔及周边的变性区为准，一般是两端各超过 1 个钟点范围，但在实际操作中，特别是不行巩膜外放液的情况下，因视网膜的隆起和飘动，术者很难非常准确地判断裂孔所在的钟点位，故硅胶块的范围可适当延长，以避免裂孔落于顶压嵴之外，这对初学者来说尤为重要，可在后续的学习中通过术后广域眼底照相的反馈结果，提高裂孔判断的准确性，逐渐减小硅胶块的长度。缝合的密度以一个象限两针为准，若嵴的高度不够，可适当补充缝合，目的是让硅胶块均匀地顶起下方的巩膜。

7. 检查硅压嵴位置及高度　在间接检眼镜下，用棉签或镊子小幅度拉动眼位至拟观察方位，观察视网膜下方顶压嵴的位置是否在视网膜裂孔后缘的偏后极位置；若顶压嵴显像不清，可用镊子顶起硅胶块的沟槽位置，在检眼镜下观察嵴凸起的位置。若有需要，则根据嵴的位置和高度作进一步调整，理论上以裂孔后缘位于嵴顶前≥1PD 且≤1.5PD 为佳，但在实际情况中，很难准确把握，做太多的缝线调整易矫枉过正，但总体上，初学者应仔细确认裂孔的后缘确实在嵴的前坡上。

另外应时刻注意眼压变化，须同时观察视盘血管的灌注情况，如发现视盘动脉搏动或动脉灌注暂停时，须及时行前房穿刺，降低眼内压；若眼压较低，可往玻璃体腔内注入平衡盐溶液或过滤空气，提高眼内压，一般不建议在此时注入长效气体。

8. 关闭结膜切口　将结膜切口两端对齐，用 8-0 可吸收缝合间断或连续缝合，若结膜切口的张力较大，可在角巩膜缘处固定一针，防止缝线的滑脱。伤口的愈合速度较快，一般在术后两周可完全愈合，但应避免进行粗糙的对合，防止术后过度水肿和瘢痕的形成，可及时拆除结膜缝线以减轻眼部异物感。

第五节　外路手术中的不同操作

正如上文所述，外路手术在具体操作中，存在着较大的差异，特别是近些年来，出现了一些新的手术方法。我们本着实事求是的态度展开讲述，以期拓宽知识面，便于在后续的工作中更好地应用好外路手术解决现实问题。

一、间接检眼镜与显微镜辅助下裂孔定位及封闭

（1）间接检眼镜：可提供立体清晰的眼底像，便于动态观察冷凝斑的变化，在寻找较小的周边裂孔方面具有优势，无须过低地降低眼压，亦无须大幅度地顶压巩膜。

但间接检眼镜最大的缺点就是存在较长的学习曲线，且显像为反向，初学者很难在短期内熟练掌握，很多初学者在试图采用间接检眼镜寻找裂孔失败后，往往失去信心，转而学习显微镜辅助下的裂孔顶压，最终亦能完全掌握外路手术，这种选择具有一定合理性，但这些都不足以否定间接检眼镜的重要性和必要性，特别是当我们从事小儿眼底疾病的诊治时。

（2）显微镜：显微外路手术的所有手术过程均在显微镜下完成，术者无须在裂孔定位与冷冻时使用间接检眼镜，保证了手术的一贯性，在无法配备间接检眼镜的医疗机构，具有较高的普适性。

因是在显微镜下完成操作，周边视网膜的最高点须被顶压至接近视轴处，若不行巩膜外放液，则很难做到，故该技术对放液的要求较高，但初学者不应过分追求放液的量而造成

严重的并发症；另外，对于一些较小的裂孔，若不将神经上皮层冷冻至全层白色，则因裂孔的对比度较低而很难清晰显示，那么在寻找裂孔的整个过程中可能造成冷冻的总量过大。

掌握间接检眼镜的过程中，虽须克服较长的学习曲线，但如果我们将其视为职业生涯中的必备技能而主动学习（从来没有一个眼科新人会放弃学习同样难度的裂隙灯前置镜），最终它带给你的愉悦将是持久而饱满的。与此同时，显微镜外路手术亦具有明显的优势，初学者应在临床实践中以客观开放的态度，进行多方尝试，找到最适合自己的方式。

二、巩膜外放液

从术者的角度来看，是否行巩膜外放液决定于两大因素：①术者所遵从的手术理念；②对于其利与弊的权重。其他的理由都是围绕着这两大基本因素而展开的。我们可以带着这两个问题，从患者和术者的角度分别予以体会，最终作出决策。

（一）理念

Custodis-Lincoff学派在长期的实践中认识到，不行巩膜外放液，亦可让外路手术达到较高的成功率，虽然在术终视网膜裂孔仍然是开放的，但正如上文提到的伯努利方程所示，该学派认为加压嵴的存在，让裂孔周边的视网膜受到了内外的压强差，若顶压嵴的位置和高度是确切的，这种压强差可驱使裂孔在短时间内贴附于眼球壁上，视网膜下液亦可在短期内被RPE细胞完全或大部分吸收（图6-5-1）。

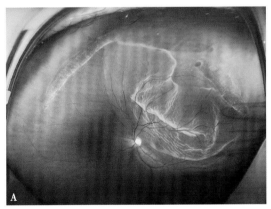
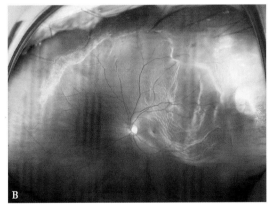
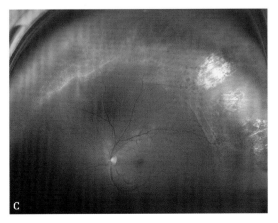

图6-5-1　非放液外路手术前后眼底图
A. 术前颞上方可见卵圆孔及多发变性灶，矫正视力0.1，为独眼患者，故最终决定不行巩膜外放液；B. 外路术后12小时，视网膜下液稍有吸收，隐约可见硅压嵴，裂孔在嵴上方；C. 术后半个月，视网膜完全平伏，裂孔完全贴附于硅压嵴上，矫正视力0.8。

基于趋利避害的最佳保护原则，虽然巩膜外放液导致脉络膜出血的概率较低（约10%），但该学派仍强调应尽可能去避免。

Schepen学派认为巩膜外放液可在术中更精准地封闭视网膜裂孔，冷冻斑的瘢痕形成更确切，且顶压嵴无须过高即可封闭裂孔，特别是对于存在较黏稠视网膜下液的患者，行巩膜外放液可促进视网膜的完全复位。而对于其可能的并发症，该学派则认为收益明显高于损失，只要遵守操作规范，其出现脉络膜出血等一系列并发症的概率保持在较低水平，并无须"因噎废食"。

（二）利与弊

（1）巩膜外放液的利：①直接减少视网膜下液的量，在一定程度上提高视网膜下液吸收的速度；②在短时间内让视网膜裂孔更贴近下方的RPE层，更有利于冷冻封闭；③更好地降低眼压，更有利于周边小裂孔的定位与封闭。

（2）巩膜外放液的弊：①脉络膜出血的风险明显升高，若出血量较少且不沉积于黄斑区，一般可自行吸收且不明显影响视力（图6-5-2），不过一旦出现出血呈爆发性，则对视力的损害是摧毁性的，二期手术将变得非常棘手，偶然遇到一例就让人"寝食难安"；②术者须对放液点仔细斟酌，若视网膜下液比较局限，且隆起最高点处于易出血的方位（如涡静脉周边），此时无论术者的熟练程度如何，放液继发出血的风险都是较高的；③眼压骤降引起的眼球塌陷、脉络膜脱离等并发症发生率较高；④可能扎穿视网膜而出现医源性裂孔（发生率较低）；⑤视网膜嵌顿或玻璃体膨出（发生概率极低）。

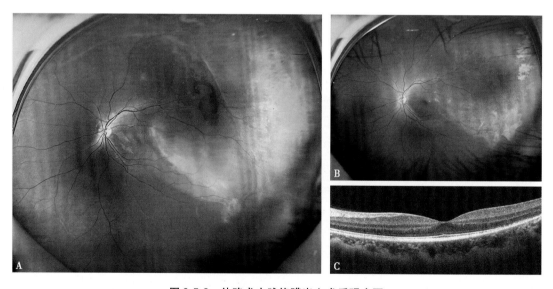

图6-5-2　外路术中脉络膜出血术后眼底图

A. 术中检查眼底时，发现视网膜下存在积血，随即嘱患者术后严格保持左侧卧睡，术后第1天检查眼底发现，视网膜基本平伏，裂孔闭合良好，积血主要存在于颞侧，因积血并未明显累及黄斑区，患者视力恢复良好（矫正视力0.5），但患者诉有眼前固定黑影；B. 术后半年复查眼底，可见视网膜完全平伏，视网膜下积血完全吸收，因硅胶块的缝合使用6/0可吸收缝线，故硅压嵴在可吸收线降解后完全消退（矫正视力1.0）；C. 术后半年OCT发现黄斑部椭圆体带完整连续，但在偏颞侧处椭圆体带消失（红色箭头），考虑为视网膜下积血引起的毒性反应。

（三）位置的选择

若术者决定行巩膜外放液，可使用 2mL 注射器针头穿刺巩膜，亦可选择尖刀片斜行穿刺，当观察到视网膜下液流出时，可使用棉签或镊子压迫眼球壁驱使液体的进一步流出。如果穿刺后无液体流出，切忌大幅度地扰动切口，避免出现脉络膜出血。可使用间接检眼镜再次观察视网膜下液隆起的部位，再选择其他安全放液点进行穿刺。

无论采取何种放液方式，应遵循以下几大原则以选择最佳放液点：①放液点位于脱离范围之内；②避开 3:00 位和 9:00 位，因此处有睫状后长动脉和睫状长神经经过；③避开涡静脉的周围区域；④内外直肌上下方 1 个点位的区域是最为安全的放液区域（图 6-5-3）；⑤距角膜缘适当距离，太近虽出血概率低，但放液效率也低，太远虽放液效率高，但脉络膜出血概率也高，应在这两者间作妥协，一般选择在距离角膜缘 10~12mm 处为佳；⑥安全至上，若有困难，切莫强求。

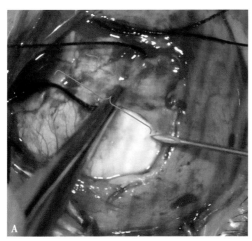
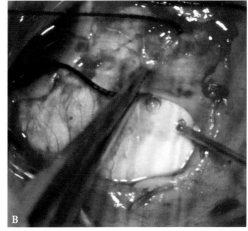

图 6-5-3　巩膜外放液

A. 在外直肌稍上方进行穿刺放出视网膜下液，斜行进针，进针点距离角膜缘的弦长约为 12mm（绿色线条）；B. 成功放出视网膜下液，针头轻压巩膜伤口，进一步引流液体，过程中未见明显出血。

三、巩膜外环扎

若存在较广泛的视网膜变性区，特别是对于青少年患者（如原发病为家族性渗出性玻璃体视网膜病变、Stickler 综合征 1 型等），其周边部玻璃体出现牵拉皱缩的可能性较大，则可考虑行巩膜外环扎（图 6-5-4），但亦可选择在术前或术后及时行周边部视网膜激光光凝封闭变性区，以预防新发裂孔的形成。

环扎术常用 240 号的环扎带，其宽为 2.5mm，长为 120mm。一般使用 5-0 的尼龙线固定环扎带在各大象限，并使用硅胶袖套固定两端。亦可使用国内吕林教授提出的可松解巩膜环扎术予以固定，其优势明显，既最大程度地保留了环扎手术所带来的收益，又避免了其带来的一系列并发症，是一项值得大范围推广应用的创举。

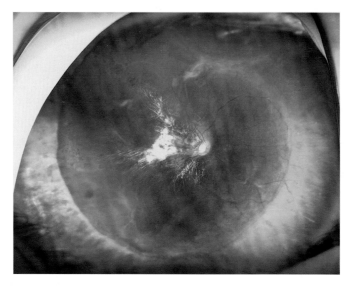

图 6-5-4　外路术后眼底图

该患者在 30 余年前（时年 20 岁）因视网膜脱离，行右眼巩膜外环扎＋硅压术，
可见嵴的后缘平整规一，周边视网膜冷冻强度合适，长期随访未出现复发性
视网膜脱离，后因其女儿出现同类型的视网膜脱离，经过基因检测，均被确诊
为 Stickler 综合征 1 型（*COL2A1* 基因突变）。

在进行环扎带固定时，须注意以下问题：①应保证环扎带完全经过直肌下方，仔细检查
并防止其压住部分直肌；②应根据硅胶块的位置，调整好缝合的前后距离，保证环扎嵴整体
平行于角膜缘；③合理调整环扎带的松紧度，根据环扎带所处的位置和术眼的眼轴情况，做
动态调整，以呈现少量巩膜压痕为佳，否则会导致眼轴过度变长，影响眼前节的血液灌注和
近视度数加深；④若眼压过度升高，及时行前房穿刺维持眼压正常水平。

四、外路手术的内路化改良

近些年，陆续出现了一些外路手术的改良方式，主要包括以下几方面：①使用 25G 吊顶
灯，从内路观察裂孔的位置，并观察冷冻的程度及硅压嵴的位置是否正确；②直接使用 25G
导光纤维，使用巩膜外冷凝头定位并封闭裂孔；③内加压，切开裂孔下方的巩膜，术者往巩
膜下腔注入黏弹剂，在裂孔下方形成一个暂时性的顶压嵴，此方法一般需要使用内照明法。
这些改良术式丰富了外路手术的内涵，但因扰动了玻璃体腔，术中应注意切口的维护，防止
伤口渗漏、玻璃体嵌顿等并发症。

五、可自行松解的巩膜外加压手术

该改良术式的核心思想包括三大方面：①使用不可吸收缝线将硅胶材料固定于巩膜壁
上，防止硅胶材料在术后的脱出；②使用可吸收缝线扎紧硅胶材料，形成暂时性的巩膜嵴，
促进视网膜的重新贴附；③严格合理的病例选择，不适用于存在明显玻璃体牵拉变性，或存
在视网膜下条索导致视网膜僵硬缩短的患者。图 6-5-5 展示了该术式的主要步骤。

该术式的明显优势是不引起明显的眼轴和屈光度数的变化，待可吸收缝线降解后，眼

球的形状基本无变化(图 6-5-6),造成或加剧屈光参差的概率相对较低,但其长期有效性和安全性,以及适应证仍然需要进一步验证。

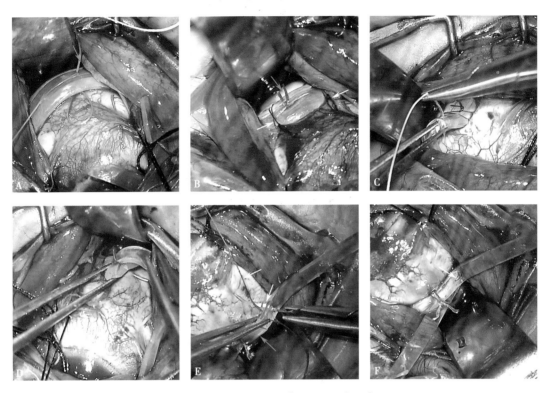

图 6-5-5 可自行松解巩膜外加压手术示意图

A. 使用 5/0 不可吸收缝线穿过硅胶块,将其固定在巩膜壁上(绿色箭头);B. 扎紧固定缝线后(绿色箭头),使用 6/0 可吸收缝线形成硅压嵴(白色箭头);C. 使用 5/0 不可吸收缝线从硅胶块的中间,将硅胶块的一端固定于巩膜壁上(绿色箭头);D. 再使用 5/0 不可吸收缝线将硅胶块的另一端固定于巩膜壁上(绿色箭头);E. 使用硅胶套圈(绿色箭头)暂时将环扎带的两端固定并拉紧后,使用 6/0 可吸收缝线缝合环扎带的两端;F. 剪除硅胶套圈,只留 5/0 不可吸收缝线将环扎带固定在眼球壁上,6/0 可吸收缝线(白色箭头)承担起拉紧环扎带的功能。

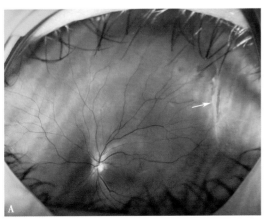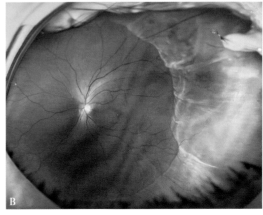

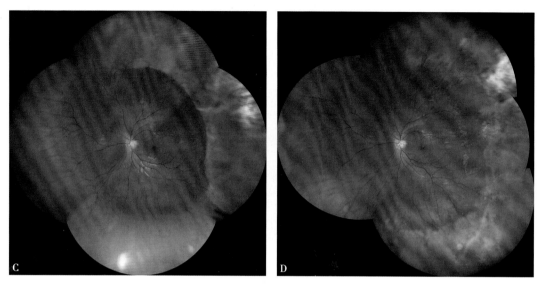

图 6-5-6　可自行松解巩膜外加压手术前后眼底图

A. 术前可见颞侧存在一长条形撕裂孔（白色箭头），矫正视力 0.6，眼轴长度 26.97mm；B. 术后第 1 天，可见巩膜嵴在位，视网膜基本平伏；C. 术后一个月，可见视网膜完全平伏，眼轴长度 27.53mm，矫正视力 0.9；D. 术后三个月，视网膜平伏，巩膜嵴基本消退，眼轴长度 26.99mm，矫正视力 1.0。

第六节　外路术后的并发症及处理

除了脉络膜出血之外，只要遵循操作规范，外路手术常较为安全，但术后的一系列问题仍然值得密切关注。

（一）持续的视网膜下液

部分患者的视网膜下液将持续较长时间，特别是在以下情况：①青少年；②陈旧性视网膜脱离；③术中未行放液或放液量较少。若出现持续的视网膜下液，须仔细观察周边部视网膜，确认原发裂孔是否已完整地贴附于顶压嵴上，若裂孔封闭良好，且无存在遗漏的裂孔，则视网膜下液的量将逐渐减少，虽然会以很慢的速度被吸收，但患者的视力一般维持在较稳定的水平（被封闭的视网膜下液可为神经上皮层的代谢提供较为稳定的媒介），如此则可不做特殊处理。黄世雄教授的相关研究曾发现患者适量增加体力运动可促进视网膜下液的吸收。

（二）再发视网膜脱离

首先应观察原发裂孔是否闭合良好，再确认有无遗漏或新发的视网膜裂孔，最后再根据实际情况，制定二期手术的方案，Lincoff 法则可用于判断是否有遗漏或新发的裂孔。

若原发孔位于上方（8:00 位至 4:00 位），可考虑玻璃体腔内注气术，注入一定量的过滤空气或惰性气体（如 0.2mL 的 C_3F_8），再配合头位的变化，使气泡封闭裂孔，促进视网膜的贴附，该方法尤其适用于呈"鱼嘴状"的未闭裂孔。

若为顶压嵴位置不当，可二期手术进行硅胶块位置的调整，但因术后炎症反应较重，应注意术中的镇痛及止血（图6-6-1）。若出现新发裂孔或发生 PVR，则可能需要行内路手术予以复位。

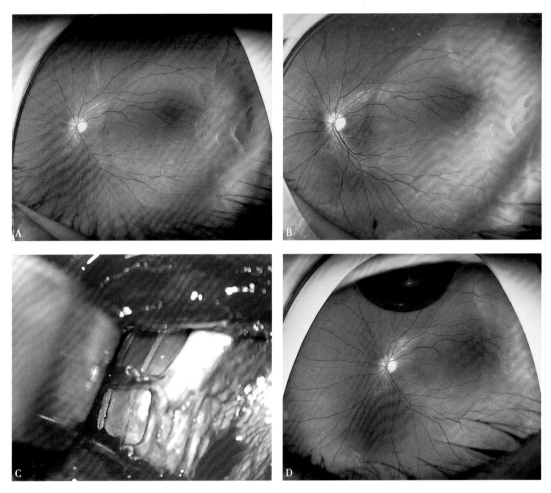

图 6-6-1　二期硅胶块调整术前术后

A. 原发视网膜裂孔位于左眼颞侧；B. 巩膜外加压术后第一天检查眼底，发现视网膜未平伏，巩膜外加压嵴不在位；C. 二期手术剪开球结膜后，发现缝线滑脱，硅压块的沟槽无对合，予以重新缝合，注入约 0.5mL 的过滤空气，嘱患者保持右侧卧位 1 天；D. 术后第 1 天检查眼底，发现裂孔闭合良好，硅压嵴在位。

（三）眼压升高

大部分为暂时性的，在停用激素类药物后可自行恢复正常，但少部分可为病理性的，一般由以下原因引起：①顶压物引起的前房变浅，如睫状体前移等；②房水流出的脉络膜静脉途径受阻；③术前患有未被发现的青光眼，术后可加剧；④不同原因引起的瞳孔阻滞，如大范围的虹膜后粘连等。因眼压持续升高可造成视力的不可逆损伤，再使用散瞳、抗炎、降眼压药物治疗等相应措施后，仍未见缓解，须及时转诊至青光眼专科，进行相应的处理。

（四）眼前段缺血

发生率极低，在术中应避免损害直肌，环扎带不可过度缩短。主要表现为前房较强的缺血性炎症反应，如角膜水肿、前房闪辉、纤维渗出，甚至是虹膜新生血管、眼压急剧升高等。轻症患者可全身和局部使用糖皮质激素，但重症患者的预后往往较差，须及时拆除巩膜外植入物，并行对症治疗。

（五）植入物移位与脱出

如植入物突破结膜暴露于眼外（图 6-6-2），患者可诉明显的异物感，部分可伴随眼表感染症状，可及时行植入物的取出，但在取出时，因瘢痕形成以及出血较为严重，在行锐性分离时，应保持术野的清晰，避免伤及眼外肌及眼球壁。

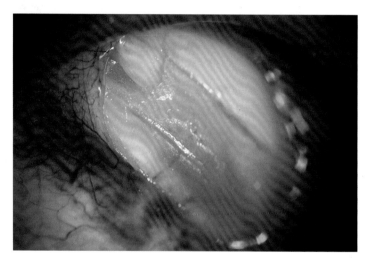

图 6-6-2　硅胶块及环扎带脱出

（六）眼外肌功能失衡

可表现为眼球运动异常、斜视、视物重影等，一般为暂时性的，但少部分亦可表现为持久性。原因可能包括以下几方面：①术中对眼外肌较严重的损伤；②眼外肌与 Tenon 囊、巩膜存在着较大范围的粘连；③植入物对于眼外肌劈裂与压迫。在术中应注意对眼外肌的保护，保证术野的清晰，在行锐性操作时，应严格避免对眼外肌的损伤。

（七）屈光改变

术后屈光度数的改变为外路手术常被诟病的并发症，最常表现为近视度数的加重，部分患者可出现不规则散光，对于部分基础视力较差的患者，这种改变往往不会引起明显的不适。但是对于基础视力较好的患者，可能出现的屈光参差会引起较明显不适，影响工作与生活。在术前应检查双眼的球面屈光度数，以确定外路手术是否加剧双眼度数的差别。另外应避免巩膜外植入物太靠前，以及避免过度地缩短环扎带。

（八）视网膜脱离的共性问题

如出现脉络膜脱离、黄斑前膜、黄斑水肿、PVR 等，须根据病变的原因及严重程度，予以观察或行二期手术，此不赘述。

著者小结

"石以砥焉,化钝为利",本章节概述了外路手术的现状、基本原理、适应证、基本操作步骤、不同学派,以及并发症等内容,旨在让初学者在熟悉其基本原理和基本操作之余,拓宽知识的广度与深度,帮助在临床实践中找到最适合自己的手术策略。外路手术的魅力与困惑往往在于,它的转归时不时会出乎我们的意料,谁也不敢断定术后第一天视网膜必定成功复位,而至今谁也不能完全证明,究竟是哪种神奇的力量让脱离的神经上皮层与RPE层又再次紧紧贴附。

（张钊填）

第七章

孔源性视网膜脱离的手术治疗——内路篇

对于孔源性视网膜脱离（rhegmatogenous retinal detachment，RRD）的治疗，经睫状体平坦部玻璃体切除手术（pars plana vitrectomy，PPV）已经在世界范围内成为了主流。从狭义上讲，PPV 也常被称为内路（ab interno）手术，主要是为了强调与外路手术之间完全不同的操作路径。相对于外路而言，PPV 具有相对固定的操作模式，通过眼内照明，可全面清晰显示眼底的病变情况，再通过多种眼内器械的配合，可直接确切地接触玻璃体对视网膜的牵拉，术中即可完全封闭裂孔，这也是其被眼底外科医师广泛接受的重要原因。本章节将重点介绍 RRD 治疗的常规操作，并结合一些复杂情况，来深入地探讨内路手术的注意事项及操作技巧。

第一节　玻璃体切除手术的患者选择

人眼的玻璃体占据了眼内容物的绝大部分空间，玻璃体切除手术正是要将该部分内容物几乎全部切除，而这往往只是一种手段，而非手术的最终目的，这与很多其他的外科亚专业存在着较大的差别。大多数情况下，玻璃体在眼内都起着重要的生理作用，不能因为玻璃体是透明的，就认为其为无关紧要的"静默者"而轻言切除。

"当你远远凝视深渊时，深渊也在凝视你"，借喻于此，大概也是恰当的，如果我们草率地去对待玻璃体，玻璃体可能很快就会反过来困扰我们，在 RRD 手术中，大量玻璃体的残留将会造成严重的问题。所以，当我们在考虑是否行玻璃体手术时，应首先思考切除玻璃体的意义所在，再者是切除的难度，以及可能带来的获益与损失。

在以下的 RRD 患者中，可更倾向于选择内路手术：①范围较大的球形脱离；②年龄较大，已出现玻璃体后脱离或明显的玻璃体液化；③存在明显的多方位玻璃体牵拉；④多发视网膜裂孔，且彼此之间上下前后距离较大；⑤人工晶状体眼，不可明显窥见周边部裂孔；⑥存在明显的增殖性改变（PVR≥C1）（详见第十一章第二节分级）；⑦视网膜下增殖膜或条索导致视网膜皱缩；⑧视网膜巨大撕裂；⑨黄斑孔视网膜脱离；⑩合并较明显的玻璃体积血。以上的相对适应证基本满足以下三大原则之一：①玻璃体足量切除的难度总体较小、风险较低；②玻璃体的病变程度较重，使得其病理作用大于生理作用；③处理复杂视网膜病变的必由之举。

第二节　玻切机常用参数的设置

以 23G 及 25G 玻切平台为例，主要参数及注意事项设置如下（表 7-2-1），术者再根据术中的具体情况予以动态调整。

初学者掌握"玻切三件套"——灌注、导光、玻切这三者的参数设置，深入理解其背后的物理原理和设计逻辑，方能在特殊情况下权变以对。

表 7-2-1　玻璃体切除术常用参数设置及注意事项

项目	参数	注意事项
液体灌注压	20～30mmHg	①对于儿童及糖尿病视网膜病变、高血压、青光眼患者，须严格控制灌注压，全程注意视盘血管的灌注情况 ②灌注液瓶悬挂于玻切机自带的挂钩上，防止因悬挂过高产生额外眼压（到达眼内的实际水压＞玻切机面板设定的数值） ③先排空整条灌注管中的空气 ④防止灌注管的过度蜷曲及反折
玻切刀负压	0～500mmHg	①负压值与脚踏的深度正相关 ②保持较大的负压差，便于初学者通过脚踏较精细地调整负压
玻切刀速率	5 000～2 500cpm	①术者轻踩脚踏时，速率较高，由于玻切刀的开闭循环较快，其对玻璃体和脱离视网膜的瞬间线性吸引力最小，可用于切除周边玻璃体 ②术者深踩脚踏时，速率较低，由于玻切刀的开闭循环较慢，其对玻璃体和脱离视网膜的瞬间线性牵引力较大，可用于中心部致密玻璃体的切除，提高玻璃体切除的效率，但安全性相对降低 ③初学者可将玻切刀速率固定在 5 000cpm，此时，只须控制玻切刀的负压
导光亮度	30%～40%	①注意玻切机灯泡的新旧程度，新换灯泡的最高照明亮度较大（当设置为 100% 时），此时切忌随意提高照明亮度，避免视网膜的光毒性 ②避免长时间直射黄斑区 ③若灯泡老化，可适当提高参数，但不可随意提高到较高水平，术者可先将导光照向自己测试亮度，若出现像汽车远光灯直射的眩目感，则须降低亮度
电凝	10%～20%	①应常备，因术中出现出血时，须及时止血 ②电凝笔为易坏配件，使用前可先检查，须配备充足 ③若太强易致视网膜裂孔的扩大及卷边，故须以低强度测试电凝效果
气体灌注压	30～50mmHg	①常用于气/液交换排出视网膜下及玻璃体腔内液体 ②某些玻切机，如博士伦的 Stellaris 机型，气体与液体使用同一输出通道 ③若 trocar 不带自闭阀，由于气体的逸散，气体灌注作用于眼球内壁的实际气压低于玻切机面板设定的数值

第三节 内路手术的基本步骤

非复杂性的 RRD 内路手术，术者在严格遵守手术规范的前提下，只要按照相应的步骤即可达到视网膜的复位。对于麻醉及 trocar 置入的方法，我们已在之前的章节详细介绍，在此，我们只重点介绍后续的基本步骤。

一、切除中心部位玻璃体

往玻璃体腔中心部位分别置入玻切刀和导光纤维，双手握稳眼内器械，左脚调节显微镜脚踏（先调焦距，再调倍率），右脚在刚踩下脚踏开始玻切时，玻切刀的开口须背向脱离的视网膜，术者可同时观察玻璃体与下方视网膜的黏附是否紧密，是否存在 Weiss 环等，为下一步的玻璃体后脱离预判难度，事先做好计划（如是否需要在此时先备好曲安奈德混悬液）。

二、确认或制造玻璃体后脱离

对于年龄较小或者高度近视患者，玻璃体后脱离往往具有迷惑性，可往玻璃体腔内注入曲安奈德混悬液，反复确认是否仍有玻璃体黏附，必要时可使用眼内镊辅助剥除。

三、解除原发视网膜裂孔的牵拉

在切除中心部位玻璃体后，可先使用玻切刀（注意保持高速率低负压）切除视网膜裂孔周围的玻璃体，特别是裂孔前缘与锯齿缘之间的玻璃体，须尽量切除干净（此处的玻璃体是形成马蹄孔的最直接因素），可在一定程度恢复视网膜的活动度。如果裂孔处于较周边部，须在巩膜顶压下完成，并配合左右手器械的互换，否则极易伤及晶状体（图 7-3-1）。

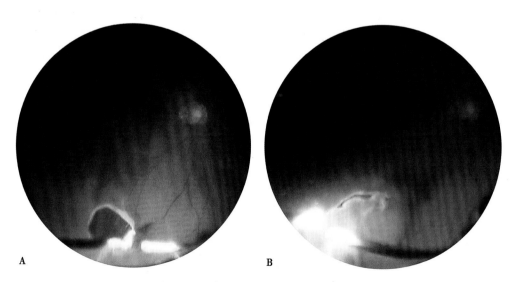

A   B

图 7-3-1 解除视网膜瓣的玻璃体牵拉

A. 使用玻切刀切除黏附在视网膜瓣上的玻璃体；B. 巩膜外顶压下，切除视网膜瓣至锯齿缘处的玻璃体，充分松解视网膜。

四、探查周边视网膜（一般与步骤五同时进行）

必须以"零容忍"的原则对待周边部视网膜的异常，才能最大限度保证术后的长期愈合率，我们建议在助手的顶压下，完成360°的周边探查。

虽有相关研究指出，在广角镜下，若不行巩膜外顶压进行探查，术后视网膜的复位率与巩膜外顶压组并不存在统计学差异，且缩短了手术时间，减少了患者的疼痛。对于该类的报道，我们须审慎以待，不可盲从，对于初学者来说，巩膜外顶压务必做到覆盖100%视网膜脱离患者＋100%周边区域。

"为山九仞，功亏一篑"，为何我们对此须如此执着？因为在玻璃体切除手术中，视网膜变性区及裂孔遗漏的容错率极低。

五、切除周边玻璃体

在探查周边视网膜的同时，可同时切除周边部玻璃体的"裙摆"，此可最大限度恢复全视网膜的活动度，预防术后玻璃体的皱缩引起的牵拉和裂孔（图7-3-2）。

"功不唐捐，玉汝于成"，尤其对于下方的玻璃体，若不足量切除干净，播散到玻璃体腔内的RPE细胞可在重力作用下集聚于此，最终成为滋生增殖性病变的温床。

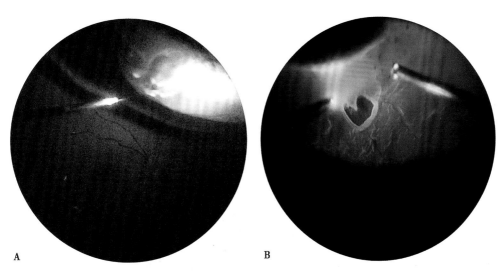

A　　　　　　　　　　　　　B

图7-3-2　巩膜外顶压下探查周边视网膜
A. 发现下方小裂孔，并及时激光封闭；B. 发现下方多发的RPE细胞沉着。

六、复位视网膜

因脱离的视网膜不可自行复位，故需要利用外界力量来复位视网膜。对于初学者来说，这是整个手术中最易出现并发症的关键步骤。视网膜复位最常用的两种方式包括气/液交换与重水注入，其中重水已较少被应用。

"打扫干净屋子再请客"，在进行视网膜复位之前，千万不可操之过急，应先耐心地切除病变的玻璃体，最大限度恢复全视网膜的活动度。初学者应深入地理解：视网膜良好的活动度是手术成功的重要前提，视网膜不是被气"吹"回去的，也不是被重水"压"回去的，气/液交换和重水填充只有在视网膜达到良好的活动度时，方能对视网膜起到积极有效的复位作用。

在使用广角镜的情况下，通过气/液交换一般可达到视网膜的复位，后极部积存的少量视网膜下液可在短期内（1天之内）被完全吸收，大多数情况下并不需要注入重水或视网膜造孔，初学者易在此阶段有所犹豫，只要裂孔周围视网膜贴伏良好，激光斑清晰，即可果断进入下一步骤，无须画蛇添足。

七、封闭视网膜裂孔

（一）激光与冷冻

通常情况下，使用视网膜激光光凝法封闭裂孔，因其操作精准确切，炎症反应较轻；冷冻法已经很少被采用，术者须严格控制好冷冻的强度和范围（相信自己所见之变化，而非冷冻时间的长短），效果也非常确切，尤其是对于难以完全暴露的周边部小裂孔。

（二）激光的作用

光凝属于激光的光热效应，目标组织吸收到强光后，局部组织的温度急剧上升，引起蛋白质的变性，从而引起瘢痕的形成；而过强的激光能量则引起光汽化效应，导致细胞内和细胞外水的蒸发，可能导致医源性视网膜小裂孔，应尽量避免，若已出现，须立刻降低激光能量，于小裂孔的周边制造少许量的激光斑予以封闭。

眼底组织吸收激光能量的物质包括：①黑色素，存在于RPE细胞和脉络膜，主要吸收波长为400～700nm；②叶黄素，存在于黄斑区，保护光感受器细胞免受短波光的伤害；③血红蛋白，对激光吸收的量主要依赖于氧饱和度。

对于裂孔的激光封闭，一般可采用两种方法：①点阵法，即所有激光斑有序排列，围绕着裂孔，互相间隔0.5～1个激光斑距离，连续打3～5圈（图7-3-3）；②连续法，即所有激光斑相互连接，线性连接的激光斑包绕整个视网膜裂孔，一般只需两圈即可。初学者应力求激光斑的整齐，当然，也无须强求，这跟我们用笔写字一样，无论你写的是楷书还是行书，只要书写准确、笔迹清晰即可。

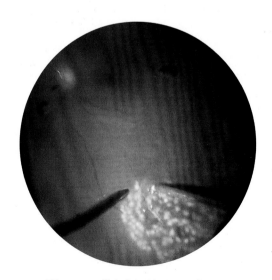

图7-3-3 激光光凝封闭视网膜裂孔

由于血红蛋白可吸收激光能量，所以激光亦可以起到止血的作用，在行气/液交换后，若裂孔边缘出现少量的出血，可使用激光光凝予以封闭，而无须使用电凝笔，即可快速止血。

激光斑的稳定起效时间一般为5天（这也是为何上方裂孔视网膜脱离，PPV+过滤空气填充亦有较高成功率的原因），且随着激光斑的瘢痕化，其直径将扩大至原来直径的1.5倍左右，所以点阵法为较合理的选择。

（三）激光参数设置

眼底激光机主要设置三大参数：①激光能量（power），以100mW开始为宜，再视激光斑的反应加以调整；②持续时间（duration），以150～200ms为宜；③间隔时间（interval），以150～200ms为宜，初学者可将间隔调大，为术中的思考与判断预留足够的时间，避免因紧张情绪而误伤组织（尤其是黄斑区）。

由于裂孔的封闭主要依赖于RPE细胞中的黑色素对激光能量的吸收，神经上皮层虽最终因瘢痕组织的形成而黏附于RPE层上，但在行视网膜激光光凝时，神经上皮层亦会对激光能量造成衰减，特别是陈旧性的视网膜脱离，因组织的水肿，激光能量和持续时间可能需要适当加大，方能产生可靠的激光斑；另外，对于RPE层颜色较淡的人群，如白种人、眼白化病患者（图7-3-4）等，亦应适当增加激光能量。

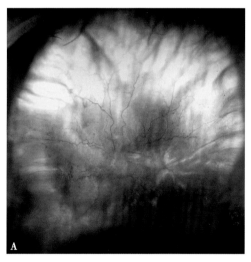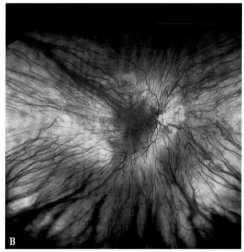

图7-3-4　眼白化病患者眼底，视网膜激光光凝的效果往往欠佳

A. 左眼出现视网膜脱离，可见固定皱褶，但未能发现裂孔；B. 右眼眼底照相。

八、眼内填充

根据裂孔的位置大小、视网膜脱离的严重程度，选择最适合于患者个体情况的眼内填充物。对于初学者来说，往往会更倾向于使用硅油，这无可厚非，但考虑到硅油的相关并发症发生率较高，且须二期取出，应在后续的临床实践中，逐渐减少硅油的使用率，代之以惰性气体。过滤空气，对于上方的裂孔亦有确切的作用，但对于初学者，并不是特别推荐，因其体积的衰减较快，对裂孔封闭的持续时间较短，总体的优越性不如惰性气体，初学者并无须在此问题上冒险。

九、调整眼压

在注入眼内填充物后，应仔细观察眼压变化，应避免眼压过高或过低（如填充硅油，一般为眼压过高，若填充气体，一般为眼压过低），主要通过两个方法：①导光纤维观察视盘血管的血液灌注情况；②使用示指指腹轻压巩膜判断眼压（原理同青光眼专科的眼压指测法），初学者对此若无较大把握，可用同个手指分别触碰患者消毒铺巾下的额头和鼻头，若巩膜触感如触碰鼻头般，则提示眼压在正常范围内。

十、闭合巩膜切口并嘱患者保持面向下体位

判断巩膜切口有无渗漏，建议初学者在做好自闭式巩膜切口的同时，亦不可忽略缝合切口的重要性，必要时即行缝合，术后 1 周即可拆除缝线；另须同时观察巩膜切口有无色素膜或玻璃体的嵌顿，切不可使用镊子大力拉拽，可使用玻切刀切除暴露于切口外的组织，再使用干棉签蘸去切口处的液体，反复确认无残留。在缝合巩膜切口时，应严格掌握进针的深度，切勿使针头穿透全层眼球壁，否则在术后拆线时，易将细菌带进玻璃体腔内，可能会引起感染。

最后若填充硅油和气体，应交代患者及其家属，术后须保持面向下体位。虽有相关研究表明，对于上方裂孔引起的脱离，严格的面向下体位似乎并无较大必要，但实际上，面向下体位是最普适的，便于患者遵嘱执行，但对于某些依从性较好的患者，可嘱其保持"裂孔最上"体位。

第四节　气/液交换的细节处理

一、优缺点

气/液交换最直接的益处就是最大限度降低了重水的使用率，有利于激光光凝或冷凝固定视网膜裂孔，同时由于光线的折射角度增大，较周边部的视网膜可直接被窥清，而无须借助巩膜外顶压。但放大倍率有所降低，在清晰度较低的情况下，应配合巩膜外顶压，方能360°无死角地检查和处理周边部的异常。

二、重点与难点

对于初学者来说，气/液交换一般不存在较大难度，重点是裂孔的暴露与笛形针的应用，难点主要包括以下两方面。

1. 术野的清晰度会有所下降　由于水和气的混合，导致玻璃体腔内的屈光状态出现短暂性的混乱，但随着气体所占比例的上升，术野模糊的现象会在短时间内消失，此过程就像飞机在起飞和降落时穿越云层（图7-4-1），只要严格遵守操作规范，均是比较安全的，术者无须过于紧张。对于初学者来说，不建议采用玻切刀直接抽吸视网膜下液，以避免玻切刀误吸裂孔边缘，最终造成视网膜裂孔的扩大（图7-4-2），特别是当裂孔位于后极部时，这种误吸很可能累及到黄斑区，从而导致不可逆的视力损伤。

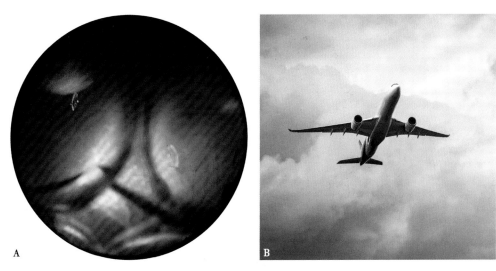

图 7-4-1　气 / 液交换可短暂降低眼底的能见度

A. 气泡的进入使得玻璃体腔内的能见度暂时性下降；B. 飞机穿越云层时，机舱内的乘客的视线
会受到云层的影响。

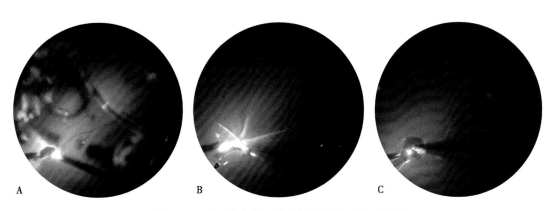

图 7-4-2　气 / 液交换使用玻切刀引流视网膜下液

A. 使用玻切刀从原发裂孔处引流视网膜下液；B. 原发裂孔后缘的视网膜被玻切刀误吸；C. 视网膜裂孔的
范围明显扩大。

2. 引流技术不娴熟　可使用玻切刀主动引流，亦可使用笛形针被动引流，但在这个过程中，由于器械的尖端存在着负压吸引，且由于气 / 液交换后术野清晰度下降，易出现一些并发症，主要包括以下三方面：①笛形针尖端易吸到裂孔边缘引起裂孔扩大；②笛形针尖端触碰到下方的 RPE 层及脉络膜引起出血（图 7-4-3）；③术者不能准确地调整患者的眼位，在行气 / 液交换后，视网膜下存留较大量的液体，导致脱落的视网膜不能较好地回归到原位，部分患者在术后可能会出现后极部的视网膜皱褶。实际上，只要理解了笛形针的工作原理，这些问题就可以迎刃而解。

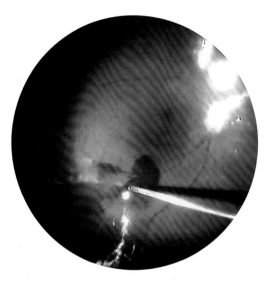

图 7-4-3　使用笛形针引流视网膜下液时，笛形针尖端
触碰血管，引起出血

三、笛形针的应用

（一）被动吸引

我们在使用笛形针通过被动吸引，导出视网膜下液时，主要是以下两大效应在起作用。

（1）虹吸效应（siphon effect）：当开启气体灌注时，玻璃体腔内的气体对视网膜和下方的液体施加大小恒定、方向往下的压力，此时笛形针的内口所受到的来自视网膜下液的压强高于其外口所受到的大气压强，这种压强差驱使液体沿着管壁向上运动，最终被排出眼外。

（2）毛细管效应（capillary effect）：是指液体在细管状物体或多孔物体内部，由"液体与物体间附着力"和"因液体分子间内聚力而产生的表面张力"组合而成，令液体在不须施加外力的情况下，流向细管状物体或细缝的现象，该效应可以令液体克服地心引力而上升。当笛形针的头端与视网膜下液相接触时，由于毛细管效应的作用，少量的液体可沿管壁上升，并主要借助于虹吸效应，被排出眼外。

所以，当我们在使用笛形针通过较周边部的裂孔导出视网膜下液时，为了保证引流的通畅和彻底，除了足够高的气体灌注压外（通常为 30～50mmHg），应将其头端时刻置入到液体之中（但无须太深，否则易伤及 RPE 层），争取"一气呵成"地导出足够量的液体。

在少数情况下，若视网膜裂孔比较周边，当裂孔周边的视网膜已贴附于 RPE 层上，但后极部视网膜下液的存留仍较多，可重新切换成液体灌注，再调整患者的眼位，重新进行气 / 液交换。若充分引流仍有困难，可注入重水，或在中周部造孔，再行气 / 液交换。一般情况下，后极部残留的少量视网膜下液并不影响术后视网膜的复位。

（二）主动吸引

除了使用玻切刀外，亦可使用笛形针进行视网膜下液的主动吸引，可拧开玻切刀的近段负压管接头，将笛形针尾部接入负压管中，踩下玻切机的脚踏，施加负压，即可主动吸引出视网膜下的液体，此方法效率较高，但应注意避免误吸视网膜造成裂孔扩大。

四、患者头位和眼位的配合

内路手术使用广角镜的巨大优势之一就是,在气/体交换时,可通过调整患者的头位和眼位,来导出足量的视网膜下液,而无须借助于重水的填充,这也是重水使用率大为降低的重要原因。

如何更好地转换患者的头位来辅助视网膜下液的引流,我们可以通过以下步骤来完成。

1. 判断裂孔位置 若有多个裂孔,则选择最靠近后极部的视网膜裂孔进行引流。

2. 转换头位 根据拟引流的裂孔所处的位置,嘱患者自行或术者轻柔地活动其头部至裂孔所在方向,旨在让裂孔尽量趋于地理的最低位,如裂孔位于 6:00 位,则嘱患者收紧下颌或以上方的两个 trocar 为支点,将眼位向下摆动(图 7-4-4)。

3. 转换眼位 以上方的两个 trocar 为力的作用支点,双手分别持导光纤维和笛形针,往裂孔所处方向推动眼球,将裂孔位置移近地理的最低点,这可在一定程度上促进视网膜下液的排出。

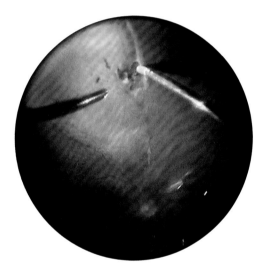

图 7-4-4 视网膜裂孔位于 6:00 位,在行气/液交换时,术者按照图中绿色箭头的方向,转换患者的头位和眼位,使裂孔接近地理最低位,以促进视网膜下液的充分吸除

第五节 伴有脉络膜脱离及脉络膜上腔积液的手术处理

约 10% 的孔源性视网膜脱离会伴有较广泛的脉络膜脱离,其高危因素有年龄较大、高度近视、眼轴较长、无晶状体眼、人工晶状体眼或低眼压等。对于这些病例,手术难度会明显增加,也是低年资医师在独立开展手术时,必然会遇到的挑战。

伴有脉络膜脱离的 RRD,一般会出现脉络膜上腔积液及低眼压(图 7-5-1)。从解剖上,脉络膜上腔积液的存在会让 trocar 的置入存在困难,而低眼压会使眼球壁软塌而缺乏有力支撑,导致巩膜穿刺时难以将 trocar 内口置入玻璃体腔,trocar 的内口被葡萄膜包绕,导致灌注液和器械难以进入玻璃体腔（图 7-5-2）。

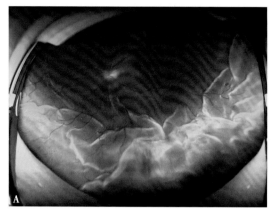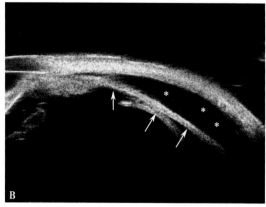

图 7-5-1 脉络膜脱离及脉络膜上腔积液

A. 广域眼底照相可见视网膜脱离及脉络膜脱离；B. UBM 可见脉络膜上腔积液（白色星号）与睫状上皮脱离（白色箭头）。

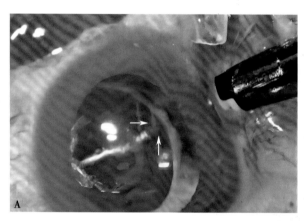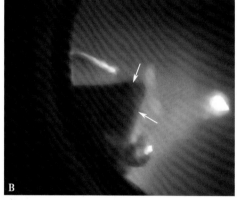

图 7-5-2 trocar 内口被葡萄膜包绕

A. 置入 trocar 时，可见 trocar 的内口被黑褐色的葡萄膜部分包绕（白色箭头）；B. trocar 内口被葡萄膜完全包绕（白色箭头）。

  在处理这些问题时，我们应该将三大不利因素合并起来进行处理：①脉络膜脱离；②脉络膜上腔积液；③低眼压。这三大因素互为因果，构成了一个恶性循环，所有正确的手术操作都是围绕着如何打破这个恶性循环来进行的，而解开此问题的关键就是眼压的提高和维持。

  如何提高和维持眼压，笔者探索了一套分步手术法，经实践证明，具有安全高效，且无须额外行巩膜切口排出脉络膜上腔积液的特点（图 7-5-3），现列举如下，仅供参考。

  （1）提高眼压：往玻璃体腔内注入平衡盐溶液，注射位置在角膜缘后 3.5～4mm 处，可选择在脉络膜隆起最高处，使用 1mL 注射器垂直插入，当看到针尖在玻璃体腔内时，即可注入平衡盐溶液，此时，可将眼压提升至 T+1，当拔出针头后，可见脉络膜上腔液体从针口处溢出至结膜下。

  （2）置入灌注 trocar：在颞下方（或鼻下方）置入灌注 trocar，此时，对于 trocar 内口无须做其他处理，否则容易出现医源性损伤。

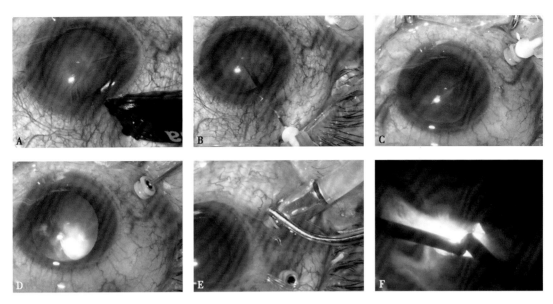

图 7-5-3　脉络膜脱离合并脉络膜上腔积液手术处理

A. 使用穿刺刀标尺测量角膜缘后 4mm 的位点；B. 在角膜缘后 4mm 注入平衡盐溶液提高眼压；C. 可见脉络膜上腔积液溢出至结膜下呈橙黄色，置入颞下方的 trocar 后，使用破囊针继续往玻璃体腔内注射平衡盐溶液；D. 在颞下方置入导光纤维观察灌注管内口被覆盖的情况；E. 助手使用弯镊，向心顶起颞下方trocar；F. 内照明法，使用玻切刀剥开覆盖于灌注管内口的葡萄膜，并切除周边致密的玻璃体，待灌注管内口完全进入玻璃体腔后，再开启灌注。

（3）打开 trocar 内口：使用破囊针在以上的灌注 trocar 注入平衡盐溶液，须注意针尖已突破眼球壁进入玻璃体腔后避开晶状体后囊和隆起的视网膜。该步骤的目的是打开可能被脉络膜组织覆盖的灌注 trocar 内开口，并进一步通过注入灌注液维持较高眼压，有利于后续的穿刺，也可进一步排出脉络膜上腔积液。

（4）扩大 trocar 内口：使用平头的泪道冲洗针头再次通过灌注 trocar 注入平衡盐溶液。该步骤的目的是扩大步骤（3）所制造的内开口，并通过注射平衡盐溶液将附着于 trocar 内口的脉络膜组织推回至眼球外壁。

（5）透照法确认内口已畅通：通过灌注 trocar，置入导光纤维。该步骤的目的是使用透照法，确认灌注 trocar 的内开口是否还被脉络膜组织所覆盖。在少数情况下，透照法会发现内口仍被覆盖，则重复步骤（3）和（4）。

（6）接入灌注管：暂不开启液体灌注，目的是堵住下方的灌注 trocar，不让玻璃体腔内液体溢出眼外，从而维持眼压。

（7）置入上方 trocar：置入两个上方的 trocar，若发现内开口亦被脉络膜组织覆盖，可行步骤（3）和（4）排除堵塞。

（8）眼内操作解除堵塞：从上方 trocar 置入玻切刀和导光纤维进行眼内操作。此为关键步骤，应注意以下三点：①玻切刀入口必须与灌注 trocar 同侧，保证眼内操作时不至于误伤晶状体；②助手手持镊子顶压灌注 trocar 在眼球壁外的颈部，暴露 trocar 的内口；③使用玻切刀切除包绕在 trocar 内口的增殖膜和致密玻璃体，并把脉络膜组织钝性地推回眼球壁。

（9）开始灌注：当灌注 trocar 的内开口明确暴露在玻璃体腔内后，即刻开启水液灌注，撤回顶压，继续后续操作。

若不影响正常操作，局部的脉络膜脱离并不影响眼内的操作，对术后的视网膜复位亦无明显负面作用，只要术中视网膜复位良好，术后无出现低眼压，脉络膜脱离及脉络膜上腔积液常在术后 1 天基本消退，此时可出现短暂的眼压升高（常在 30～40mmHg 之间），术后的炎症反应亦较重，因玻璃体腔的体积变大，硅油填充所占的比例下降，应嘱患者严格面向下体位，密切注意下方是否出现再发脱离。

第六节 巨大视网膜撕裂型视网膜脱离

一、病理基础

巨大视网膜撕裂（giant retinal tear，GRT）是指跨度超过 3 个钟点位（1 个象限）以上的特殊类型视网膜裂孔。因部分孔源性视网膜脱离的裂孔亦可大于 3 个钟点位，但多呈现一种马蹄形外观，严格上，此类型不可被视为 GRT，而应被归类为普通的裂孔，因为这病理基础与 GRT 存在着较大的区别。

理解 GRT 的关键应从"tear（撕裂）"入手，其病理基础是，后极部的玻璃体出现了广泛液化，而周边部玻璃体与视网膜之间的粘连仍较为紧密，周边玻璃体的皱缩，形成了范围较广的向心牵拉力，但后极部玻璃体无法给相应区域的视网膜提供稳定的支撑，这种力量的失衡导致了周边部的视网膜被大范围地撕裂开来（图 7-6-1）。

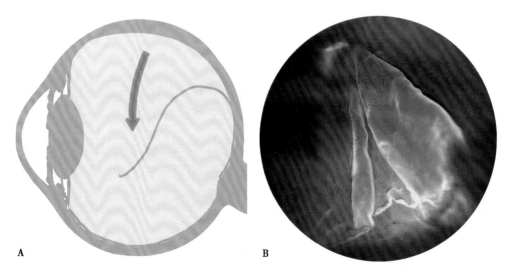

A   B

图 7-6-1 视网膜巨大撕裂示意图

A. 后极部的液化以及周边部玻璃体的皱缩，使周边部受到广泛的牵拉；B. 视网膜巨大撕裂眼底图。

二、手术原则

由于重水的使用，GRT 的治疗难度已明显降低，但初学者仍然必须理解其病理基础，制定合理的策略,我们应重点理解以下四大重点。

（1）切除后极部玻璃体的难度较小:因后极部玻璃体已出现广泛的液化,术前可能已存在明确的玻璃体后脱离,制造玻璃体后脱离的难度亦相对较小,但因患者年龄普遍较轻,建议仍注入 TA,确认后极部无少量的玻璃体残留。

（2）切除周边部玻璃体的难度较大:因周边部玻璃体较为致密,对裂孔的前缘存在着明显的牵拉,足量切除的难度较小,容易出现残留和医源性裂孔,就算在广角镜下,亦须通过巩膜外顶压,行 360° 的玻璃体切除。

（3）松解裂孔边缘是手术的关键:因 GRT 的病理基础为玻璃体力量的失衡,那么裂孔的边缘就是这种失衡最严重之处,此处的玻璃体质地最为致密、黏附最为紧密(图 7-6-2),所以必须予以完全切除,方能达到视网膜的完全复位,但因处于较周边部,暴露较为困难,须保证助手有良好的配合,同时采用高速低负压玻切,避免医源性裂孔的产生。

（4）视网膜复位手段是难点:若使用气/液交换导出重水时,因压强的梯度是从周边到后极部递减,GRT 的后缘在此过程中易出现卷边和滑脱,若在此时注入硅油,其处理的难度将大为增强,术后效果也会大打折扣(图 7-6-3)。所以,若术后选择填充硅油,我们仍然推荐使用油/液交换技术。

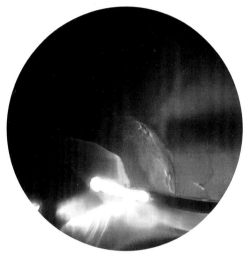

图 7-6-2　在巩膜外顶压下切除视网膜裂孔拐角处的致密玻璃体

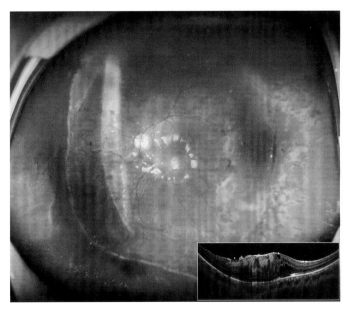

图 7-6-3　视网膜巨大撕裂手术后,视网膜瓣发生卷边和滑脱,OCT 同时提示黄斑前膜及水肿(白色边框内)

三、手术策略的选择

因 GRT 的发病与进展迅猛，若黄斑区被遮挡，视力将急剧下降至眼前手动，很多患者可做到及时就诊，不致延误病情。对于 GRT 的手术策略，最主要的依据是 PVR 的程度，一般以 C1 为界。

（一）PVR＜C1（详见第十一章第二节分级）

对于不伴有明显 PVR 的 GRT，其手术的原则基本如上，最主要是在填充物的选择上有所不同。

除了硅油外，我们常采用重水短期眼内填充，手术方案的策略主要是：①缓解周边部的玻璃体牵拉；②重水注入过程中防止其进入视网膜下；③术后体位的维持与抗炎治疗。

1. 一期手术　填充重水，重水在玻璃体腔内存留 7～10 天，通常有较好的近期和远期疗效（图 7-6-4），其具体步骤及注意事项如下。

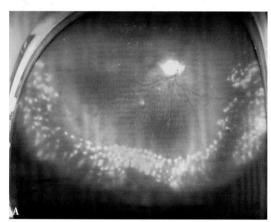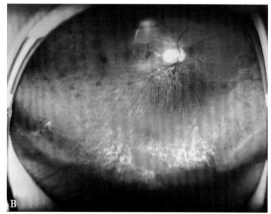

图 7-6-4　视网膜巨大撕裂术后眼底图

A. 重水填充术后第 1 天眼底照相；B. 重水取出术后 1 个月眼底照相。

（1）常规玻切：切除足量的周边玻璃体，特别是裂孔"拐弯抹角"处的致密玻璃体。

（2）逐步注入重水：待视网膜有足够的活动度后，往后极部注入重水，逐步压平视网膜，在此过程应避免或消除"鱼卵样"重水滴的产生。

（3）观察裂孔的顺应性：待重水注入至裂孔后缘稍下方时，一旦观察到裂孔边缘仍较为绷紧，此时若再继续注入重水，易进入视网膜下，此时须进一步缓解裂孔周边的玻璃体牵拉，必要时可做少量视网膜瓣边缘的多点切开，以恢复其最大的活动度。

（4）注入重水至裂孔完全贴附：注入速度应保持较为缓慢，保证视网膜下的液体可有足够的时间流入玻璃体腔内。

（5）裂孔前缘的处理：可做少量切除，使用激光纤维的头端往后轻轻抚平，使其贴附于RPE 层上，在重水的辅助下，只要动作轻微，此一般不具有明显难度。

（6）"再造"锯齿缘：首先使用足量的激光封闭裂孔，特别是继发于 Stickler 综合征的 GRT，激光斑的密度可稍高，邻近锯齿缘作 360° 激光环扎，加强周边视网膜的稳定性，保证手术的长期疗效。

（7）补充重水：确保重水完全漫过裂孔的前缘和后缘，全视网膜复位良好。

（8）关闭切口：使用自闭阀 trocar，或置入巩膜塞，避免缝合过程中，重水的外流。

（9）术后体位：术后 3 天严格仰卧位，根据裂孔所在位置，调整头位，特别是对于上方的裂孔，头部应稍微后仰（图 7-6-5），旨在让重水更好地封闭裂孔。

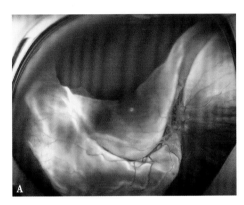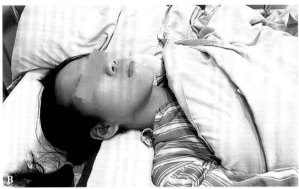

图 7-6-5　视网膜巨大撕裂术前眼底图和术后头位

A. 术前可见跨度约为 120° 的视网膜撕裂；B. 重水填充术后，嘱患者保持仰卧位，因裂孔在上方，头部须稍微后仰。

（10）抗炎治疗：除了常规的局部抗炎治疗外，可加用糖皮质激素口服或静脉滴注，以减轻眼内重水填充所带来的异物炎症反应。

2. 二期手术　取出重水。

在平衡盐溶液的灌注下，使用笛形针即可完全取出重水，应重点注意两方面问题：①置入 trocar 时，重水可能大量溢出，应注意眼压的维持，推荐使用带自闭阀的 trocar，及时开启液体灌注；②防止重水滴的残留，在手术的最后应重点观察后极部是否有重水小滴的残留，使用带硅胶头的笛形针即可轻松取出。

取出重水后，若视网膜复位良好，无须填充气体，关闭切口即可结束手术。

（二）PVR≥C1（详见第十一章第二节分级）

一般选择硅油填充，手术原则与上相同，手术的难点是预防裂孔后缘的卷边和滑脱，我们一般不推荐使用气/液交换，而更加倾向于使用油/液交换法，因其可较好地预防裂孔后缘的卷边和滑脱，部分患者可补充巩膜外环扎。

总之，GRT 是普通 RRD 的"升级版"，对于初学者来说具有较高的难度，但相关并发症仍是可防可控的，只要理解好其病理基础，把握好术中的侧重点，遵守重水的使用原则，通常情况下，均可取得较好效果。

第七节　伴有黄斑裂孔的视网膜脱离

伴有黄斑裂孔的视网膜脱离（macular hole-retinal detachment，MH-RD）是孔源性视网膜脱离的复杂形式。黄斑裂孔为原发孔的 MH-RD，大多出现于高度近视眼患者；部分黄斑裂孔为继发性，主要出现在玻璃体液化较为明显，视网膜隆起程度较高，且病程稍长的 RRD 患者。

如视网膜脱离范围比较广泛且隆起较高，或黄斑裂孔的直径较小，OCT 检查有时很难观察到明确的黄斑裂孔，术前检查时应仔细甄别，特别是拟行外路手术时，更应仔细排除黄斑裂孔的存在。

检查者应重点关注视网膜脱离的形态、并排除周边部裂孔，其脱离主要表现为以下两方面的特征：①以黄斑部为中心，上方不脱离或脱离程度稍轻于下方；②不遵守 Lincoff 法则，可只表现为黄斑部浅脱离，亦可同时伴发脉络膜脱离，下方脱离左右等高，不具有明显的左右坡度（图 7-7-1）。

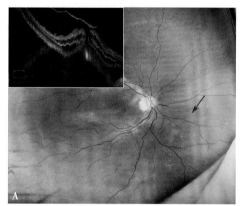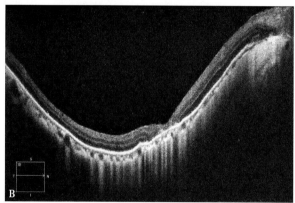

图 7-7-1　高度近视黄斑裂孔性视网膜脱离

A. 黄斑部及下方视网膜浅脱离，在眼底照相中，黄斑部未能观察到明显裂孔，OCT 提示黄斑部存在小裂孔，因黄斑裂孔直径较小，故术中选择在红色箭头处造孔引流视网膜下液；B. 术后 OCT 确认视网膜平伏，黄斑裂孔闭合。

对于继发于高度近视的 MH-RD，手术最常见的三大难题为：①眼轴较长，后极部的操作难度较大；②后极部玻璃体可能存在劈裂，残留的玻璃体易被忽略；③周边部玻璃体粘连紧密，切除难度大，手术时间长，易出现医源性裂孔。

针对以上问题，我们可采取以下手术策略。

（1）完全清除后极部玻璃体：可采用 TA 及 ICG 双重着色，配合玻切刀的吸引和眼内镊的剥除，以"零容忍"的态度清除残留的玻璃体。

因 TA 只对玻璃体着色，而 ICG 可对内界膜染色，若内界膜不可被 ICG 染色，则提示内界膜上方仍有残留玻璃体的覆盖，可使用眼内镊从已染色的区域起瓣，扩大剥除范围，往往可将内界膜与残留的玻璃体一并剥除。

（2）有策略性地剥除内界膜：起瓣是关键，一般不建议在重水填充下进行操作。其实只要遵从末端夹持镊的操作技巧，难度并不大，因后极部的视网膜已脱离隆起，且有一定程度的水肿，镊子可较好地达到视网膜平面，且不易引起医源性裂孔。

术者以镊子的末端在近血管弓的区域起瓣，因下方视网膜飘动，抓持力无平稳的支撑，术者可适当加大夹持的力度，但镊子张开的幅度仍不可过大，否则易伤及视网膜。一旦成功起瓣，则可轻易扩大范围，操作的关键是镊子对内界膜的"末端夹持"（图 7-7-2）。

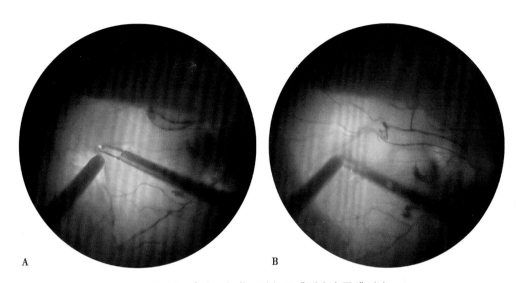

图 7-7-2　高度近视黄斑孔视网膜脱离内界膜剥除

A. 使用"末端夹持"法进行起瓣；B. 从瓣的边缘继续扩大剥除范围。

（3）"不厌其烦"地切除周边部玻璃体：在 TA 的着色下，辨认周边部玻璃体的边缘，使用玻切刀（保持高速低负压状态）在其最致密处开始切除，在切除的同时，适当采用单纯的负压吸引，在巩膜外顶压下，将周边部的玻璃体"裙摆"足量切除。应最大程度地避免下方的医源性裂孔，因硅油填充对下方裂孔的封闭性较差。

（4）适当选择视网膜下液的引流方式：一般选择气 / 液交换，若黄斑裂孔直径较大，可直接在黄斑孔处进行引流，但若直径较小，直接引流可能存在困难，亦可能将黄斑裂孔的直径扩大，可在脱离区的中周部造孔，引出视网膜下液。引流孔应尽量选择在上方，如上方无脱离，则选择在术后硅油可明确顶压的位置，尽量避开 5:00 位至 7:00 位。因患者眼轴较长，必要时可短暂提高气体灌注压或通过笛形针的主动吸引，以提高引流的效率，确保后极部的视网膜下液被完全引流。

（5）充分引流后极部视网膜下液：在注入硅油之前，应完全引流出黄斑部的视网膜下液，以确保黄斑孔边缘完全贴复于 RPE 层，让黄斑孔处于"干燥"状态。此时再迅速注入硅油，让硅油覆盖于黄斑孔之上，以预防水液在后极部再次聚集，此可在一定程度提高手术的成功率，避免术后出现裂孔的再脱离。

（6）防止瞳孔阻滞：部分患者易出现术后的瞳孔阻滞，甚至是硅油溢入前房，应密切观察，及时处理，对于人工晶状体眼，可术中做下方的 Ando 口予以预防。

若黄斑孔处于 flat-open 状态，在取出硅油后再发视网膜脱离的概率将升高。对于黄斑孔直径较大的患者（图 7-7-3），我们可以尝试在术中使用内界膜覆盖填塞的方法（图 7-7-4），以更好地促进黄斑孔的闭合。

最后，应当注意的是，术后若视网膜已完全复位，但黄斑裂孔未闭合（flat-open 状态），部分患者将存在中心暗点的症状，但这并不能被认为是手术失败，应在术前及术后做好相关解释工作。

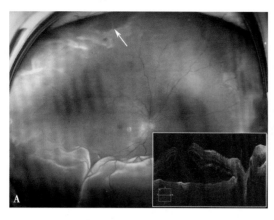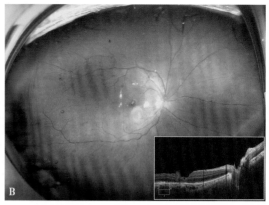

图7-7-3　MH-RD术前及术后眼底图

A. 术前可见视网膜脱离，原发视网膜裂孔位于上方周边部（白色箭头），OCT可见黄斑裂孔；B. 术后硅油填充状态下，视网膜平伏，裂孔闭合。

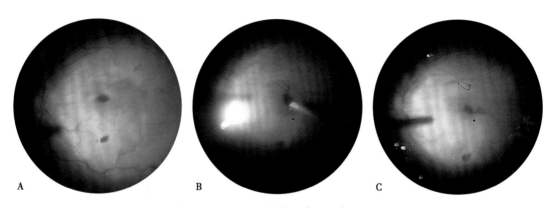

图7-7-4　MH-RD的内界膜覆盖填塞技术

A. 内界膜染色后，先从离黄斑较远处起瓣，制作一个宽基底且幅度较大的内界膜瓣；B. 在行气/液交换从黄斑裂孔处导出视网膜下液前，先将内界膜瓣轻铺平至原来位置，避免其被笛形针破坏和吸出；C. 待黄斑孔全"干燥"时，再使用眼内镊将内界膜瓣覆盖或填塞至黄斑孔，接着立即打入硅油。

第八节　未寻找到明确裂孔的视网膜脱离

　　大概有5%的RRD患者，特别是年龄较轻的人工晶体眼患者，在术前及术中均难以找到明确的原发视网膜裂孔，对于该类患者，应首先排除渗出性因素，再根据玻璃体情况制定手术策略，可按照以下步骤来进行处理。

　　1. 排除黄斑裂孔　若PVR程度较重，或后极部脱离程度较高，黄斑裂孔可被掩盖。

　　2. 根据Lincoff法则推断裂孔位置　只要原发裂孔存在，则视网膜脱离的形态会遵循Lincoff法则，据此来推断原发孔所在的大概位置。

　　3. 根据玻璃体状态制定手术方案　不应忽略外路手术的作用，若玻璃体仍较透明，患者年龄较轻，可根据Lincoff法则推断裂孔所在位置，先尝试采用巩膜外加压术，特别是对于下方的视网膜脱离,外路手术具有天然的优势,往往可避免进行内路手术。

4. 根据"裂孔易顶压原则"选择切开位置　若决定采用内路手术,切勿太过依赖于重水来寻找裂孔,可在脱离区域内,选择稍靠上靠后的位置切开引流,避免使用玻切刀和电凝切开,可使用笛形针的尖端,间断多次吸引某一处,则可出现较小的裂孔(笛形针造孔的"亲吻法"),再通过气/液交换则可引流出视网膜下液,在封闭视网膜裂孔的同时,对于周边视网膜应做相应的光凝固定,因此处可能有针尖样的裂孔存在,"包围法"激光光凝可覆盖隐蔽的裂孔,保证术后的长期愈合。

5. 合理选择填充物　若视网膜活动度较好,选择长效气体填充即可,少部分可使用硅油。若下方视网膜活动度较差,可辅以巩膜外加压术。

第九节　保证远期愈合率的补充措施

虽然非复杂性 RRD 的远期(>6 个月)解剖愈合率已经达到了 90% 以上,但是尽可能提高其远期预后,仍然是所有眼底外科医师孜孜不倦追求的目标。我们主要通过两种方法,来试图提高 RRD 的远期愈合率。

一、周边视网膜 360° 激光光凝

对于该方法的必要性和有效性,目前仍然存在较大的争议。在封闭了所有原发孔之后,在广角镜下,若可窥见锯齿缘处,可不借助巩膜外顶压,即可在接近锯齿缘的周边视网膜做 2~3 圈的激光光凝,这对于高度近视、锯齿缘较薄弱、周边存在多发变性区的患者,可能具有一定的效果(图 7-9-1),但这除了操作难度较大外,也可能引起较强的术后炎症反应,继发性黄斑前膜的概率也可能相应升高。若术后出现瞳孔渗出膜等炎性反应,往往提示术中激光的总量较强,可及时通过散瞳(如阿托品眼膏、托吡卡胺滴眼液)与局部抗炎治疗(如妥布霉素地塞米松眼水 + 眼膏等),一般在术后一周即可完全消退。

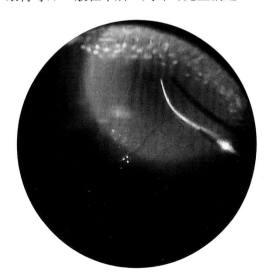

图 7-9-1　周边视网膜激光光凝

初学者在进行周边视网膜 360° 激光光凝时应注意以下几点细节：①注意晶状体的保护，在进行周边部视网膜激光治疗时，应双手更换激光纤维和导光纤维，激光纤维应严格避开"危险通道"；②严格控制激光的总量，对于周边部未脱离区域，RPE 细胞对激光能量的吸收较强，应适当调低能量和避免激光斑太过紧密，以减少术后的炎症反应；③避免造成激光孔，若激光纤维的头端太靠近视网膜，采用的能量过大，可能会产生医源性裂孔，因其直径较小，往往易被忽略。

二、外路手术

事实上，对于普通的 RRD，加做外路手术的比例正在逐渐下降，但辅助性的外路手术，对于下方存在数量较多的原发裂孔的视网膜脱离，仍然有一定的积极作用。诸多的临床研究均表明了加做外路手术可以提高 RRD 的手术成功率，所以初学者不应忽略其重要性（图 7-9-2）。辅助性外路手术可在内路手术之前或之后进行，若术后拟行气体填充，则推荐在内路手术之前完成，若术后拟行硅油填充，则推荐在内路手术之后完成。外路手术的方式，一般基于以下三点考虑。

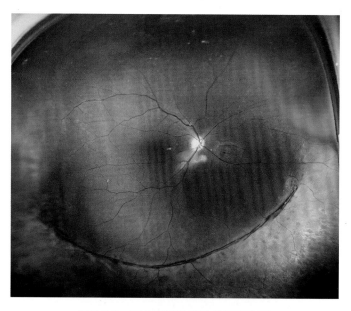

图 7-9-2　下方巩膜外硅胶垫压眼底图

（一）环扎

对于青少年患者，周边部视网膜粘连往往比较紧密，在术中难以被足量地切除，巩膜外环扎可在一定程度上缓解残留玻璃体皱缩所产生的牵拉，一般选择宽度为 2.5mm 的环扎带，前缘位于角膜缘后 11mm 处即可，做适量的缩短，防止过度的缩短，影响屈光状态及前节的血供。

（二）硅胶垫压

若只存在下方裂孔，可不使用巩膜外环扎，单纯使用巩膜外硅胶垫压即可，以顶压嵴距离裂孔后缘 0.5～1PD 为佳，其主要作用为改变裂孔的固有位置，以期让硅油更好地起到封闭裂孔作用（因患者坐位时，玻璃体腔的下方存在一定量的液体，裂孔可以部分或全部浸没在该部分液体之中，可能引起裂孔的再开），另外是缓解下方玻璃体可能产生的牵拉。

（三）环扎＋硅胶垫压

若存在以上两种情况，可采用此方式，但手术难度较大，手术时间较长，应注意术中的镇痛，必要时选择全麻，另应注意术中眼压的调整，特别是硅油填充状态下，少量的环扎和加压即可大幅度地升高眼压。

第十节　孔源性视网膜脱离内路手术的并发症

手术相关并发症的概率与种类一般为玻璃体切除术及眼内填充物的共性问题，如术后眼压升高、晶状体混浊、PVR 等，相关的预防与处理在相应的章节已经有所体现，此不赘述。

著者小结

"慎在于畏小，智在于治大。"孔源性视网膜脱离的内路治疗，为所有眼内操作的"集大成者"，术者的基本功显得尤为重要，也是初学者精进路上的良好教材，细节的处理很关键，但亦须从大处着眼，制定好符合逻辑的手术方案，才能进退有据，处乱不惊。

（张钊填）

第八章

糖尿病视网膜病变的手术治疗

增殖性糖尿病视网膜病变（proliferative diabetic retinopathy，PDR）的预防与治疗是一项繁杂而艰巨的任务，而手术是所有治疗措施中，难度最大的部分，对于初学者来说，更是非常大的挑战。微创玻璃体视网膜手术的发展，以及抗血管内皮生长因子（anti-vascular endothelial growth factor，anti-VEGF）的眼内应用，为 PDR 的治疗带来了革命性的改变，从两个层面降低了手术的难度，既保护了正常的视网膜组织免受较严重的医源性损伤，亦降低了术中出血的概率。

PDR 的手术效果，除了与本身的严重程度直接相关之外，还有三大因素不容忽视：第一，准确的围手术期评估，主要来自术者的经验与教训；第二，稳健的手术技能，主要依靠平时的严格训练；第三，良好的硬件保证，这为手术技能的全面发挥创造了前提。在微创玻切时代，PDR 的手术治疗虽已取得较大的进步，其理念与技术也在不断地得到丰富，但这些往往让初学者莫衷一是。在此章节中，我们将从 PDR 的解剖病理学入手，重点讲述手术的方案设计，以及常用的操作技能。

第一节　增殖性糖尿病视网膜病变的解剖病理学

对于增殖性玻璃体视网膜病变手术处理，术者需要有较强的空间想象力，准确地理解各个层面的病变所在，以及彼此之间的作用方式，这就首先要求我们必须先理解 PDR 的解剖病理学。

PDR 的解剖病理学主要体现在以下两方面：①视网膜增殖的程度；②玻璃体的状态。这两者共同决定了手术治疗的难度，初学者在处理较复杂 PDR 时，应首先从这两方面入手进行评估（图 8-1-1）。

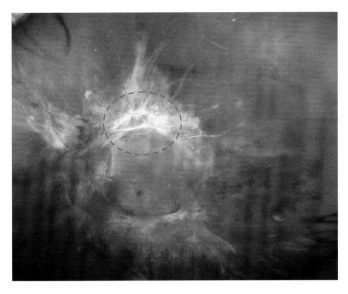

图 8-1-1　典型的重度 PDR 眼底图

术者可从视网膜增殖与玻璃体状态两方面对该病例的难度进行理解：①从视盘旁的玻璃体后皮质黏附条索（蓝色箭头）可见玻璃体未出现明显的后脱离；②上血管弓处出现大片且致密的纤维血管膜黏附（蓝色虚线内），可见视网膜增殖的程度较严重；该手术的重点是制造玻璃体后脱离，目标是解除纤维血管膜对视网膜的牵拉，难点是避免医源性裂孔的产生和控制出血。

一、视网膜增殖性改变

PDR 的缺血性病变主要累及血管弓以外的中周部视网膜，视盘鼻侧亦同时受累，继之而来的新生血管性改变，常发生于这些缺血性病变的稍后缘处，表现为上下血管弓及视盘鼻侧出现新生血管组织。

从视网膜内层小静脉发出的血管组织，穿透了内界膜，并向玻璃体腔内匍匐爬升，严重者表现为后极部扁平状的新生血管膜。这些新生血管膜与玻璃体"水乳交融"，首先导致了玻璃体与视网膜之间紧密的粘连，再者因新生血管壁非常脆弱，自行破裂后可表现为局部的出血。

视网膜本身的增殖并不具有较强的牵拉性，但随之而来的玻璃体机化收缩，则导致这种玻璃体视网膜之间的粘连出现失衡。若玻璃体对视网膜的牵拉较为广泛、力度较强，则表现为视网膜的非孔源性脱离；若玻璃体出现全部或局部的后脱离，则表现为血管破裂引起的玻璃体腔积血；在部分严重病例中，这两者往往兼而有之，处理的难度也相应增加。

从玻璃体 - 视网膜交界面的维度看，我们手术的难点就是，如何精准地判断牵拉之所在，并在解除这些牵拉的同时，尽量保护视网膜组织，减少医源性裂孔和血管损伤。

二、玻璃体状态

如果说视网膜的缺血为 PDR 的发生提供了种子，那么玻璃体就是 PDR 发展的沃土。在病理解剖学方面，玻璃体为来源于内层视网膜的血管增生组织提供了骨架；从分子生物学方面，玻璃体集聚了大量的血管增生因子，但亦为 anti-VEGF 药物的作用提供了良好的媒介。

PDR 患者的玻璃体状态可分为以下三种类型（图 8-1-2）。

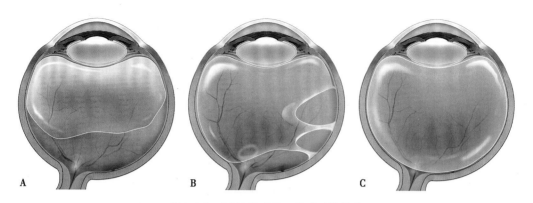

图 8-1-2　PDR 患者的三种玻璃体状态

A. 玻璃体全后脱离；B. 玻璃体局部后脱离；C. 玻璃体全无脱离。

1. 完全玻璃体后脱离　常表现为玻璃体腔内弥漫性的积血，视网膜不可窥清，眼部 B 超检查可予以辨别，术中可见后极部无明显的纤维血管膜，积血可能来源于玻璃体后脱离过程中，其对于血管壁的牵拉，或新生血管的自行破裂。此类 PDR 的治疗难度较小，对于初学者来说，手术难度较小，但术前应仔细通过动态 B 超评判是否存在这种完全性的玻璃体后脱离。

2. 部分玻璃体后脱离　常表现为周边部的玻璃体后脱离，而后极部因为纤维血管膜的存在，导致玻璃体仍与下方的玻璃体紧密粘连。而玻璃体本身往往已经发生一定的皱缩，但从内层视网膜延伸而出的增殖组织既像胶水又像铆钉一样，造就了玻璃体与视网膜之间畸形又紧密的黏附关系。对于初学者来说，手术难度较大，亦具有较强的迷惑性，若以常规内路手术去制造玻璃体后脱离，稍有不慎，则可能造成较大的裂孔和出血。

3. 完全无玻璃体后脱离　在检眼镜下，未能窥见玻璃体与视网膜之间的间隙，主要出现在未行激光治疗，且无规范治疗的中青年患者，视网膜的增殖是弥漫性的，累及范围可从后极部到周边部。对于初学者来说，手术难度非常大，应熟练运用多种技术，方能较好地完成，术前应仔细甄别该类患者，在没有足够的手术经验之前，不建议轻易尝试。

第二节　增殖性玻璃体视网膜病变的手术困局

我们在决定为 PDR 患者行手术治疗前，应转换思维，不能以对待孔源性视网膜脱离的立场来判断手术的综合难度，同时客观真实地告知患者手术的较高不确定性，如术中出血导致手术无法顺利完成、术后视力无提高甚至下降、术后再发出血等情况。

PDR 的手术常有以下三方面的困局，需要引起术者的关注。

1. 术前与术中所见偏差较大　玻璃体积血的存在可不同程度影响眼底的可见度，这为术前直观的判断带来了较大的不便；但即使玻璃体腔的透明度较高，我们的判断仍可能是不准确的，后极部的玻璃体可能在某些位点与视网膜存在着非常紧密的粘连；部分患者可能存在隐蔽的视网膜下增殖，这在术前往往难以明确。

2. 治疗与损害仅在咫尺之间　尽可能地解除视网膜所受到的牵拉是 PDR 手术的根本目

标,而术中的切除与牵拉是必经的过程,在此过程中,均可能导致视网膜撕裂和出血(图 8-2-1),如何在"知难而进"和"适可而止"之间,作出准确的判断,将是对术者的巨大考验。

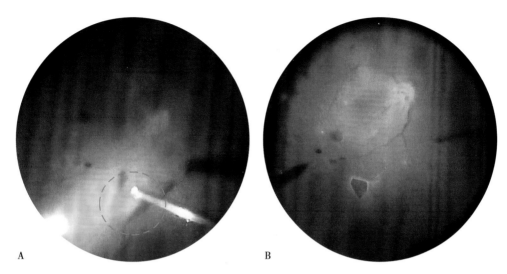

图 8-2-1　PDR 手术常见的视网膜医源性裂孔

A. 使用玻切刀轻轻吸起玻璃体后皮质;B. 由玻璃体后脱离引起的医源性裂孔(绿色箭头)。

3. 不同干预手段之间的衔接　由于 PDR 常发生于中老年人群,且糖尿病本身就是白内障发生发展的危险因素,所以 PDR 患者常伴有不同程度的晶状体混浊,这明显增加了眼底手术的难度,但若 1 期行前后节联合手术,又势必增加术中的操作难度,术后的炎症反应亦会大为加剧,白内障摘除手术的时机是初学者需要严格把握的环节;术前的 anti-VEGF 药物虽可降低血管的活动度,但亦可能导致增殖膜的皱缩,引起或加剧视网膜脱离,如何衔接好 anti-VEGF 眼内注射与 PPV,亦为初学者须重点掌握的环节;术后若玻璃体腔内仍有积血,如何选择最佳的治疗措施,观察、注药或玻璃体腔灌洗,亦为初学者所要面临的困难选择。

第三节　抗血管内皮生长因子药物的作用机制及使用时机

血糖的升高是 PDR 的始动因素,并影响了 PDR 整个治疗过程的效果。高糖状态促进终末糖基化产物的生成,激活多元醇途径,并引起细胞信号传导的改变,导致了血液黏度升高、促炎症状态、白细胞及红细胞的弹性下降等异常改变,最终表现为毛细血管收缩能力丧失,毛细血管的完整性受到破坏,内皮细胞增生失控,发生血循环障碍,最直接的表现就是视网膜的区域性缺血。

视网膜的缺血性改变刺激了多种细胞因子的异常表达,其中 VEGF 的升高是目前已知最为重要的环节,对其研究亦是最为深入全面的。

VEGF 的升高对视网膜的损伤主要表现为以下几方面:①诱导毛细血管炎症反应,加剧白细胞的黏附;②增加血管通透性;③刺激异常血管的生成;④导致细胞的凋亡。

anti-VEGF 药物的眼内注射,即针对以上四个方面起治疗作用。术前使用 anti-VEGF 的最主要目的为降低血管的活动度，降低术中及术后出血的概率，缩短手术时间，减少医源性裂孔的产生，并方便术者更好地分离纤维血管膜，最终提高手术的成功率。

术前使用 anti-VEGF 最需要关注的是，由于纤维血管膜收缩引起的牵拉性视网膜脱离，如累及黄斑，可严重影响视力预后，亦让术中玻璃体与视网膜的分离造成较大的障碍，目前学界将这种现象暂称之为紧缩综合征（crunch syndrome）（图 8-3-1），发生率在 10% 左右，高危因素为注药时已有严重的增殖性改变、视网膜前纤维增殖、牵拉性视网膜脱离等。据文献报道，紧缩综合征常发生于 anti-VEGF 眼内注射后 1～6 周，平均为 13 天。

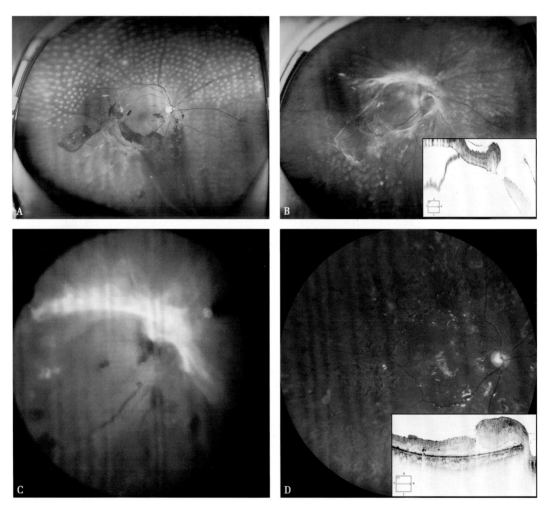

图 8-3-1 紧缩综合征

A. 该患者在出现视网膜脱离之前行视网膜激光光凝，矫正视力 0.5，可见少量玻璃体积血，玻璃体未见明显后脱离；B. 在行 anti-VEGF 注射 3 周后，视力骤降至手动，眼底检查可见后极部视网膜脱离，OCT 提示同时存在黄斑裂孔（黑色边框内）；C. 术中可见致密的纤维血管膜黏附于视盘及血管弓处；D. 手术后可见视网膜平伏，OCT 确认黄斑裂孔已基本闭合（黑色边框内），矫正视力 0.1。

在我国，由于患者对糖尿病视网膜病变的知晓度较低，地区之间的医疗条件差别也较大，这种现象尤其值得关注。对于术者来说，不管是否出现增殖性改变，糖尿病视网膜病变的 anti-VEGF 治疗，均须准确的评估和规范的复诊。我们常见以下几方面情况：①注射 anti-VEGF 后视力有所改善，患者放松警惕，未规范复诊，病情出现急进性发展；②只注重于 anti-VEGF 的治疗，未能及时启动激光治疗，至视力严重损伤时，视网膜已出现较严重的增殖性改变；③患者在注射 anti-VEGF 后，因全身情况欠佳（如血糖、血压偏高），在治疗全身基础疾病的同时，视网膜的增殖性改变出现明显恶化。

目前，就 PPV 术前注药的时机仍未有较广泛的共识，最常见为注药后 7 天进行玻璃体切除。有研究表明，PDR 患者在注药后 5～10 天行手术，对比注药后 1～3 天行手术者，其视力获益较佳，且术中并发症较少。

综合各种情况，注药术后 1 周左右行玻璃体切除手术，仍然是较为安全有效的方案；但若术前视网膜已出现脱离，视网膜前增殖较明显，对于该类患者在注药后应密切观察眼底情况，可将玻切手术适当提前（最早可在注药后 1 天即行玻切手术）。

第四节　玻璃体积血的手术

多种我们所熟知的眼底疾病，如玻璃体积血，如视网膜裂孔、视网膜血管瘤、视网膜静脉阻塞等，均可导致不同程度的玻璃体积血。但继发于 PDR 的玻璃体积血一直是我们关注的重点。据报道，最早在人眼实施的玻璃体切除手术，就是在一例常年饱受玻璃体积血困扰的糖尿病视网膜病变患者身上取得的。

玻璃体积血间接推动了 PPV 的普及与改良，主要来自两方面的因素：①部分患者的术后视力获益较大，术前与术后的视力改善幅度，增加了医患双方开展手术的信心与意愿；②部分手术的难度相对较小，可不需要太多的器械和步骤即可完成手术。这两大因素，在微创玻切时代，仍然是玻璃体积血得到广泛有效治疗的直接原因。但与过往不同的是，对于玻璃体积血治疗的综合评估，有两大独立因素需要术者予以充分考虑，首先是视网膜激光光凝，其次是 anti-VEGF 药物的使用。

一、玻璃体积血的促发因素

由于屈光介质的严重混浊，一般很难窥清眼底，对于玻璃体积血患者来说，眼部 B 超是非常重要的检查，最好能够通过动态 B 超评估眼底的情况，这对治疗策略的制定有较大的参考价值。对侧眼的散瞳检查也非常重要，一般可以较好地反映出患眼视网膜的受累程度。

玻璃体积血的促发因素一般包括以下几方面：①活动度较高的新生血管；②血管壁撕裂；③后极部玻璃体的牵拉；④玻璃体的皱缩；⑤玻璃体后脱离（图 8-4-1）；⑥血压急性升高。须注意的是，这些因素往往并非单独起作用的，我们应综合性地进行考虑。

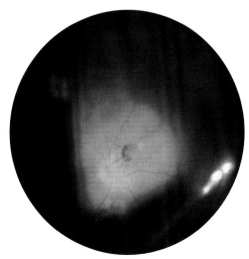

图 8-4-1　玻璃体后脱离引起后极部静脉破裂，从而引起广泛的玻璃体积血

二、玻璃体积血的手术时机

关于玻璃体积血的手术时机，国内外的观点，已在近些年发生了较大的变化。在 2021 年 ASRS 的 PAT 调查中，大多数（美国 47.0%，美国以外 39.5%）的医师选择在 1 个月的时候，进行手术清除玻璃体积血；而选择在 1 个月后进行手术的比例存在较大的差异（美国 7.4%，美国以外 30.0%），这可能因为美国本土的患者，适时进行全视网膜光凝（PRP）治疗的患者比例较高，视网膜增殖的严重程度较低有一定的关系；选择在 3 个月的时候进行手术的比例均较低（美国 17.7%，美国以外 10.9%）。以上数据表明，PPV 治疗难自清的玻璃体积血（non-clearing vitreous hemorrhage）的观察时间在缩短，这主要得益于 anti-VEGF 药物的使用与微创玻璃体手术的发展。

若玻璃体积血较不严重，积血沉于玻璃体腔下方，黄斑区及以上的视网膜可被窥清，可先行视网膜激光光凝，此可一定程度上降低眼底 VEGF 的表达水平，某种程度上等同于玻璃体腔内注射 anti-VEGF 药物，且这种治疗的效果是持续存在的，只要视网膜尚未发生牵拉性脱离，及时的激光治疗均可为后续的治疗打下一个良好的基础。

但是，在以下情况应尽快考虑玻璃体切除：①虹膜新生血管；②长期患有糖尿病，并无规范诊治者；③继发于玻璃体积血的难治性眼压升高；④1 型糖尿病。

考虑到微创玻璃体手术的成功率较高，对于部分血糖及血压控制较佳、依从性好、手术意愿较强的患者，及时地进行手术亦是合理的选择，因可一次性清除混浊的玻璃体，术中可窥清视网膜情况，并行全视网膜激光光凝，且可处理可能存在的纤维增殖膜。

考虑到以上的益处，术者在与患者充分沟通后，可在早期行玻璃体切除术，但对于该类手术，切不可认为难度较小而放松警惕，除了遵守操作规范之外，术中应清除足量的玻璃体，并做广泛的视网膜激光光凝，全面保证 1 期手术的远期效果，严格避免并发症的出现，这对初学者尤其关键。

三、手术步骤及注意事项

根据术前 B 超的评估，若后极部的增殖程度较轻，手术的安全性总体上较高，可按照以下步骤开展玻璃体切除手术。

1. 切除中心部玻璃体 若往玻璃体腔内置入导光纤维和玻切刀后，可窥清玻切刀的金属反光，可在广角镜下直接行玻璃体切除；但若视轴区的玻璃体积血较为致密，置入眼内器械后，仍然"伸手不见五指"，则可在显微镜下，先切除部分的前部玻璃体，为广角镜下的玻璃体切除创造空间，但在此过程中应注意保护晶状体和下方的视网膜（图 8-4-2）。

若此时，可窥清后极部的视盘和血管，则往往玻璃体液化程度较高，存在着较完全的玻璃体后脱离，接下来手术的难度通常较小，若此时仍不可窥见后极部，则须严格注意保护视网膜免受玻切刀的损伤。

2. 从玻璃体腔上方开始深入切除 术者应时刻警惕下方是否有漂浮的视网膜，在深入玻切时，稍微不慎即可能造成不可逆的大范围视网膜缺失，一般推荐在玻璃体腔上方（即 10:00 位至 2:00 位）推进玻璃体切除的深度，因为若不慎出现视网膜的医源性裂孔，上方裂孔的处理效果往往较好。

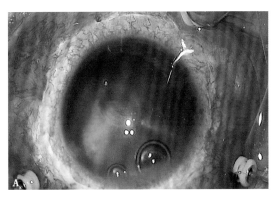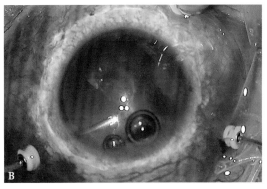

图 8-4-2　显微镜直视下的前段玻璃体切除

A. 为防止积血溢入前房,先往前房内注入黏弹剂,占据前房的所有空间,通过导光纤维的后照法,使用玻切刀切除同侧(右侧)的晶状体后皮质,应注意导光纤维的角度,玻切刀不可越过晶状体后的中线,否则易伤及晶状体后囊膜;B. 转换玻切刀的入口,切除对侧(左侧)的晶状体后皮质,可见玻璃体腔内的透明度明显提高。

　　3. "寻找迷雾中的灯塔"　视盘和血管即为玻璃体积血手术中的"灯塔",它们的出现,打开了玻切手术的整个局面,为术者提供了良好的参照物。这在所有玻璃体积血手术中都至关重要,无论是继发于孔源性视网膜脱离、息肉样脉络膜血管病变、PDR 等,均应等同视之。

　　术者在推进玻璃体切除的深度时,应仔细通过玻璃体的"窗口",寻找下方可能存在的视盘和视网膜血管,因为视盘和血管这种能见度较差的环境中,是最为显眼的,若血管走行正常,则提示此处的视网膜无脱离,但若血管走行异常,则提示可能存在视网膜脱离(图 8-4-3)。

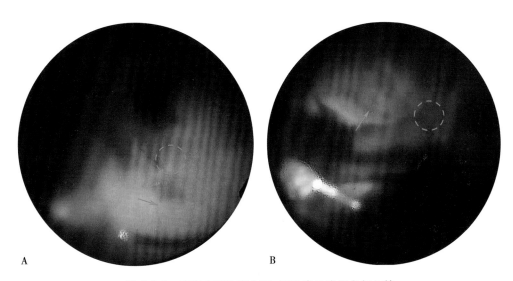

图 8-4-3　清除玻璃体积血时,应注意寻找视盘与血管

A. 视网膜未见脱离,在清除部分积血后,可隐约窥见视盘(绿色虚线内)和视网膜血管(绿色箭头);B. 视网膜脱离,在清除部分积血后,可隐约窥见血块沉着于视盘上(绿色虚线内)和走行异常的视网膜血管(绿色箭头),此种情形,应多使用玻切刀的抽吸功能,待玻璃体离开视网膜表面,有一定的安全距离后,再使用玻切刀予以切除。

4. 玻璃体后脱离　在玻璃体积血中，玻璃体后脱离与否，是非常具有迷惑性的，初学者应谨慎以对，避免"掉坑"。若已经存在较完全的玻璃体后脱离，此时后极部往往是比较清晰的，就算有积血存在，使用笛形针或者玻切刀进行抽吸，即可完全清除；但若后极部仍有积血紧密黏附，则提示玻璃体后粘连较为紧密，须注入 TA 混悬液后，使用玻切刀负压抽吸，确保制造明确的玻璃体后脱离（图 8-4-4）。

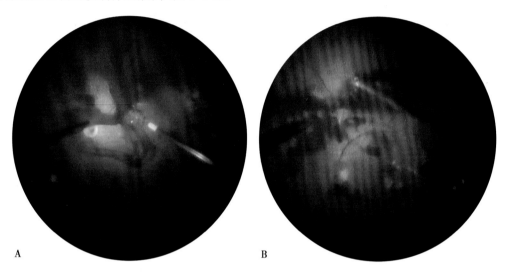

A   B

图 8-4-4　从视网膜前积血判断是否存在玻璃体后脱离

A. 使用笛形针吹拂积血区域，可见积血可完全离开视网膜表面，则提示玻璃体已被清除干净；

B. 积血斑片状集聚于视网膜前，使用玻切刀抽吸亦不轻易离开视网膜表面，此提示积血被"禁锢"于玻璃体后皮质与视网膜之间的狭小空间内。

5. 切除玻璃体后皮质　当成功制造玻璃体后脱离之后，因玻璃体本身存在广泛的皱缩和变性，玻璃体后皮质的界面即清晰可见，在扩大玻璃体后脱离范围的同时，应注意玻璃体与下方的视网膜及其血管是否存在较为紧密的黏附，避免负压吸引的幅度过大而引起出血和医源性裂孔。

6. 扩大玻璃体切除的范围　在完全清除中心部及后极的玻璃体后，可在巩膜外顶压下，检查周边视网膜是否存在变性或裂孔（图 8-4-5），若周边玻璃体残留较多，术后残留的玻璃体可对周边部的视网膜产生牵拉，导致继发性的视网膜脱离；但在清除周边部玻璃体时，应严格避免出现医源性裂孔，若已出现，应清除裂孔周边的玻璃体，及时止血，后续使用激光封闭裂孔。

7. 广泛的全视网膜光凝（pan-retinal photocoagulation，PRP）　如判断玻璃体积血确实由 PDR 引起，应进行 PRP。广角镜的使用，极大地方便了术中 PRP 的操作，一般推荐激光所覆盖区域从血管弓外延伸至锯齿缘后。激光斑的能量应动态调整，因激光斑的直径在术后可扩大 50%，故彼此之间应有适当距离（图 8-4-6），激光斑的队列，可力争整齐划一，但与手术效果并无直接关系，关键仍为其覆盖范围是否足够宽广。另应避免激光能量过高，以防出现激光源性视网膜裂孔。可同时使用激光封闭某些渗血的区域。还应该注意的是，如果患者在术前已行 PRP，可在巩膜外顶压下，补充周边部的视网膜激光光凝，力求"毕其功于一役"。

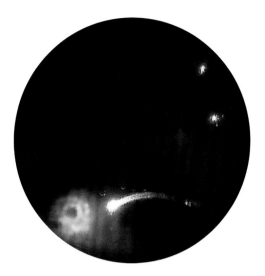

图 8-4-5　巩膜外顶压下检查 PDR 患者周边视网膜，发现存在视网膜裂孔，予以激光封闭

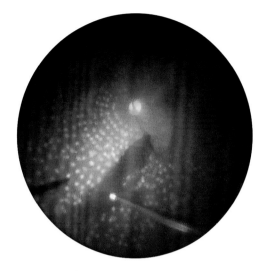

图 8-4-6　全视网膜激光光凝，少量的渗血可在完成大部分区域的激光后再行处理

　　初学者应严格避免损伤黄斑区，在开始进行激光治疗时，应谨记以下三个步骤：①再次确认手术的眼别；②通过眼别确认黄斑区所在区域（因部分患者的黄斑较为水肿，黄斑正常反光消失，再加之手术后期眼底能见度降低，黄斑部的轮廓显像不佳）；③先使用激光斑勾勒出黄斑区之外围。

　　8. 玻璃体腔内填充物的选择　若视网膜增殖程度较轻，可直接填充平衡盐溶液，部分患者可视具体情况，选择填充过滤空气或惰性气体，一般无须填充硅油。

　　9. 术后的抗炎治疗　考虑到 PDR 本身所带来的促炎症状态，以及术中 PRP 的应用，部分患者在术后的炎症反应较重，须加强局部的抗炎治疗，辅以散瞳眼药水活动瞳孔。

四、术后再出血的处理

　　大约有 30% 的患者在术后早期即可出现再次的玻璃体腔积血，患者常有较强的焦虑情绪，对于术者来说亦有一定的压力。在这种被动的情况下，术前充分的沟通解释即显得尤为重要。

　　可在术后 1 周左右开始，通过 B 超了解积血增减和视网膜情况，大多数患者无须再次手术，可密切观察玻璃体腔的透明度，若视网膜可逐渐被窥清，且 1 期手术的激光治疗强度足够，出血往往可在 2~3 周内被完全吸收，因为在水眼状态下，玻璃体内的血液可被大比例稀释，但应注意是否有眼压升高、角膜血染、虹膜新生血管等并发症的出现。

　　大约有 10% 的此类患者须再次行玻璃体手术清除积血，手术难度一般较小，但在水眼状态下，制造巩膜切口时，应防止眼压骤降、眼球壁塌陷及脉络膜出血等负面事件的出现，使用带自闭阀的 trocar 可提高操作的安全性；在术中，应仔细全面地寻找可能的出血区域，及时补充激光，封闭异常区域，不推荐使用电凝，因其损伤范围较大，可能造成医源性裂孔。

第五节　牵拉性视网膜脱离的术中处理

由 PDR 引起的牵拉性视网膜脱离（tractional retinal detachment，TRD）常伴有不同程度的玻璃体积血，但因为玻璃体的皱缩与粘连，玻璃体积血一般不弥散到较广的范围。对于初学者来说，完全清除积血的难度本身并不太高，最大的挑战是如何解除玻璃体与视网膜之间的牵拉。

如果说外路手术是在设计和雕琢一件艺术品，那么 PDR 的手术则是在围歼一支强大的军团，不但需要战略和战术，亦需毅力与勇气。

除了积累手术经验，不断提高手术技能之外，初学者应尝试多种操作技术，熟悉不同眼内器械的特点，将技术的发挥与器械的应用有机地结合起来，才能最大限度地发挥微创玻璃体切除手术的优势。

手术伊始，术者一般需要先确定玻璃体后皮质的界面，若中周部的玻璃体存在后脱离，常可见到该界面与下方视网膜之间存在着一定的间隙，我们一般先使用玻切刀，切开中周部的玻璃体界面，为眼内器械接近后极部视网膜，创造一个相对安全的通道（图 8-5-1）。

接下来就是松解纤维血管膜的牵拉，无论采用单手还是双手操作，术者在分离膜组织时常涉及以下三种技术的应用，彼此之间并非孤立的，需要术者视具体的病变性质综合运用，方能取得最佳的手术效果。

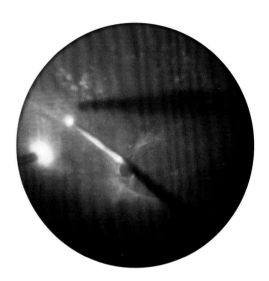

图 8-5-1　切开中周部的玻璃体后皮质

（一）分割技术（segmentation）

这是最常用的技术，如同兵法中常用的"分而治之，各个击破"，初学者可较好地予以应用，但应理解该技术的难点所在并非如何"分而治之"，而是如何"各个击破"。

因微创玻切刀的开口可较好地贴近增殖膜，且直径较小，直接使用玻切刀，采用高切速低负压模式，可从前到后，从中心到周围，直接切除分布在眼底不同角落的纤维增殖膜，将片状分布的纤维增殖膜切除成不同的单元。

该技术常用于切除视网膜前起着桥接作用，并与下方视网膜具有一定间隙的纤维增殖膜（图 8-5-2），手术的难点是准确判断增殖膜与视网膜之间的距离，避免误伤视网膜造成裂孔与出血。

对于部分粘连较为紧密的增殖膜，亦可使用眼内剪，先寻找其与下方视网膜之间的突破口，再迂回地缩小两者之间的粘连面积，最后再使用玻切刀将已分离的增殖膜切除。

已被分割为不同单元的增殖膜，可通过玻切刀迂回地进行蚕食，但某些位点的粘连仍会非常紧密，此时术者应适可而止，尽量避免造成医源性裂孔与出血。

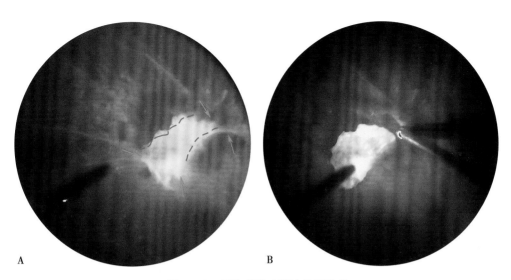

图 8-5-2　桥接式增殖膜的分割技术

A. 增殖膜处于两条血管之间，与血管壁粘连紧密（绿色箭头），这些位点就像"桥墩"，是粘连最紧密处，不可大力剥除，否则易引起撕裂，在两个血管之间增殖膜与下方视网膜存在着一定的间隙（蓝色虚线处），呈现桥接的毗邻关系；B. 使用 25G 玻切刀，从空间最大处，切开此桥接式增殖膜，暴露下方视网膜。

（二）剥离技术（delamination）

如果增殖膜与视网膜之间呈现"苔藓样"的黏附关系，即两者之间并无足够的间隙允许术者通过分割法进行操作，则须采用剥离技术（图 8-5-3）。

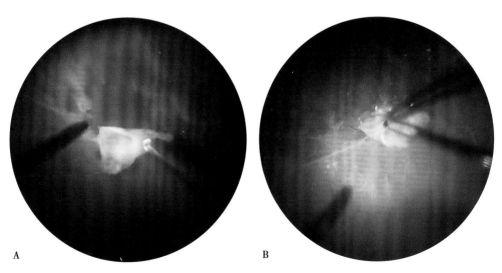

图 8-5-3　增殖膜的剥离技术

A. 使用玻切刀或眼内镊轻轻翻开增殖膜（这个动作可很大程度上避免术者冒进地去切除或剥除增殖膜），判断增殖膜与下方视网膜粘连的范围和紧密程度；B. 使用眼内镊从粘连最疏松处，开始剥除增殖膜，可见增殖膜与血管之间存在条状黏附（绿色箭头）。

若采用单手操作，一般采用眼内镊，先从较疏松的边缘扩大剥离面积，如果视盘处存在增殖膜，可在视盘旁开始剥除（图 8-5-4），再配合导光纤维的头端，轻柔地剥开粘连较为紧密的部位，若粘连非常紧密，则不可强行剥除增殖膜，而须迂回地寻找其他部位的突破口，实在无法分离时，亦不可强求。

双手操作常被用于该技术之中，在使用吊顶灯时，术者的一只手使用眼内镊提起增殖膜的边缘，使增殖膜稍微绷紧，另一只手使用玻切刀、眼内剪等器械，逐渐解除增殖膜与视网膜之间的粘连，其最大的优势是可以较为灵活地找到突破口，必要时可通过眼内剪的锐性操作，制造和扩大突破口。但对于初学者来说，双手操作具有较长的学习曲线，若使用不当，不但手术效率没有提高，亦容易导致视网膜的医源性损伤。

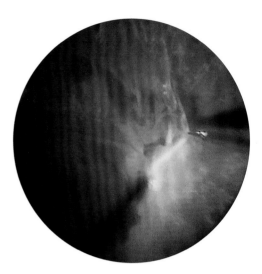

图 8-5-4　使用锯齿镊在视盘旁剥除增殖膜

不可否认的是，双手操作在处理某些比较复杂的增殖膜时，具有一定的优势，最主要是可将增殖膜掀起拉紧，使术者更好地判断粘连的位置和范围，并使眼内剪的锐性分离更加精准，就像我们在剪开透明胶带时，当胶带轻微绷紧时，可较轻易地被剪断，而当较松弛时，剪断的难度就可能增大，且断端可能不太准确和整齐。初学者应多进行双手操作的练习，以应不同场景之需。

（三）整体剥除技术（en bloc）

en bloc 这个词来自法语，意为整体。该方法类似于军事手段中的"外科手术式打击（surgical strike）"，目标是先以最小的手术量，定点清除后极部增殖膜与视网膜的粘连，其立足点为增殖膜与后极部视网膜之间存在着前-后方向的牵拉力，该牵拉力的存在本身是负面的，因其直接导致了视网膜的牵拉性脱离。这项技术恰好利用了该牵拉力，将其暂借用为拉紧增殖膜上的"第三只手"，它的作用类似于我们在双手操作时，使用眼内镊夹起增殖膜的边缘，使其轻微绷紧，以便更好地进行分离。

术者先辨别后极部牵拉的所有位置，逐一进行分离（一般使用眼内剪），待所有牵拉均被解除后，再整体切除玻璃体及增殖膜。该方法的优点是能够完整地清除玻璃体与增殖膜，且出血风险较低，但在进行眼内操作时，可能造成其他部位的撕裂，若视网膜前出血量较多时，采用该技术则比较困难。

实际上，以上这三种技术均遵从同样的原则，即尽可能地在增殖膜与视网膜的交界面上，辨认出所有粘连之所在，寻找突破口解决主要矛盾，将增殖膜作为操作的平台，借力打力，在使用各种器械消除增殖膜时，从广度上和力度上，尽量减少对下方视网膜的牵拉与扰动。初学者在处理纤维增殖膜时，应秉承以上手术原则，缓慢推进，给自己预留足够的思考和判断的时间，逐渐减少无效操作的次数，并将手术并发症控制在合理的范围内。

第六节　术中染色与填充物

一、染色剂

（一）染色剂种类

多种染色剂可助术者更好地辨认玻璃体与增殖膜，其中曲安奈德（TA）混悬液是最常用的工具，特别是当玻璃体液化程度不高，与下方的视网膜粘连较为紧密，或者难以确定是否已存在玻璃体后脱离时，使用 TA 混悬液可以更清晰地勾勒出残留玻璃体的界面，方便术者进行更精准地切除，但初学者在吸除玻璃体腔内 TA 时，应将玻切刀的开口置于玻璃体腔内最中心的位置，且刀口向上，严格避免在此过程中产生对下方增殖膜的牵拉。除了 TA，台盼蓝（trypan blue）、亮蓝（brilliant blue G）、吲哚菁绿（indocyanine green，ICG）也时常被用于病变组织的染色。（具体可见第九章第六节）

（二）常用方法

在国内一般最常用的为 ICG，其对内界膜的染色效果较强，而对玻璃体与增殖膜的染色效果较弱，通过颜色的反向对比，可助术者更好地辨认纤维血管膜的走行与形状（图 8-6-1）。

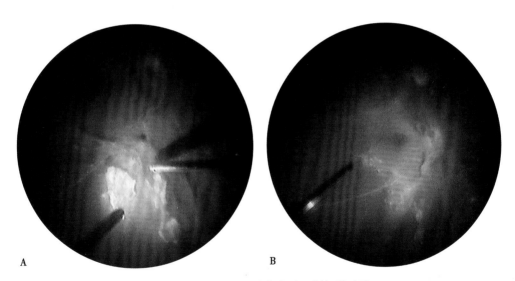

图 8-6-1　使用 ICG 染色有助于判断增殖膜

A. 注入 ICG 染色可见增殖膜的边缘，再使用"蚕食法"修剪增殖膜至最小范围，以不造成视网膜的固定皱褶为止；B. 绝大部分的增殖膜已被清除。

但对于这些染色剂的应用仍然有一定的争议，关注点为可能存在的视网膜毒性（如引起局部视野缺损等），但现在一般认为这种副作用是可防可控的，主要取决于术者是否控制好染色的剂量和时间，有多种方法可供参考。（具体可见第十章第五节）

二、填充物

（一）术中填充物

术中使用的填充物最主要为重水，重水有助于稳定后极部的视网膜，用于保护黄斑区免受眼内器械的牵拉，术者借助于这"第三只手"，可以更安全有效地切除周边部玻璃体和剥除增殖膜，虽然在理论上存在着一定的优势，但建议初学者尽量少用重水去压平视网膜，主要是僵硬皱缩的视网膜存在着一些"沟壑"，可能造成重水的残留，甚至可通过隐蔽的小孔进入到视网膜下腔；当视网膜难以通过气／液交换展平，可最后选择使用重水尝试进行压平，在注入的过程中注意避免鱼卵样重水滴的产生，推注力度轻柔，避免眼压过高和裂孔的产生。

另外一种较少被使用的术中填充物为黏弹剂，一般被用于分离纤维血管膜与视网膜之间的粘连，为进一步的剥离创造空间，虽具有一定的作用，但其安全性尚未得到较好的验证，用量不宜过大，另因其颜色透明，易在玻璃体腔内残留，须注意避免较多的残留。

（二）术后填充物

对普通的玻璃体积血，若视网膜较平伏，激光斑可靠，术后可直接填充平衡盐溶液，亦可填充过滤空气作短期的过渡。若视网膜增殖程度尚可，增殖膜清除较彻底，视网膜出血较轻微，可填充惰性气体（图8-6-2）。

硅油依然是重度PDR较为理想的术后填充物，特别是血管活性较强时，首先它具有一定的压迫止血作用，其次可在视网膜与眼前段之间扮演隔离带的作用，一定程度上减少视网膜来源的炎症因子与VEGF向眼前段的扩散，避免或减少虹膜新生血管的产生。对于老年的有晶状体眼患者，应注意硅油取出的时机，一般以3～6个月为宜，因硅油填充过久可加剧白内障的程度，该类型的白内障核块往往较硬，再加之虹膜弹性欠佳，瞳孔难以完全散大，这些对于初学者来说，其处理难度往往是比较大的，稍有不慎即可能造成角膜内皮失代偿等严重并发症。

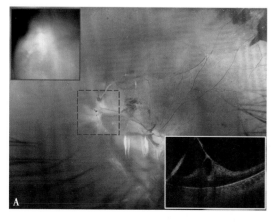 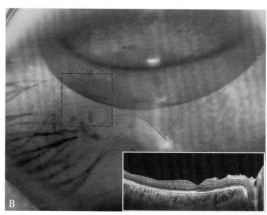

图8-6-2 重度PDR术前及术后眼底图

A. 术前可见颞上血管弓视网膜牵拉性脱离（红色虚线内），OCT提示玻璃体后皮质粘连紧密（白色方框内），术中清除颞上方浅脱离区的增殖膜，手术结束时该区域的视网膜仍存在皱褶（红色方框内为手术视频截图），在其周边平伏区域行视网膜激光光凝，未平伏区暂不行激光治疗，填充C_3F_8气体，嘱保持面向下体位2周；B. 术后3周，该区域视网膜的皱褶已自行消失，视网膜完全平伏（红色虚线内），黄斑形态接近正常，矫正视力从术前的0.02提高至0.6。

第七节　术中困难及其处理

（一）角膜水肿

手术过程中，PDR 患者的角膜易出现水肿，特别是在手术早期的出现，将极大地影响眼内的操作，可尝试通过以下方法减少角膜水肿出现的概率和严重程度：①控制术前聚维酮碘接触结膜囊的时间，最好以 1 分钟以内为宜；②术中均匀涂布玻璃酸钠保护角膜上皮，或适时淋洒平衡盐溶液保湿角膜上皮；③尽量维持恒定的玻璃体腔内灌注压，以 20～25mmHg 为佳，不过早地注入重水和进行气/液交换，以免眼压瞬间波动过大；④必要时使用刀片刮除水肿的角膜上皮。

（二）晶状体混浊

除了避免医源性损伤之外，可偏向于使用带自闭阀的 trocar 减少眼压波动；注意灌注trocar 内口的角度，应直接朝向玻璃体腔的中心部，避免灌注液的涡流对晶状体后表面产生过大的冲刷力；虽然平衡盐溶液中含有少量的葡萄糖，但若患者术前血糖水平较高，彼此之间存在较大的浓度差，亦容易造成晶状体的混浊，故术前应监测患者的血糖水平处于合理范围之内，必要时可往灌注液中加入少量葡萄糖；最后应避免术中早期眼内压的较大波动，不过早注入重水和进行气/液交换。

对于 PDR 患者来说，术中临时决定进行晶状体摘除并不是特别推荐的做法，因其不但增加术中难度，并发症的发生率亦相应增加。

（三）瞳孔缩小

由于糖尿病引起虹膜弹性的下降，部分 PDR 患者的瞳孔难以被充分扩大，或在术中出现缩小的现象，这在一定程度上影响了眼内操作的能见度，不过广角镜的使用让该问题显得不是那么的棘手。

如果患者的血压较平稳，可往前房内注入少量肾上腺素（使用 10mL 的注射器，先抽满平衡盐溶液，再抽取体积为 1 个小气泡大小的，浓度为 0.1% 的肾上腺素溶液），可一定程度扩大瞳孔。一般不推荐使用虹膜拉钩，因可能造成虹膜的撕裂和出血。

（四）医源性裂孔

这是 PDR 手术中最难以避免的并发症，原因是多方面的，在处理增殖膜时，尽管运用了多种技术，但若进退失度，即随时可能导致医源性裂孔的产生，这是无可厚非的术中事件，但亦应尽力避免。

若出现或发现视网膜医源性裂孔，应尽量切除裂孔周围的玻璃体，剥除与其连接的增殖膜，只要处理得当，这些医源性裂孔往往可"变废为宝"，成为气/液交换导出视网膜下液的通道，待视网膜平伏后，再使用激光封闭裂孔，一般不引起严重后果。

（五）出血

术中出血可来源于新生血管、视盘、视网膜血管，虹膜、巩膜切口、脉络膜等多个部位。与普通玻璃体手术一样，术中灌注压合理地维持和及时地调整是最为关键的预防措施。

切除和剥离与血管黏附紧密的增殖膜时，是最容易导致出血的环节（图 8-7-1）。一旦发现较旺盛的出血，处理切不可迟疑，因 PDR 患者的血液黏滞性较强，若其量较多，吸除的难度较大，将极大地影响后续操作的进行。一般可尝试以下方法予以止血。

1. 短暂提高灌注压　　应严格控制时间，切不可持续过长（以不超过 3 分钟为宜），否则将严重影响视网膜血液的灌注，待及时止血后，可逐渐有梯度地降低灌注压至正常水平。

2. 眼内器械压迫止血　　使用笛形针或玻切刀头端轻压出血点，持续至少 1 分钟，应避免因手部的抖动而导致无效的按压。

3. 及时气 / 液交换　　因出血可快速溶于平衡盐溶液之中，从而影响术野的能见度，此时可进行气 / 液交换，在气体填充状态下，进行相应的止血处理。

4. 电凝　　应注意电凝的准确性，强度控制在合理范围内，避免造成医源性裂孔。

5. 激光光凝　　这是比较安全有效的方法，初学者应重点掌握，因激光纤维的头端无须接触出血点，激光束可精准地作用在出血点上，利用激光的热效应让出血点结痂，从而起到止血的作用。

6. "引蛇出洞"　　为了在术中彻底地处理所有出血点，在作必要的止血处理后，可短暂地降低玻璃体腔的灌注压至 15～20mmHg，静候片刻，仔细观察是否仍有活动性出血，此时术者可使用激光光凝予以准确地封闭。

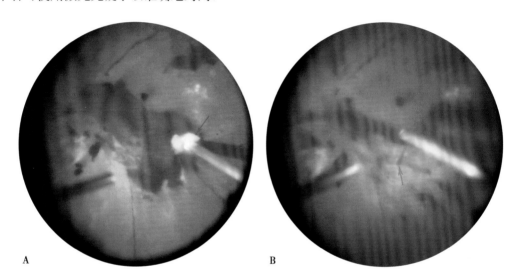

图 8-7-1　切除增殖膜时视网膜出血

A. 使用玻切刀切除与视网膜黏附紧密的增殖膜（蓝色箭头）时，出现较严重的出血；B. 使用玻切刀吸出血凝块后，发现活动出血点（绿色箭头）。

第八节　术后并发症及处理

除了玻璃体切除手术和眼内填充物本身固有的并发症之外，PDR 患者的术后并发症常体现在以下几方面。

（一）眼压升高

眼压升高可出现于术后早期和中晚期，应考虑眼压升高的幅度，仔细观察眼前节的表现，特别是前房的深度和炎症反应，再决定是否行进一步的处理。

术后早期约有 1/3 的患者会出现不同程度的眼压升高，因部分患者术后角膜出现水肿，使用非接触眼压计测出的数值可能偏高，应观察患者是否出现头痛、眼胀等高眼压症状。若眼压在 30mmHg 以下，一般观察即可；若高于 30mmHg，可使用 1 到 2 种降眼压药物，必要时加用全身用药；若是由瞳孔阻滞引起的眼压升高，常表现急进，应及时加强抗炎散瞳治疗，嘱患者严格面向下体位，必要时手术处理。

中晚期的眼压升高常由硅油乳化引起，少数继发于虹膜新生血管或视网膜增殖病变的恶化，须视具体情况予以处理。

（二）葡萄膜反应

PDR 术后的患者常可观察到明显的葡萄膜反应，主要来自患者的高促炎状态、术中的操作强度较大等，术后早期可观察到瞳孔渗出膜、角膜后沉积物、房水闪辉和细胞等葡萄膜反应，相比于普通的玻璃体切除手术，PDR 患者在术后应加强多种抗炎治疗，必要时可在严格监测血糖的同时，加用全身激素治疗；同时应坚持散瞳治疗，术后早期以阿托品眼膏为佳，1 周后可改用托吡卡胺滴眼液。

（三）晶状体混浊

若术中无出现晶状体的医源性损伤，晶状体混浊可在术后短期内，待炎症反应消退后，逐渐恢复到术前的水平，无须在短期内予以处理。但若出现晶状体皮质的膨胀，则提示晶状体囊膜存在裂缝，可能需要及时进行晶状体摘除。

术后晚期的白内障较为常见，在处理时应密切观察视网膜的增殖改变是否已在术后消退，必要时可在白内障术前注射 anti-VEGF，或补充激光（往往因晶状体的核性混浊导致激光斑较轻），再请有经验的白内障专科医师手术，应注意后囊的保护，并防止水眼状态下的眼压骤降。白内障术后亦应密切观察是否出现黄斑水肿和虹膜新生血管。

（四）虹膜新生血管及继发的青光眼

虹膜新生血管可在术后数周开始产生，高危因素包括：无晶状体眼、人工晶状体眼、前后节联合手术等（图 8-8-1），术者应高度重视围手术期 anti-VEGF 和视网膜激光光凝的运用，术中减少对眼前节的扰动，并保证广泛足量的视网膜激光光凝，可在一定程度降低虹膜新生血管的发生率。当积极药物治疗后，眼压仍控制不佳，应及时转诊至青光眼专科。

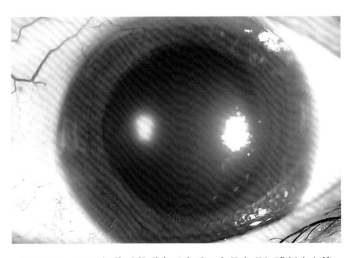

图 8-8-1　PDR 行前后段联合手术后 1 个月出现虹膜新生血管

（五）前部玻璃体纤维血管增殖

常出现在患有 1 型糖尿病的男性青年，此为 PDR 术后出现 PVR 的特殊表现，主要表现为纤维血管膜以周边视网膜为起始位置，向前蔓延至睫状体上皮、晶状体后囊和虹膜后方，患者视力下降较快较重，伴有前节炎症反应和前房积血，治疗难度较大，预后比较差。

1 期手术的预防措施非常关键，广泛足量的视网膜激光光凝（至锯齿缘后缘），以及巩膜顶压下的周边玻璃体切除是两大预防手段。

（六）纤维素样综合征与眼内纤维蛋白生成

发生率较低，处理难度较大，预后往往较差，主要表现为眼内多发的纤维蛋白生成，造成瞳孔区膜样闭锁、牵拉性视网膜脱离和新生血管等（图 8-8-2），高危因素主要为前后节联合手术、内外路联合手术、激光治疗量过大等。

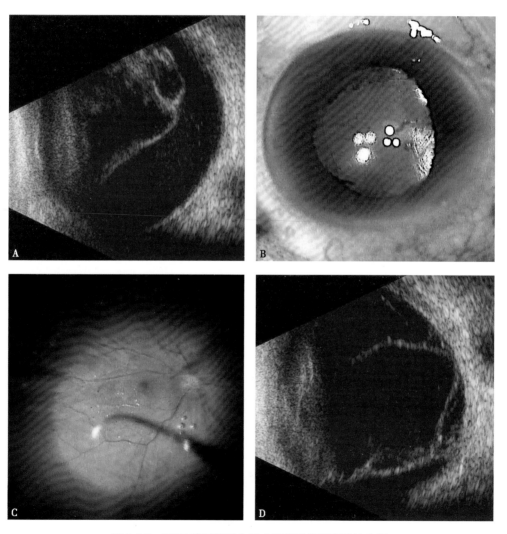

图 8-8-2　PDR 前后段联合手术后出现纤维素样综合征

A. 术前 B 超未提示视网膜脱离；B. 术中因晶状体明显混浊（年龄 85 岁），不能窥清眼底，同时行白内障超声乳化＋人工晶状体植入，术程顺利；C. 术中见视网膜平伏；D. 术后 3 天视力开始明显下降，B 超提示宽斗样视网膜脱离。

（七）玻璃体积血

早期的玻璃体积血可来源于视网膜本身血管的小渗漏，或来自术中残留纤维血管膜，周边部玻璃体残留的积血亦可在术后被释放至整个玻璃体腔。在密切观察的同时（主要依赖于 B 超），一般无须在短期内进行手术处理，部分患者可再次行 anti-VEGF 眼内注射，若观察 1～2 个月后，积血仍无消退迹象，或出现视网膜脱离和眼压升高，可行玻璃体腔内灌洗（应规避水眼的相关风险），同时处理出血组织，必要时做硅油填充。

中晚期的玻璃体积血可来源于复发的视网膜增殖，虹膜及房角的新生血管亦可能引起玻璃体积血，应视具体情况予以处理。

著者小结

"只有战略的持久战才是争取最后胜利的唯一途径"，严重 PDR 的手术处理是比较复杂的，其治疗的时间跨度较大，手术难度差别也较大，非常注重围手术期的综合处理，因术中及术后并发症多发且复杂，对术者的技能要求较高，初学者应在上级医师的指导下，严格把控手术适应证，多观摩、常思考、勤总结，待积累较多经验后，方可独立开展严重 PDR 的玻璃体切除手术。

（张钊填）

第九章

黄斑前膜的手术治疗

黄斑前膜（epiretinal membrane，ERM）是发病率较高的玻璃体黄斑界面形态异常，多种因素促发了黄斑内表面出现胶原纤维增殖，从而表现为不同程度的黄斑前纤维组织附着，最主要的临床表现为视力下降和视物变形。相干光断层扫描（optical coherence tomography，OCT）已成为诊断 ERM 的有力工具，亦为手术规划提供了客观的影像资料。

ERM 分为特发性（idiopathic）和继发性（secondary）两大类型，前者难以在临床上寻得明确的病因，为排他性诊断（idiopathic 为 idio 与 pathic 的组合，idio 来自希腊语 idios，意为自我的、私人的，pathic 为表示病变作用的后缀）；后者可被明确归因到某种眼部疾病。本章节将讲述黄斑前膜的发病机制，并重点讲述手术处理的注意事项与技巧。

第一节 黄斑前膜的临床特征

一、黄斑前膜的分类与病因

（1）特发性：未能找到明确的病因，但为排他性诊断，在诊断之前，应仔细检查眼底，并追问病史。

（2）继发性：可包括多种疾病，如视网膜静脉阻塞、糖尿病视网膜病变、葡萄膜炎、眼外伤、视网膜脱离、错构瘤、视网膜血管瘤等。部分原发病的诊断并不难，但应仔细检查视网膜周边部有无裂孔存在，必要时行荧光造影观察是否有血管的渗出性改变。

（3）医源性：亦可被归类到继发性之中，在此单独归类旨在强调眼部的手术亦为 ERM 的较常见诱因，如视网膜脱离、硅油填充、视网膜激光光凝或冷凝术后，主要与手术后的炎症刺激有关。

二、特发性黄斑前膜的分期

特发性黄斑前膜（idiopathic epiretinal membrane，iERM）一般以 60～70 岁为发病的高峰，女性发病率稍高，一般可被划分为三期，分别如下。

0 期：一般也被称为黄斑玻璃纸样变性（cellophane maculopathy），主要表现为黄斑前玻璃纸样反光,视网膜内层的结构并未发生形态学的改变,患者一般可无任何主观症状,一般是在体检中发现(图 9-1-1A)。

对于该类患者,因风险明显高于可能的获益,一般不轻易进行手术。

1 期:黄斑前膜出现一定的皱缩,并导致视网膜内层出现小皱纹,当中心凹受累时,可出现视物变形或视力下降。症状一般较轻微,常在患者遮盖另眼视物时被发现,特别是患眼是非主视眼时,更易被忽略(图 9-1-1B)。

对于该类患者,视力往往较佳,初学者不可轻易决定手术,可密切观察视力的变化,并追踪有无视物变形出现或加重的现象。

2 期:黄斑区的前膜出现增厚,颜色加深,表现为半透明或灰白色,视网膜全层出现皱褶,血管可有不同程度的蜷曲,此外可有棉绒斑、渗出、小出血点甚至小血管瘤的出现,约有 20%～40% 出现黄斑囊样水肿(图 9-1-1C、D)。

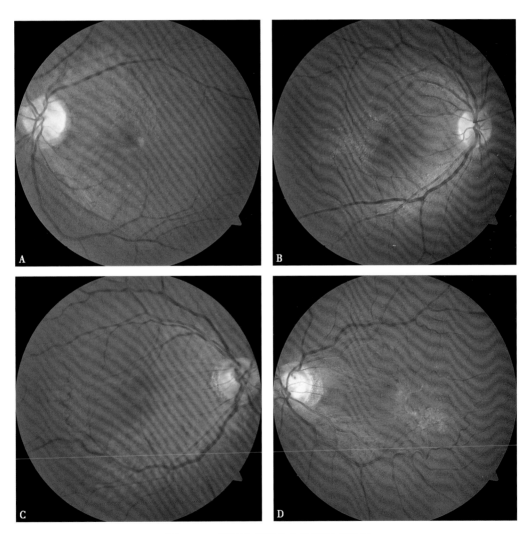

图 9-1-1　不同分期的黄斑前膜眼底照相

A. 黄斑前玻璃纸样反光(0 期);B. 黄斑前膜出现一定的皱褶(1 期);C. 黄斑旁的血管可见蜷曲(2 期);D. 黄斑前膜较厚,可见小出血点(2 期)。

对于该类患者，临床症状与影像学表现亦非完全对应，约80%的患者会出现视力下降或视物变形。术者在决定手术之前，应仔细追问患者的主诉，因患者通常年龄较大，可同时伴有干眼、白内障等眼病，术者在把握手术指征时，应紧扣患者的就医诉求，若手术意愿不强或症状较轻，不可轻易开展手术。

继发性黄斑前膜与医源性黄斑前膜一般不作分期。

第二节　黄斑前膜的发病机制

黄斑前膜的始发因素尚未阐明，不同前驱细胞向肌成纤维细胞的转化可能是黄斑前膜形成的关键因素，这些前驱细胞很快失去了原本的细胞特征，因此很难被鉴定，但免疫组化技术提示这些前驱细胞可能是视网膜胶质细胞以及RPE细胞。这些前驱细胞迁移到视网膜内表面的过程尚不能阐明，目前有三种主要的理论：①在玻璃体后脱离（PVD）后，内界膜产生微小的损伤，视网膜胶质细胞得以迁移至视网膜内表面，但内界膜的损伤在特发性黄斑前膜中发生的概率很低，因此该理论不能成为主流理论；②在PVD发生后，残余的玻璃体细胞在视网膜表面增殖并化生形成黄斑前膜，但该理论无法解释不合并PVD的黄斑前膜；③在没有发生PVD的情况下，玻璃体黄斑牵拉对Müller细胞的慢性刺激导致胶质细胞增生和血管渗漏，胶质细胞沿玻璃体后皮质生长并构成了黄斑前膜的一部分。但这些理论都有各自的缺陷，不能完全解释黄斑前膜的成因。

在组织学上，黄斑前膜一般有两层结构：外层与内界膜接触，由不含细胞成分的细胞外基质组成，这些细胞外基质由黄斑前膜中的细胞组分分泌形成；内层是黄斑前膜的细胞层，由单层或多层细胞构成，主要包括胶质细胞、视网膜色素上皮细胞（RPE）、成纤维细胞、免疫细胞等，不同的细胞构成提示了黄斑前膜的潜在病因、疾病的严重程度以及病程长短的不同。例如，继发于增殖性玻璃体视网膜病变（PVR）的黄斑前膜，细胞组分以RPE细胞为主，而特发性黄斑前膜的细胞组分则以胶质细胞为主；随着黄斑前膜的进展，肌成纤维细胞样物质增多，增加了黄斑前膜的收缩性，可能导致血管走行异常，甚至破坏血-视网膜屏障，导致黄斑水肿甚至牵拉性视网膜脱离。

黄斑前膜的细胞成分主要有以下几种。

（一）胶质细胞

小胶质细胞、星形胶质细胞以及Müller细胞都参与黄斑前膜的形成。胶质细胞的反应性增生是ERM和PVR形成的主要因素，当胶质细胞得以迁移至视网膜表面时，细胞增殖并且为细胞外基质的生成提供骨架，同时胶质细胞也可以化生为肌成纤维细胞，并且胶质细胞分泌的TGF-β还可以促进ERM中的其他细胞向肌成纤维细胞转化。

Müller细胞参与内界膜形成，同时也在ERM的形成中有重要作用。许多因素如视网膜外伤、缺血、高糖以及多种细胞因子和生长因子等，都可以激活Müller细胞，经过细胞肥大、增殖、迁移等过程，上调胶原蛋白等细胞外基质蛋白的表达，形成了纤维增殖膜。Müller细胞也对机械应力敏感，视网膜表面的前拉力也可能激活Müller细胞，从而维持胶质增生和向肌成纤维细胞转化的过程。

（二）玻璃体细胞（hyalocyte）

玻璃体细胞主要位于玻璃体后皮质及玻璃体基底部，是一种单核巨噬细胞，在黄斑前膜中，这些有着长细胞纤维，并聚集在成纤维细胞周围。研究表明，玻璃体细胞对 TGF-β2 刺激表现出更强的收缩反应。因此，有学者推测，在 PVD 之后，患者发生黄斑前膜，是因为黄斑前残余的玻璃体细胞增殖；而如果 PVD 发生过程顺利，将玻璃体细胞所在层次一并与黄斑分离，可能就不会产生黄斑前膜。

（三）RPE 细胞

RPE 细胞可通过视网膜裂孔到达视网膜内表面，因此它们也是 PVR 和继发于孔源性视网膜脱离的黄斑前膜中的主要细胞成分，在特发性黄斑前膜中并不典型。在视网膜表面，RPE 细胞也可在 TGF-β2 的刺激下向肌成纤维细胞转化。RPE 向视网膜内表面的迁移过程尚未完全阐明，有一个有趣的假设是，其他的视网膜细胞可能会向 RPE 细胞转化。

（四）巨噬细胞

巨噬细胞更常见于继发于玻璃体积血的黄斑前膜，巨噬细胞如何参与黄斑前膜的形成还不明确，但巨噬细胞可以分泌许多细胞因子和生长因子，可能参与调节其他细胞向肌成纤维细胞的转化。

（五）成纤维细胞和肌成纤维细胞

成纤维细胞和肌成纤维细胞的收缩性，最终使黄斑前膜扭曲正常的组织结构，导致视网膜皱褶甚至黄斑裂孔的形成。

第三节　临床评估与鉴别诊断

虽然 ERM 的临床诊断是比较直观的，但这也让我们在诊疗时，轻易进入"一元论"的陷阱，因其患病人群多为老年人，往往可伴发多种眼部疾病，过于轻率地将 ERM 定义为特发性，有时会导致一些重要细节的遗漏，甚至产生医疗纠纷，这是初学者特别需要规避的问题。

在进行 ERM 的临床检查时，首先是通过仔细全面的眼底检查，并追问病史，鉴别其特发性、继发性与医源性。追溯 ERM 病因的意义在于：①提供准确全面的诊查资料，尊重患者的知情权，让其对自己的眼部异常有客观理性的认识，这可以为后续的沟通打下良好的基础；②有利于发现并处理其他眼部异常，如周边部隐蔽的血管病变和视网膜裂孔等；③排除并预防不利于术后视力恢复的因素，如发现中间葡萄膜炎为 ERM 的原发因素，手术则可能需要取消或延期，待炎症控制稳定后再择期进行；④为术后视力和可能的并发症作出较为合理客观的预判，有利于医患双方作出最能被接受的治疗方案，避免在术后产生纠纷，这对初学者来说尤为重要。

ERM 常与玻璃体黄斑牵拉（vitreomacular traction，VMT）相鉴别，在高分辨率 OCT 已经普及的今天，这两者的鉴别基本不存在难度，主要观察黄斑前是否存在玻璃体后皮质的连续光带，VMT 与 ERM 有时亦可合并出现，若合并出现，在手术时应避免对黄斑中心凹产生过强的医源性牵拉。另须与之鉴别的是黄斑囊样水肿（cystoid macular edema，CME），主要依赖于 OCT 的图像，CME 病变以黄斑中心凹为圆心，可见典型的神经上皮层囊样改变，一般不伴有后极部微血管的蜷曲，如有必要可行眼底荧光造影检查，晚期多呈现黄斑区的星样荧光渗漏，

ERM 与 CME 亦可合并出现，如视网膜静脉阻塞可导致两种病变相继出现，手术时应先评估是否先行保守治疗，如 anti-VEGF 或曲安奈德缓释剂眼内注射等，再决定手术的价值。

第四节　手术时机与预后因素

一、手术时机

长期以来，矫正视力 0.2 为判断手术与否的基线，而对于是否存在明显的视物变形却权重较轻，但随着微创玻璃体手术安全性的整体提高，以及患者人群对视物变形敏感性的上升（中老年使用手机的频率已经非常高），ERM 的手术指征已经较为宽松，但对于初学者来说，仍须严格把握以下三大关键点，待手术的稳定性上升到一定程度之后，再适当放宽手术的门槛。

1. ERM 的严重程度和基线视力　较致密的前膜，视力往往较差，在使用眼内镊剥除时，起瓣通常较为容易，亦较易扩大剥除范围，不易伤及视网膜和血管，但若黄斑前膜太过集中于黄斑中心凹区（图 9-4-1），对于新手来说，其难度和风险就会大为增加，不建议轻易进行尝试，正确认识到黄斑前膜手术的学习曲线，可以为自己打下更为扎实的基础。

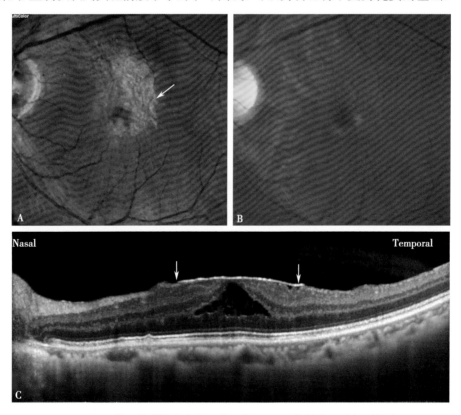

图 9-4-1　黄斑前膜较为集中于黄斑中心凹区，起瓣的风险相对较高

A. 炫彩眼底照相表明黄斑前膜范围较小，集中于黄斑中心凹周边，可辨认出其边界（白色箭头）；B. 传统眼底照相未能窥清黄斑前膜边界，只提示在黄斑中心凹反光消失；C. OCT 证实黄斑前膜的累及范围较小（两个白色箭头内），黄斑正常形态消失。

2. 患者的期望值　因黄斑前膜虽可导致一定程度的视物变形,但若无明显的晶状体混浊,其视力往往高于 0.1,在决定行玻璃体切除这种难度较大、费用较高的手术时,往往对其获益有较高的期望值,但若期望值过高,对术后可能出现的问题抵触情绪较强时,术者应充分沟通,切不可过度自信,否则将可能产生纠纷,这也是我们在门诊面对 ERM 患者时,最常遇见的场景。

3. 患者的寻医诉求　这是经常被忽略的因素,部分患者可能无明显的视物变形症状,特别是当患眼为非主视眼,或白内障掩盖了眼底症状时,可能先就诊于综合眼科或白内障专科,当首诊医师在进一步检查中发现了 ERM 时,方指引至眼底外科就诊,此时我们更应仔细甄别,可先保守治疗,局部用药缓解其眼部的常见不适,如异物感、干涩等,若白内障程度较重,可先行白内障手术,有少部分患者会收到较满意的疗效,往往对眼底手术的意愿不会太强。

总体上,黄斑前膜的手术难度较小,严重并发症的发生率较低,在一些欧美发达国家,更被列入专科医师早期培训项目之中,但考虑到在剥除黄斑前膜过程中,对黄斑可能造成的巨大损伤,在实际情况中,仍大多数由上级医师完成,初学者应循序渐进,在"无伤害"原则的前提下,逐步开始独立手术。

二、预后因素

多数患者在术后短期不会感受到明显的视力改善,待术后炎症消退和黄斑形态稍恢复正常时,约有 60%~80% 的患者会有一定程度的视力获益,视物变形亦相应改善,但对有晶状体眼患者来说,白内障在此术后恢复过程中亦逐渐加重(图 9-4-2),少数人可出现焦虑情绪,这在门诊中亦不鲜见,术者应在术前做好沟通,术后复查时,基于实际情况做好解释安抚工作。若在未散瞳情况下,检查者易低估晶状体混浊的严重程度,部分患者在散瞳后可自觉视力有所上升。

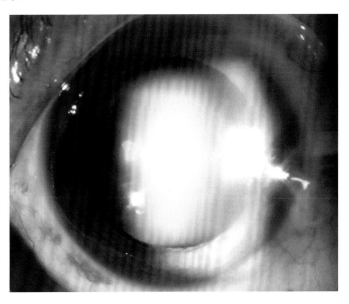

图 9-4-2　黄斑前膜患者术后半年出现较明显的核性白内障,视力从术后 1 个月的 0.6 降至 0.1

除了晶状体的因素之外，术前视力依然是与术后视力存在最确切正相关，除此之外，OCT 可助判断黄斑前膜对神经上皮层的累及程度，亦可为术者提供较为客观的判断依据（图 9-4-3）。目前已知的对视力恢复不利的因素包括以下几方面：①病程较长；②前膜较致密；③视网膜隆起度较大；④椭圆体带断裂长度较大；⑤内丛状层厚度变薄。

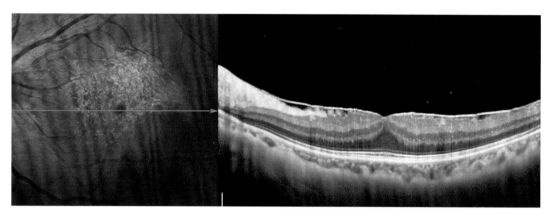

图 9-4-3　术前炫彩眼底照相（左）及 OCT 图像（右）提示黄斑前膜较为菲薄，视网膜隆起程度较低，椭圆体带连续，该患者术前矫正视力为 0.6，术后矫正视力达到 0.9

第五节　常规手术步骤

约有 60% 的 ERM 在诊断时即有一定程度的玻璃体后脱离（PVD），所以手术的总体难度并不高，现基本上采用微创玻璃体手术，25G 玻璃体切除具有相对明显的优势，主要在器械的刚性、微创性、手术效率等三方面取得了最好的平衡。手术除了遵循 PPV 手术的常规外，ERM 一般按照以下的手术步骤完成。

（1）切除中心部玻璃体：难度较小，切除范围以达到中周部即可，为玻璃体后脱离及后极部的操作创造足够的空间。

（2）确认是否存在玻璃体后脱离：难度较小，但易被忽略，建议使用 TA 予以确认，因 TA 亦有利于后续的膜剥离。

（3）注入染色剂：若黄斑前膜的边界清晰，可不需要染色，直接剥除即可。

（4）使用末端夹持镊在前膜边缘起瓣：这对初学者来说是最为关键点的步骤，下文将重点讲述膜剥离技巧。

（5）继续扩大膜剥离的范围：一般难度不大，手部的稳定性是关键，切忌冒进，不要急于求成。

（6）评估是否行内界膜剥除：仍然存在争议，初学者可视内界膜的剥离难度，灵活把握，部分患者的内界膜比较疏松，已经存在游离瓣，此时进行剥除的难度较小。

（7）切除中周部玻璃体：一般建议行较为广泛的周边玻璃体切除，若玻璃体残留较多，其皱缩可能造成较大的牵拉力，另外玻璃体液化混浊可致玻璃体腔内的轻度混浊，影响患者的术后视觉质量，三个 trocar 内口附件的玻璃体尽量清除干净，防止玻璃体在巩膜切口处的嵌顿。

（8）360°巩膜外顶压：检查周边部视网膜，若有裂孔及变性区，务必尽量清除其周边的玻璃体，再行视网膜激光光凝封闭。

（9）选择玻璃体腔填充物：一般选用平衡盐溶液即可，亦可填充全部或部分过滤空气，有些术者认为空气填充可助保持巩膜口的干燥，一定程度降低感染性眼内炎的发生率，此为理论性推测，并无循证医学证据，术者可灵活把握。

（10）关闭切口：可视切口的密闭性，决定是否缝合，若已行 V 形巩膜切口，一般无须缝合，但对于初学者来说，为稳妥起见，仍以缝合为佳。

第六节　染色剂的使用

一般来说，ERM 的手术对染色剂的要求不高，因其病变性质从形态学上是三维立体的，这种空间上的特征为手术的顺利完成提供了辨别依据，术者的关键任务就是寻找尽可能安全的方法，去凸显这些膜状结构在空间上的变化，染色剂的使用就是为了达到该目的。

临床上常见的染色剂主要包括曲安奈德（TA）、吲哚菁绿（ICG）和亮蓝（brilliant blue G），其他的不常用的包括台盼蓝（trypan blue）、专利蓝（patent blue）和无碘吲哚菁绿（infracyanine green）等，无论是哪种染色剂，其眼内使用的安全性均未被完全承认，使用者应了解其中的风险。

一、曲安奈德

TA 混悬液本身并不能对黄斑前膜进行染色，主要是 TA 粉末能以薄层状黏附于后极部残留的少量玻璃体上，或具有少量黏性的黄斑前膜上，在一定程度上增强了 ERM 的纹理和轮廓。

一般使用 4mg（在原配注射液中抽取 0.1mL）即足够着色后极部的玻璃体与 ERM，另外一种改良的方法是将 0.1mL 的原注射液稀释至 1mL，再注射至玻璃体腔内，该预稀释步骤可节省玻璃体腔内灌洗的时间。

TA 的眼内使用是非常安全的，因为每位术者均可做到几乎完全地在术中清除玻璃体腔内的 TA，术后的残留量极少，并不足够引起明显的并发症。

二、吲哚菁绿

ICG 主要是对内界膜进行染色，其对 ERM 的染色作用较弱。在 ERM 手术中注入 ICG 的目的就是利用其对内界膜的染色，从而勾勒出 ERM 的外在轮廓，这种技术被称为负向染色（negative staining）（图 9-6-1）。

除了 TA，ICG 是所有眼科机构中最易获得的染色剂，其对内界膜的染色作用非常强，受到了眼底外科医师广泛的欢迎。我们使用的 ICG 注射液的原配浓度为 5mg/mL，注入玻璃体腔内后，可对内界膜产生较强的染色效果，但其可能带来的副作用却在一定时间内饱受争议，关于它的毒性主要有四种推测：①ICG 改变了玻璃体腔内渗透压；②导光纤维的照射加剧了 ICG 这种低渗性染色剂的毒性；③较高浓度的 ICG 在接触视网膜表面时直接造成了损伤；④在光照下，ICG 出现分解，其分解产物对视网膜及 RPE 具有较高毒性。

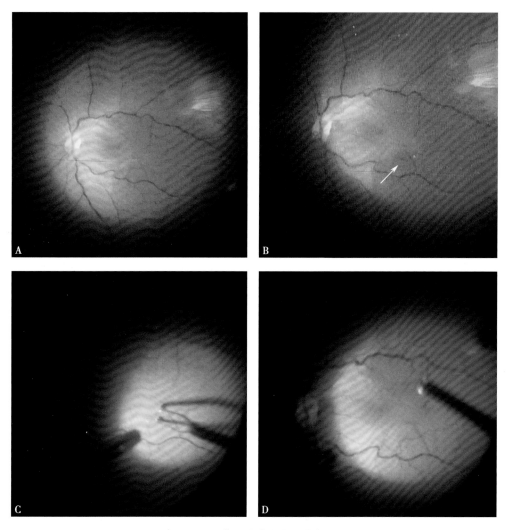

图 9-6-1　黄斑前膜的负向染色法

A. 黄斑前膜较为菲薄，注入 TA 之后，仍不可窥见其轮廓，导致起瓣困难；B. 注入 ICG 之后，黄斑前膜之外的内界膜被染色，而黄斑前膜未被染色，但是被染色的内界膜显示出了黄斑前膜的边缘（白色箭头）；C. 使用末端夹持镊从内界膜与黄斑前膜交界处顺利起瓣，完整地剥除黄斑前膜；D. 剥除黄斑前膜后，再次注入 ICG，可见黄斑中心凹周边的内界膜被染色。

三、亮蓝

BBG 对内界膜亦有较强染色作用，一般使用浓度为 0.25mg/mL，已有研究表明其在眼底的使用具有最高的安全性，在 2019 年 12 月已被美国 FDA 批准用于眼内的使用。BBG 在我国尚未得到较好的应用，未来有望得到普及。

总之，我们在行 ERM 手术时，除非在剥膜时遇到一定的困难，否则应尽量不使用 TA 以外的染色剂，若确实需要使用，须注意其浓度、作用时间，在染色时，最好拔出导光纤维，减少染色剂光毒性，且应避免反复多次注入染色剂而加剧毒性反应。

第七节　黄斑前膜的剥除技术

尽管有很多的专业书籍都讲到黄斑前膜的剥除技术,但基本上都是专注于在处理 ERM 时,如何进行起瓣,这固然是该手术中最关键的一个步骤,但对于初学者来说,我们尤须注意剥膜之前的准备工作。我们之前提到,ERM 本身就是一种具有三维立体特征的解剖学异常,我们要充分利用它这个特点的前提是让它的边缘能够被术者看清,这能很大程度上提高术者的信心,提高精细操作时手部的稳定性。

一、剥除之前的准备工作

在进行膜剥离环节的"起瓣"步骤之前,我们必须完全做到以下几点。

1. 良好的麻醉　球后麻醉应遵循操作规范,做充分的按压,待麻醉药充分起效后再开始眼部操作,此可减轻患者的紧张情绪,亦减轻眼球的不自觉晃动,为膜剥除打下一个坚实的基础。

2. 保证上方 trocar 放置于最佳位点　这是常被初学者忽略的步骤,我们通过指关节和腕关节的运动来进行详细解释。

假设使用右手操作眼内镊进行 ERM 的起瓣,手部的运动可分解为以下三部分(图 9-7-1):①镊子的夹持力来自拇指与示指关节的内收,应注意展开的幅度及抓持时的力度;②腕关节"曲"和"伸"的动作操控了眼内镊在眼内垂直面的位置,应避免活动幅度太大而误伤视网膜;③腕关节"展"和"收"的动作控制了眼内镊在眼内水平面的位置;④腕关节的"内旋"和"外旋"控制了眼内镊在眼内的旋转动作,常用于连续扩大膜的剥除范围。

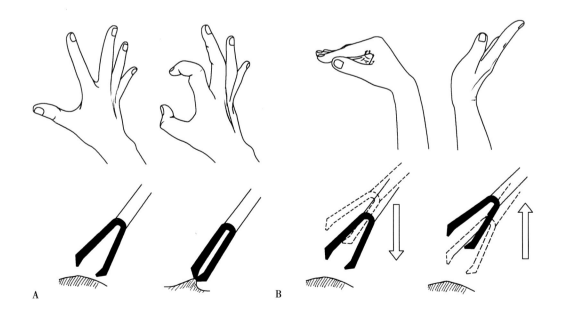

A　　　　　　　　　　　　　　　　B

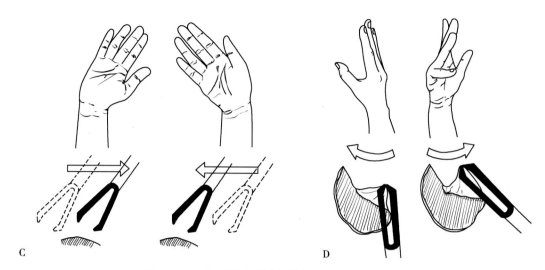

图 9-7-1　手部动作与眼内镊的操作对应关系示意图

A. 拇指与示指关节的内收控制眼内镊的夹持；B. 腕关节的"曲"和"伸"控制了眼内镊在眼内垂直面的位置；C. 腕关节的"展"和"收"控制了眼内镊在眼内水平面的位置；D. 腕关节的"内旋"和"外旋"控制了眼内镊在眼内的旋转，一般用于膜瓣的连续环形剥除。

　　手腕及以上的关节必须是自然放松的，手侧轻放于患者额头上，且保持静止，以此为支点，方能保证拇指与示指的关节处于稳定的位置。

　　要达到这个目的，最好的方法就是将 trocar 放置于 10:00 位，因为此时术者在握持眼内器械时，腕部是自然伸直的，并无其他的动作来影响眼内操作的准确性和稳定性。

　　但若 trocar 偏离了 10:00 位，为了让眼内镊达到后极部的目标位置（如黄斑前膜的边缘），则需要手腕动用其他运动，如通过"展"或"伸"的动作来摆正眼位，那么眼内镊就会出现水平方面位置的偏移，此时初学者可明显感受手部的稳定性受到影响，会在眼内镊末端接近黄斑时，偏离了既定的运动轨迹，导致眼内镊"空抓"和"误抓"。

　　3. 调整导光纤维　首先将眼前节的影响尽量地降到最低，如在人工晶状体眼上，后囊的混浊对黄斑部的操作将造成较大的影响，可在术前行激光后囊切开，或在术中使用玻切刀切开一个宽度适当的透明区（图 9-7-2A）。

　　另外，须记住一个事实——并不是导光纤维亮度越强，眼底细节就越清楚，首先应将导光纤维调整到合理的范围（一般为 35% 即可），其次导光纤维的尖端不可太靠近黄斑区，否则将引起黄斑区"过曝"（图 9-7-2B），结果适得其反，丢失更多 ERM 的边界及纹理细节，术者亦容易出现视疲劳，视网膜光毒性也可能相应增大。

　　4. 保持情绪放松　因情绪太过紧张时，交感神经的兴奋会导致心跳加速、血液循环加快、呼吸加促、肌肉紧张，从而引起手部关节稳定性的下降；另外，太过紧张时，我们会动用更多的调节来"使劲"看清楚黄斑部（此时你的焦点在黄斑前），原本对焦清晰的黄斑部会变得模糊，在这种情况下，较有经验的术者一般只需要通过显微镜脚踏调节焦距即可，而新手往往容易因为太过紧张而乱了章法，导致手术更加难以往前推进。

　　一旦遇到这种情形，可通过以下方法缓解紧张情绪：①停下来，打破紧张的恶性循环；②深呼吸，调整呼吸的节律；③告诉自己现在很紧张，从情绪上控制紧张的蔓延；④与助手或者患者进行简单的交谈，释放出紧张情绪；⑤放松肩背部，抬起头做轻度的转动，看最远处，缓解眼部的疲劳；⑥必要时，可往鼻腔内滴入1～2滴马来酸噻吗洛尔滴眼液（慎用）。

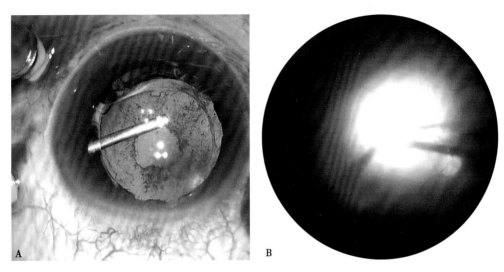

图 9-7-2　剥除黄斑前膜的照明

A. 术中使用玻切刀切开混浊的后囊膜；B. 导光纤维末端太接近黄斑区，导致视频画面过曝，丢失前膜的细节，且易引起术者的视疲劳和患者的视网膜光损伤。

二、起瓣方法

以下的技巧可助于安全有效地进行起瓣，无论使用何种方法，初学者均应遵循一个基本原则：宁可"空抓"，亦不"误抓"。

1. 严格避开危险区域　抛开 ERM 的厚薄与大小，起瓣位置最安全的区域永远都是需要远离血管的，并尽量避开黄斑到视盘之间的区域，因此处有黄斑乳头束的存在，若有损伤，将明显影响视力。

2. 选择边缘最陡峭的位置　比较陡峭的 ERM 边缘，为眼内镊的夹持提供了较为稳固的靶点，镊子尖端与下方视网膜可存在较大的安全距离（图 9-7-3），即使"空抓"，也不容易"误抓"。

3. 及时发现并立刻停止"误抓"　即使再熟练的手术医师都有"误抓"视网膜的时刻，这在实际上是难以完全避免的，术者在错误地夹持到下方视网膜时，手指受到的力的反馈是有所不同的，不同触感的根本原因是大多数情况下，ERM（特别是 iERM）与视网膜之间黏附力要远小于视网膜与 RPE 层之间的黏附力，术者在误抓视网膜时，会有比较"僵硬打滑"的触感，此时应立刻放松指关节，停止夹持。

4. 避免在黏附非常紧密之处起瓣　在少部分 ERM 中，其与下方的黏附非常紧密，如果强行剥除可能会影响下方视网膜的完整性，ERM 会同时与视网膜的丝状碎片被剥除下来，受累的视网膜表面颜色会短暂变成浅白色。此时，术者应该采用迂回策略，耐心地寻找其他替代位点进行起瓣。

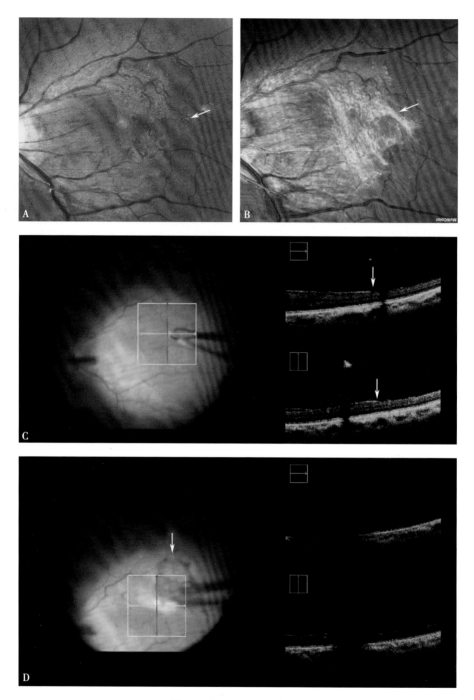

图 9-7-3 黄斑前膜起瓣的术前规划和安全位点

A. 传统眼底照相机所获取的后极部照片，提示黄斑前膜在距离黄斑中心凹颞侧约 2 个 PD 处可能存在着较为陡峭的边缘（白色箭头）；B. 炫彩眼底照相进一步验证了该判断；C. 借助术中 OCT，证实术前所推断的黄斑前膜边缘为理想的起瓣位置，可见此处黄斑前膜具有较陡峭的边缘，利于起瓣；D. 术中成功抓取黄斑前膜，术中 OCT 证实前膜无残留。

三、扩大剥除范围

只要能够成功起瓣，就基本上能够很好地扩大剥除范围，一般不会对视网膜造成医源性损伤。对于初学者来说，最主要的问题是，如何维持动作的连续性，避免多次起瓣所带来的风险，在这个过程中，我们仍然需要运用好腕关节的运动。

扩大剥除范围时，主要是腕关节"展"和"伸"的动作，适当配合腕关节"内收"与"外收"的动作来调整轨迹的弧度。术者在夹持到 ERM 的边缘后，应将眼内镊的运动方向尽量平行于视网膜表面，避免产生往上拖拽的力量，因为这样可将牵拉力作用在 ERM 与视网膜的黏附点上，而对视网膜不产生过大的牵拉力。

四、是否行内界膜剥除

内界膜的剥除并非完全必要，因为部分内界膜已与 ERM 被同时撕除，且现在对于是否同时撕除内界膜仍然存在较大的争议。

撕除内界膜的可能优点是消除了纤维细胞增生的骨架，并避免了 ERM 的残留；可能的缺点是可能损害到浅表的视网膜神经纤维，并破坏了 Müller 细胞的固有结构。

初学者无须刻意地去追求内界膜的剥除，总体的原则是，如果术中使用了染色剂，内界膜有被染色，可尝试进行被染色部位的剥除，但若术中未使用除 TA 之外的染色剂，则无须"画蛇添足"，再去对内界膜进行染色并剥除。

第八节　手术并发症

一、术中并发症

（一）出血

除非损害到较大的血管，术中的出血常呈现为点状，多为自限性，无须进行处理，术者切忌使用笛形针、玻切刀等器械对其进行激惹，否则易适得其反，引起出血点的扩大。

在极少数情况下，若损伤到血管或视网膜深层，出血可较旺盛，血凝团块较大，甚至可有继续向玻璃体腔内蔓延的趋势，可待出血块稍凝结之后，使用笛形针或者玻切刀吸除部分血凝块之后，判断出血点的准确位置，再立刻使用电凝或激光光凝进行止血，注意能量不可过大，点数不可太多，避免造成较大的视野缺损。

（二）医源性裂孔

ERM 术中出现医源性裂孔的概率比较低，主要是在切除周边部玻璃体，玻切刀不慎咬伤，处理得当，基本上不会引起较严重的后果，应在术中使用激光封闭裂孔，根据裂孔的位置，选择过滤空气或惰性气体填充，配合恰当的术后头位。

（三）晶状体损伤

对于初学者来说，PPV 术中的晶状体损伤并不少见，只有在度过了学习曲线的陡峭区之后，晶状体损伤的概率才会明显下降。至于如何避免，在之前的章节已有详细讲述。

若出现较轻微的晶状体损伤，一般不影响眼底的进一步操作，但若损伤较为严重，即须

1 期摘除晶状体，一般不建议进行晶状体咬切，可尝试进行超声乳化摘除，术中尽量保留足够的囊膜，为 1 期植入人工晶状体创造良好的条件。

若选择 2 期处理，因为晶状体混浊进展比较迅速，术者应做好患者的解释工作，定期通过 B 超了解眼底情况，择期进行白内障手术，术中应注意囊袋的保护，撕囊口直径须适中，做充分的水分离，注意前房的稳定性，若出现核块掉入玻璃体腔，则须行后节手术进行清除。

二、术后并发症

（一）白内障

这是 ERM 术后最常见的并发症，部分患者可诉短期视力好转后，再次出现逐渐的视力下降，因多为核性混浊，故对视力影响较明显，可择期进行手术。鉴于 ERM 术后白内障的发生率较高，现 1 期进行晶状体摘除的比例有上升的趋势，但对于初学者来说，这仍然是比较冒险的，不建议轻易进行尝试。

（二）视网膜脱离

虽发生率较低，但进展迅速，对视力损伤较大，尤须严格避免。最常见的原因有以下三方面：①与切口相关的医源性裂孔，比如眼内器械在插入 trocar 后，其头端摩擦了周边部的视网膜，产生隐蔽性的裂孔；②术中未行仔细的 360° 巩膜外顶压，遗漏了裂孔及变性区的处理；③残留较多的玻璃体，玻璃体在巩膜切口处的嵌顿或者本身的皱缩，产生牵拉导致继发性裂孔的产生（图 9-8-1），但随着微创玻璃体手术的应用，该现象已较为少见。

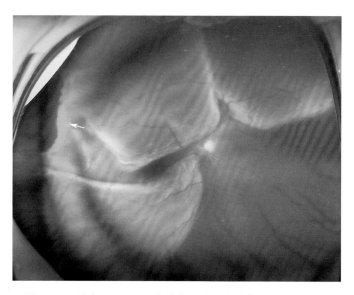

图 9-8-1　继发于 ERM 手术的鼻上方锯齿缘离断（白色箭头）

（三）前膜再发

远期发生率低于 20%，一般不明显影响视力，无须再次手术，但在某些继发性的 ERM 中，若原发病未得到较好控制，其发生率可明显上升。

著者小结

　　黄斑前膜手术的总体难度并不高，预后也较佳，但正因如此，患者对其期望值都是较高的，所以该类手术的首要任务就是保证安全性。虽然我们详细解释了 ERM 的剥膜技术，但这些都是停留在理论上的知识，初学者在实际应用时，应放缓节奏，仔细体会，找寻到最适合自我的操作技巧。在遇到剥膜困难的时候，牢记 Steve Charles 所提倡的手术原则：Be patient，be persistent，slow is better。

（张钊填　毛舒迪）

第十章

黄斑裂孔的手术治疗

黄斑裂孔（macular hole，MH）是指黄斑中心凹处神经纤维层的全层裂孔或缺损，多数发生在 50 岁以上人群，女性较男性多见，双眼发病率 20%～30%。主要表现为视力下降、视物变形和中心暗点。相干光断层扫描（optical coherent tomography，OCT）已成为 MH 诊断的金标准，亦为其发病机制和预后分析提供了客观准确的影像学资料。

从历史上看，MH 能够通过手术治愈的时间迄今只有 30 余年，但其较高的成功率却鼓舞了众多的眼底外科医师进行不断的尝试和改良，极大地丰富了它的内涵。不同于其他的玻璃体视网膜手术，MH 可能是唯一能够通过外科手段让组织缺损重新愈合的眼底疾病，正因如此，对于 MH 的手术治疗，更应注重正常眼底组织的保护，力图通过最小的创伤，让愈合的黄斑重新感受并传递光刺激，这是每位眼底外科医师都必须遵循的原则。

第一节　黄斑裂孔诊疗历史

1869 年，德裔美国医师 Knapp 最早报道了外伤性黄斑裂孔，有趣的是，发表该病例报告的杂志也是他在同一年创办的 *Archives of Ophthalmology*，即现在的 *JAMA ophthalmology*。1871 年，同样也是来自纽约的 Noyes 首次详细描述了外伤性 MH 的特征。1900 年，来自英国的 Ogilvie 首次使用 hole at the macula 来描述该类疾病。最早 MH 被认为是一种退行性疾病，但逐渐被认为其与玻璃体视网膜之间的牵拉有更密切的关系。加拿大裔美国医师 Gass 对 MH 发病机制的研究做出了巨大的贡献，并提出了被广泛采用的 MH 分期方法。

真正让 MH 成为一种可被治愈的疾病，要归功于当时名不见经传的两位美国医师，Neil Kelly 和 Robert Wendel，在 1989 年 10 月 31 日于美国新奥尔良召开的美国眼科学会上，报道了通过 PPV 可成功治愈 MH，不过在当时却遭受了来自同行的质疑。尽管如此，他们通过后续的研究，让眼科界最终相信 MH 确实可通过 PPV 达到较高的成功率，并开启了术式的改进和创新的你追我赶。

"看山是山，看山不是山，看山还是山"，人类在医学上的每一个进步，总是伴随着多数人的固有思维和少数人的创新精神，锐意探索、科学验证犹如两只有力的大手，帮我们推开了医学新领域的大门。

MH 被认为可被手术治愈之前，内界膜（internal limiting membrane，ILM）一直被认为是不能被破坏的正常组织，早期有研究就注意到，在行黄斑前膜剥除时，部分内界膜可顺带被剥除，并担忧其可能带来不可逆的视功能损伤。不过，人们开始注意到在 Terson 综合征中，如果积血出现在 ILM 下方，撕除 ILM 后清除积血，可更明显地改善患者的术后视力，且长期随访并未发现明显并发症，为了增强说服力，研究者利用了电子显微镜，证明了这层可被整片剥除的膜组织就是 ILM。

从 1995 年开始，人们开始尝试通过内界膜的剥除来进一步提高 MH 的愈合率，后续的多中心研究进一步证实了 ILM 剥除的积极意义。尽管大家都意识到 ILM 剥除的重要性，但它仍然存在着较大的困难，首先是内界膜在术中难以辨认，其次是器械的受限。

2000 年，ICG 开始被报道用于 ILM 的染色，这极大地降低了 ILM 剥除的难度。自此开始，MH 的手术进入了"染色"时期，围绕着多种染色剂，开展了诸多安全性和有效性的临床研究，也揭示了 ICG 染色剂所可能带来的一系列并发症，但因其优良的染色功能，让它至今仍是术者广泛接受的 ILM 染色剂。其他的研究则证明了亮蓝（BBG）的较高安全性，并于近期成为唯一被美国 FDA 批准在术中使用的眼用染色剂。

2010 年，来自波兰罗兹的 Zosia Michalewska 率先在 *Ophthalmology* 杂志上报道了利用内界膜瓣翻转覆盖技术治疗较大直径 MH 的随机对照研究，自此开启了 MH 治疗的"内界膜瓣技术"时代。除了在 ILM 上做文章之外，人们甚至尝试将羊膜、晶状体囊膜、视网膜植片填充到 MH 之中，以更好地促进裂孔的愈合。这方面的研究和探索在近几年已开始降温，越来越多的研究发现，虽然使用内界膜技术可以提高 MH 的愈合率，但在视力提高方面，或许并无明显的优势。

这些也是眼底外科发展历史中的缩影，也是它独特魅力之所在，它的不完美，它的直观，它的精巧，让每位眼底外科医师都有机会去参与到它的进步和变革之中，而这股新生力量，往往发轫于那些善于进行科学研究的临床医师之中。

第二节 黄斑裂孔的分型与分期

一、分型

MH 常被分为以下多种类型，因 OCT 可快速地鉴别假性黄斑裂孔和板层裂孔，在此不予赘述。

（1）特发性黄斑裂孔（idiopathic macular hole，IMH）：未能找到明确病因，被认为主要与年龄相关，也是所有 MH 手术中，难度较小，预后较好的类型（图 10-2-1）。

（2）高度近视性黄斑裂孔（hypermyopic macular hole）：为病理性近视其中一种严重的表现，常见于近视度数 >-6.00D 或眼轴 >26.5mm 的患者中，常伴随后葡萄肿和脉络膜萎缩，多有后极部的玻璃体劈裂粘连，其手术处理是比较困难的，术后裂孔闭合率相对较低，且愈合的所需的时间相对较长（图 10-2-2）。

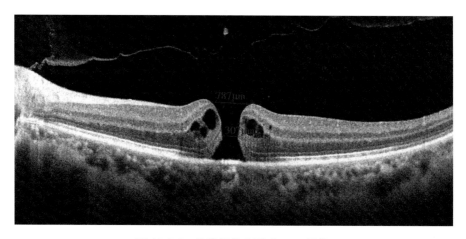

图 10-2-1　特发性黄斑裂孔 OCT 图像

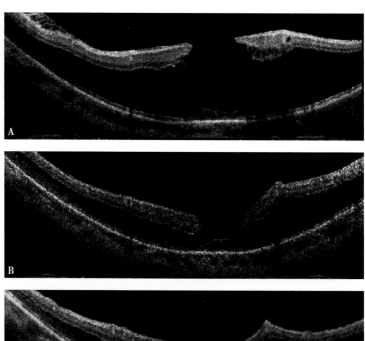

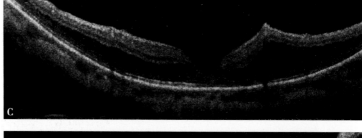

图 10-2-2　高度近视黄斑裂孔术前及术后不同阶段的 OCT 图像

A. 术前 OCT 图像提示黄斑裂孔，后极部视网膜较大范围浅脱离；B. 术后 2 周 OCT 图像提示黄斑孔局部闭合，视网膜浅脱离较前好转；C. 术后 1 个月 OCT 提示黄斑孔基本愈合，视网膜浅脱离基本消失；D. 术后 OCT 图像提示裂孔完全闭合，视网膜复位良好。

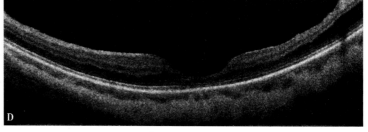

（3）外伤性黄斑裂孔（traumatic macular hole）：因在外力的作用下，导致眼球突然从前到后被挤压，赤道部方向的眼轴被瞬间拉长，视网膜张力的上升，最终作用在黄斑中心凹这个最薄弱的位置，导致神经上皮层的断裂。常伴有视网膜水肿、出血、玻璃体混浊或出血等其他症状，裂孔直径往往较大，手术愈合率相对较低，视力损伤和中心暗点较明显。近些年多发的、由于激光笔损伤引起的黄斑裂孔也可被归为此类（图10-2-3）。

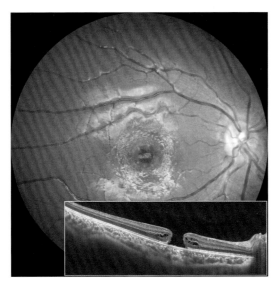

图 10-2-3　由激光笔直射引起的黄斑裂孔眼底图及 OCT 图像

二、特发性黄斑裂孔的分期

IMH 的分期现主要依靠 OCT 检查，对于术者来说主要是用来判断手术的时机和预后，在撰写研究论著中，亦需要搜集和统计每个病例的具体分期和裂孔直径。现在依然采用 Gass 所提出的分期法，在多种文献上有不同的解读，在此简述如下。

（1）1 期：在形态学上被称为即将发生的 MH（impending macular hole），影像学检查表现为黄斑中心凹变浅或消失（图 10-2-4）。一般不需要手术处理，但仍需密切随访，约 50% 的患者可进展为全层裂孔。

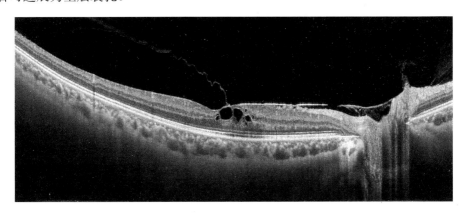

图 10-2-4　1 期黄斑孔 OCT 图像，该患者诉有视物变形，密切观察后，在 1 个月后出现全层裂孔

（2）2期：视网膜全层裂开，直径<400μm，可能发生在1期病变之后的数周到数月。此时患者大多诉有视物变形、中心暗点等症状，现一般考虑予以手术治疗。

（3）3期：由2期病变进一步发展而来，直径≥400μm，孔呈圆形，裂孔边缘可见囊样水肿，可观察到游离孔盖，玻璃体未出现完全后脱离。此时手术的愈合率仍然较高，应积极干预。

（4）4期：玻璃体完全后脱离，可见Weiss环。实际上，在我们门诊中有相当一部分的患者已处于此期，虽手术成功率较高，但若病程较久、直径较大，术后愈合率和视力恢复往往不够理想，应充分沟通后再决定是否手术。

第三节　黄斑裂孔的发病机制

对于黄斑裂孔发病机制的阐述仍然基于Gass在1988年提出的学说，数年后黄斑OCT检查技术的应用，验证了其合理性，并不断丰富了其内涵。Gass在其经典论著中，提出IMH是由玻璃体后皮质切线方向上的牵引力引起的，基于该假说，他提出可以尝试通过切除或剥除玻璃体后皮质来阻止1期IMH进展至全层裂孔。

但是，随着研究的深入以及手术方式的改进，至今有四种因素被认为或多或少地导致了MH的形成，它们在外伤性和高度近视性MH的发病过程中也起到了一定的作用。理解这些因素的作用，可指导我们更合理地制定手术策略，分析术后裂孔难以愈合的内在原因。

1．玻璃体视网膜界面的切线牵拉　虽然玻璃体的生理性液化是非常缓慢的过程，但液化程度逐渐加剧最终将引起玻璃体后脱离，在完全后脱离之前，玻璃体后皮质常与黄斑中心凹存在着较紧密的粘连，但此处的神经纤维层却是最薄弱的，当人在转动眼球时，玻璃体后皮质会产生切线方向的牵拉力（换个角度从三维立体空间去想象才能更好地理解），来自不同方向的切线牵拉力共同作用在黄斑中心凹处，最终导致裂孔的产生。对于较早期的IMH，如果OCT检查提示玻璃体后皮质对黄斑中心凹仍存在牵拉，我们在行玻璃体后脱离时，应避免使用过大幅度的牵拉，避免MH的扩大。

2．玻璃体视网膜界面的前后方向牵拉　玻璃体的液化和皱缩，导致其固有结构的破坏，如果玻璃体与黄斑中心凹仍然存在粘连，且后葡萄肿本身较严重或者逐渐加重，那么玻璃体对黄斑中心凹将由原来的缓冲保护作用转变为牵拉破坏的作用，黄斑中心凹受到来自玻璃体的前后方向的牵拉力，这种牵拉力可能在高度近视黄斑孔的发生中扮演着重要作用。

3．内界膜的皱缩绷紧　最直接的证据是剥除ILM可明显提高IMH的愈合率，基于此，内界膜的皱缩所产生的张力被认为在IMH的发生与发展中起到了一定的作用，这也解释了为什么我们在剥除内界膜时，在起瓣之后，部分患者的ILM与下方视网膜会出现明显的间隙，ILM可被轻松地剥除至较大范围，该类型MH的术后愈合率往往较理想。

4．视网膜血管或黄斑前膜的绷紧　视网膜血管的弹性下降，限制了后极部视网膜的延展性，并进而演变为对黄斑中心凹切线方向的牵拉力，黄斑前膜的存在也可以造成同样的效果，这个机制解释了部分高度近视性MH的患者，术中在血管旁起瓣的难度可能较小，但基于该机制，该类型MH的术后愈合率往往较不理想。

第四节　常规手术步骤

一般来说，黄斑裂孔的手术难度并不太高，与黄斑前膜手术大同小异，两者最大的不同在于膜的剥除方法，以及填充物的使用。

对于非复杂的 MH，我们基本上遵循以下基本步骤即可顺利地完成。初学者在完成这些基本步骤时，最常遇见的问题包括两方面：①出现晶状体的医源性损伤；②剥除 ILM 时起瓣困难或伤及视网膜。

（1）玻璃体后脱离：在切除中心部玻璃体之后，重点就是进行玻璃体的后脱离，此时可注入 TA 进行玻璃体的着色，如后脱离有困难，可在中周部寻找突破口，尝试在某个较安全的位点切开后皮质，待灌注液进入玻璃体后皮质与视网膜的间隙，此可加速玻璃体后皮质与视网膜之间的分离，最终帮助完成玻璃体的后脱离。

（2）注入染色剂：首先观察是否有玻璃体皮质残留或存在黄斑前膜，现仍多使用 ICG 进行 ILM 的染色，尽管 ICG 具有较强的染色效果，但在不同情况下仍存在较大差别（图 10-4-1），若黄斑前存在玻璃体和黄斑前膜，ILM 的染色效果往往较差，表现为不染色或染色区域的残缺，此时可注入 TA 再进行确认，待剥除部分玻璃体和前膜后，再行染色。若染色区域足够进行 ILM 的起瓣，亦可尝试将玻璃体或前膜与内界膜整体进行剥除。

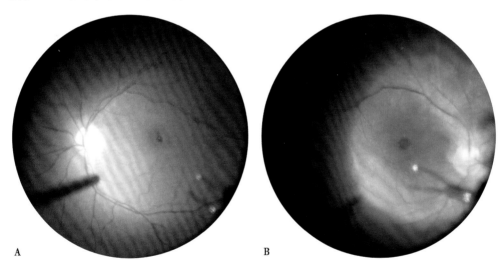

A   B

图 10-4-1　使用 ICG 染色后的内界膜

A. 内界膜被均匀染色，往往提示其被剥除的难度较小；B. 内界膜的染色呈现斑驳状，未被染色的区域可能存在着前膜或玻璃体，剥除的难度相对较大，初学者在剥除时，应有"立体层面解剖"的意识，切忌冒进起瓣，避免伤及神经上皮层。

（3）使用末端夹持镊进行起瓣：这对初学者来说是最为困难的步骤，与黄斑前膜的起瓣存在着一定的差异，难度亦较高，下文将重点讲述起瓣和剥离技巧。

（4）扩大 ILM 的剥除范围：总体上比黄斑前膜的剥离难度较大。下文将进一步讲述。

（5）足量的玻璃体切除：虽然部分的玻璃体切除亦为合理的选择，但是对于初学者来说，我们仍然推荐在 360°巩膜外顶压下，行足量的玻璃体切除。从理论上，足量的玻璃体切除可缓解周边部玻璃体残留所可能带来的负面作用：①皱缩的玻璃体可能对视网膜产生一定的切线方向的牵拉力，最终可作用在黄斑中心凹处，从而阻碍 MH 的闭合；②术后周边玻璃体的液化混浊，可能会引起"飞蚊症"；③严重情况下，可能引起继发性视网膜脱离（尤其是下方周边部的玻璃体残留）。

（6）气/液交换：可使用笛形针被动抽吸，或玻切刀主动抽吸，初学者建议使用笛形针。

（7）选择玻璃体腔填充物：一般使用惰性气体，可在气/液交换后，缝合巩膜切口后，往玻璃体腔内注入 0.6mL 左右的纯 C_3F_8 气体，嘱患者维持面向下体位。

过滤空气和硅油较少被使用，特殊情况下结合裂孔分期和大小，以及患者的出行需求，可予以考虑。

第五节 染色剂的使用

一、常用染色剂

在 MH 手术中，现在国内常用的基本为吲哚菁绿（ICG）、台盼蓝（TB）和亮蓝（BBG），其中 BBG 的安全性在实验和临床上被证实是最高的，使用浓度一般为 0.25%。鉴于 ICG 的良好染色作用和易获得性，目前它的实际使用率应该还是最高的。

染色剂在 MH 手术中的重要性较黄斑前膜较强，但它也不是完全必须的，事实上，我们使用染色剂进行 ILM 染色的历史，迄今也只有 20 余年的时间，但目前的多数研究仍表明使用染色剂不但可明显降低手术的难度，还可提高术后裂孔愈合率，对视力提高亦较有帮助。对于不同染色剂的特点，我们在上一章节已经有详细讲述，具体的使用方法，此不再赘述。

二、内界膜染色方法的改良尝试

与黄斑前膜手术不同的是，直接往眼底注入染色剂时，染色剂可全方位接触到神经纤维层断端和下方 RPE 层，近二十年来，染色剂可能带来的毒性已逐渐被承认，亦有不断的尝试来降低其毒性，主要包括以下方式。

1. 降低染色剂的浓度 国内常用于 ILM 染色的 ICG 初始浓度为 0.25%（2.5mg/mL），既往研究尝试了多种降低的浓度，如 0.125%、0.05%、0.025% 等。目前 0.05% 的 ICG 浓度被认为是较为安全的，因为其除了浓度较低之外，其渗透压（约 290mOsm/L）与正常玻璃体较为接近。

2. 减少染色剂的接触时间和面积 任何染色剂都不允许在玻璃体腔内停留过久，如果使用较高浓度的染色剂（如 0.5% 的 ICG），应在注入后，立刻吸除，以减少毒性的作用时间。但若浓度较低，一般可在撤出导光纤维后，短暂停留，以不超过 30 秒为宜。

另外，也有尝试使用葡萄糖溶液稀释 ICG 至不同浓度（如 0.05%），密度较高的葡萄糖溶液可携带 ICG 直达后极部，从而减少 ICG 在玻璃体腔内的播散。同时因 5% 葡萄糖的渗透压约为 278mOsm/L，其等渗性被认为可更好地保护视网膜。例如，我们可以用 0.25% 的 ICG 与 50% 的高糖溶液以 9∶1 的比例进行混合，50% 的高糖溶液即被稀释至 5%，此时溶液的渗透压约为 278mOsm/L，其等渗性被认为可更好地保护视网膜。

3."阴阳"染色法   来自意大利的 Rizzo（他在眼底外科方面有诸多的创举）曾报道使用重水滴填充黄斑孔后，再注入 0.05% 的 ICG（使用 5% 葡萄糖溶液稀释）后，再顺时针或逆时针转动眼球，在让 ILM 被充分染色的同时，亦避免了 ICG 与黄斑孔下方 RPE 层的接触。

除此之外，我们也曾经尝试了另外一种"阴阳"染色法（图 10-5-1），即在切除后极部玻璃体之后，往黄斑孔处注入少量 TA 混悬液，让 TA 暂时填塞在黄斑孔及其周围区域；接着，注入 ICG 溶液进行染色（0.25% 的 ICG 与 50% 的高糖溶液以 9∶1 的比例进行混合），染色片刻后，使用玻切刀或笛形针吸除所有的 ICG 后，再吸除黄斑孔处的 TA，亦可起到很好的染色效果。

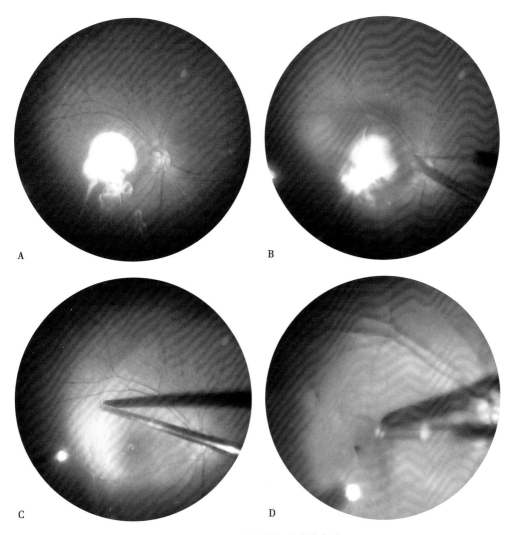

图 10-5-1 内界膜"阴阳"染色法

A. 注入 TA 混悬液遮盖黄斑裂孔及其周围区域；B. 注入溶于葡萄糖的 ICG 染色 TA 的外围区域；C. 使用笛形针吸除 ICG 和 TA，可见被 TA 遮盖的内界膜未被 ICG 染色；D. 使用末端夹持镊从被染色的区域，开始起瓣并扩大剥除范围。若术中拟行内界膜瓣填塞或覆盖于黄斑裂孔上，亦可选择该方法，可望避免内界膜瓣上残留的染色剂对视网膜所可能带来的毒性作用（图 10-5-2）。

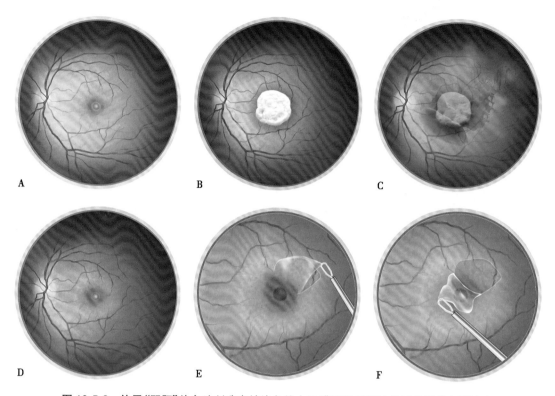

图 10-5-2　使用"阴阳"染色法制造未被染色的内界膜瓣用于翻转并遮盖于黄斑裂孔上

A. 黄斑裂孔示意图；B. 切除后极部玻璃体后，往黄斑孔及周围区域注入 TA 覆盖于黄斑孔及周边区域；
C. 再往后极部注入 ICG，行内界膜周边区域的染色；D. 依次吸除 ICG 和 TA 后，可见黄斑孔周边区域未被
ICG 染色；E. 从已被 ICG 染色的区域起瓣并扩大内界膜瓣；F. 将未被 ICG 染色的内界膜瓣覆盖于黄斑孔上。

　　需要引起注意的是，无论采用何种方法，均应综合考虑以下几方面的特性：①染色剂和
溶剂本身的毒性；②渗透压（这是临床中最容易被忽略的）；③染色剂与溶剂的混合是否出
现毒性或加剧毒性；④是否易于清除。

第六节　内界膜的剥除技巧

　　内界膜被认为是 Müller 细胞向视网膜内层延展的足板，主要成分为Ⅳ型胶原蛋白，周
边部内界膜的厚度约为 400nm，近黄斑处约为 1 400nm（1 000nm = 1μm），约贡献了视网膜
纤维层 50% 的刚性。ILM 与其他眼底增殖膜最大的不同之处就是，它以整体存在，表面光
滑不存在明显的边缘和皱褶。与白内障手术的环形撕囊最大的不同之处在于，ILM 以下是
必须被严格保护的神经上皮层，而囊膜以下是要必须被完全清除的晶状体皮质。

　　内界膜剥除是所有眼底常规操作中，相对难度较高的，学习曲线非常陡峭。与黄斑前
膜手术相同的是，最关键步骤亦为"起瓣"，初学者往往会遇到较大的难题。

　　内界膜的起瓣主要利用眼内镊在其表面某个较小的区域的两端施加张应力（截面一侧
受到来自另一侧的拉升方向的力称之为张应力），在张应力的作用下，ILM 自身出现收缩的

趋势,当张应力过大时,ILM 即开裂,从而起瓣成功,故在起瓣过程中,术者应重点做好对 ILM 进行"拉"与"升"的准确性和连贯性。

一、初学者的难题

对于初学者来说,在开始学习进行内界膜剥除时,除了难以领会动作要领之外,还会感受到较大的心理压力,往往可体现在以下几方面。

1. 频繁手抖 人手部正常的生理抖动幅度一般在 100μm 左右,频率大概为 6~12 次/s,但在紧张状态下,抖动幅度和频率可明显增大。除了心理因素之外,其他因素,如饥饿、疲劳、咖啡因、寒冷、酒精等均可能导致手部稳定性的下降。

2. 术野失焦 当人在操作显微镜等其他用于视近的光学仪器时,会不自觉地动用到眼睛的调节功能,从而让操作者所聚焦的点近于仪器所设定的焦点(图 10-6-1),这种现象在视光学上称之为仪器性近视(instrument myopia),研究表明仪器性近视的幅度主要与操作者的熟练程度有较大的关系,熟练程度越低,度数增加越多,一般在 1~2D 之间。这在年轻医师的身上普遍出现,但常被忽略,如果术者已经比较熟练,可以通过调节显微镜脚踏,轻松地得到解决。

术者一旦出现仪器性近视,就会导致原本已视清的术野变得模糊,这在普通的视网膜脱离手术中,并未对手术造成较大的困难,但在 ILM 剥除时,小幅度的焦点偏离即会对手术的精准性造成较大障碍。

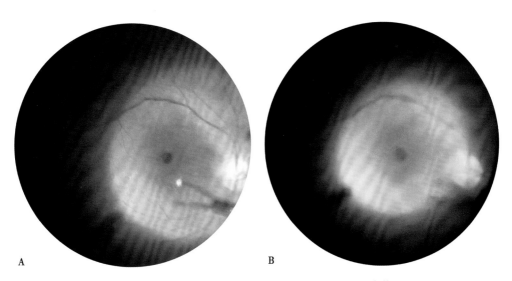

图 10-6-1 术者动用调节而导致原本清晰的画面失焦

A. 术者在出现仪器性近视前,所观察到的画面与内置摄像机所捕捉到的画面清晰度一致;B. 当术者出现仪器性近视后,原本通过显微镜目镜可被看清的术野变得模糊,此时术者需要脚踏调节显微镜的焦点,或调节目镜的屈光度(一般是将刻度调至 -1~-2D)。

3. 进退失据 因为 ILM 本身不具有明显的边缘与皱褶,在进行操作时,没有很好的参照物来判断器械的深浅,太浅则徒劳无功,但太深则误伤视网膜实质层,可能导致较大的出血(图 10-6-2),严重可导致对应位置的视野缺失,在这种矛盾中往往容易产生紧张焦虑情绪。

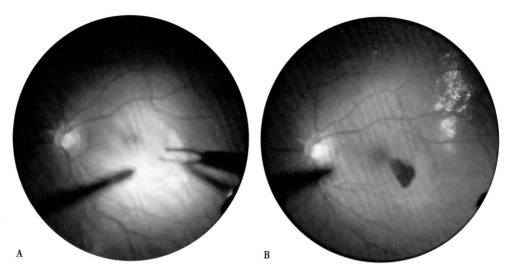

图 10-6-2　内界膜剥除时的进退失据

A．末端夹持镊离内界膜的距离稍远，导致抓持失败；B．末端夹持镊太过贴近神经上皮层，虽成功抓持到内界膜，但却导致出血。

以上的三大负面因素彼此作用、相互影响，会让手术在推进时，在此处陷入一个停滞的死循环，解决问题的突破口就是，控制住自己内心不易被觉察到的紧张情绪，停下来（不要急着往前推进），看一看（ILM 染色是否清晰），想一想（在何处起瓣、如何利用好末端夹持镊）。

二、起瓣技术

起瓣的位置一般应避免在黄斑孔的鼻侧，因为可能会损伤视盘黄斑束，从而造成视力损伤和视野缺损；选择在颞上和颞下方，距离黄斑孔约 1 000～1 500μm 处为宜（正常视盘直径约为 1 500μm），太近则易伤及黄斑，太远则 ILM 明显变薄，难以被夹持。

虽然已有较多的眼内器械可被用于 ILM 的起瓣，但在微创玻璃体时代，末端夹持镊依然是最受欢迎的 ILM 剥除工具。下面我们就以末端夹持镊为例，讲述 ILM 的起瓣和扩大技术。

末端夹持镊的两边末端均为较锐利的近直角构造（图 10-6-3），这个直角的存在就是为了在起瓣时，镊子与 ILM 的接触面积最小，但其锐利性却足以造成 ILM 的破坏，而尽可能减少对下方神经上皮层的机械性损伤。

1. 应保持手腕自然伸直，掌侧在患者的前额上停稳。

2. 拇指与示指以执笔式握稳眼内镊，在眼内镊靠近黄斑区时，调节显微镜的焦点和放大倍率，保持黄斑裂孔在视野的最中间，此可让 ILM 被充分照亮。

3. 调节导光纤维的光纤度和距离，注意导光纤维亮度不可过高（一般以 30%～35% 为宜），末端不应太靠近黄斑区，否则会引起内界膜的"过曝"，导致细节的丢失和术者的眼疲劳。

4. 微微张开眼内镊，以其一边的末端直角轻压内界膜，指关节轻压镊子的同时，腕关节轻"伸"往上提拉镊子，以轻捏（gentle pinch）的动作制造内界膜的小破口，全程动作应如"蜻蜓点水"，保持轻柔，点到即止（图 10-6-4）。

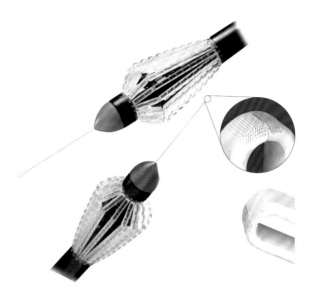

图 10-6-3 带有齿纹的末端夹持镊,其两端的直角结构被用于内界膜的起瓣

5. 起瓣无论成功与否,每次"轻捏"之后,应稍作停顿,眼内镊稍远离黄斑区,给观察和思考预留足够时间。

6. 若起瓣失败,且有出血点,则应选择其他安全位置再行起瓣(图 10-6-5)。

7. 若已观察到 ILM 的破口,则可开始扩大剥除范围。

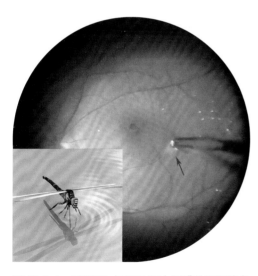

图 10-6-4 使用 TA 与 ICG 行内界膜的阴阳染色后,在已被染色区域的边缘,使用轻捏动作(如蜻蜓点水般)对内界膜进行起瓣,使用末端夹持镊的尖端以最小的面积接触内界膜表面,内界膜绷紧则产生小破口(红色箭头)

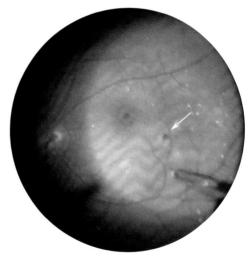

图 10-6-5 在使用内界膜镊进行起瓣时,发生出血(白色箭头),遂放弃该位置,选择其他区域进行起瓣

三、内界膜瓣扩大

1. 若 ILM 瓣与下方视网膜有较明显的间隙，则可按常规剥膜方法，从内界膜的平台部轻抓边缘，扩大剥除范围（图 10-6-6）。

2. 若 ILM 只呈现破口，但与下方视网膜无明显间隙，则须在 ILM 的边缘继续以"轻捏"的动作，轻轻"提"起 ILM 的边缘，增大其与下方视网膜的间隙，方可继续扩大剥除范围（图 10-6-7）。

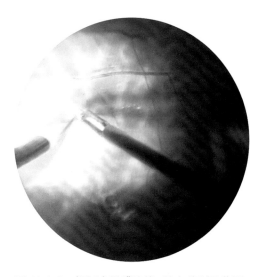 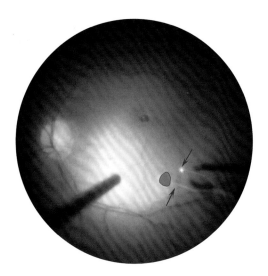

图 10-6-6　轻抓内界膜边缘，扩大其剥除范围，该技术适用于内界膜与下方的神经上皮层粘连较疏松，两者之间存在较大的操作空间时

图 10-6-7　在内界膜小裂口（蓝色区域）的边缘（红色箭头相对的区域），轻捏起内界膜以扩大剥除范围，该技术适用于内界膜与下方的神经上皮层粘连较为紧密，两者之间无较大的操作空间时

3. 若以上两种尝试均失败，则可在其他位置重新起瓣，必要时可再注入染色剂，一般可以增强 ILM 的辨别度。

ILM 撕除范围的扩大，一般应使用类似于"环形撕囊"的动作，调用腕关节"内旋"或"外旋"的动作，尽量保持撕膜的连贯性，若膜瓣出现断裂，亦不明显增加手术的难度。

需要引起注意的是，在部分高度近视眼（特别是眼轴≥30mm 时），ILM 剥除的起瓣和扩大均具有较高的难度，主要存在以下几大问题：①内界膜染色不明显；②后极部可能黏附了劈裂的玻璃体；③眼轴较长，眼内镊较难以达到目标位置；④巩膜后葡萄肿的存在，让眼内镊缺乏良好的作业平台。术者可尝试将广角镜更换为角膜接触镜，如眼内镊较短，可拔出trocar 后，再置入眼内镊，以延长其在玻璃体腔的有效长度，或更换较长的眼内镊，在剥除内界膜时，动作应更轻柔，避免视网膜的医源性损伤。

四、内界膜瓣技术

内界膜瓣技术如覆盖、填塞等，为眼底外科近些年的研究热点之一。无论采用哪种改良的方法,均要求术者先掌握常规的 ILM 剥除技术之后再进行有益的探索。对于裂孔直径较大、病程较长的患者,内界膜瓣技术有望提高其 1 期手术的闭合率(图 10-6-8)。

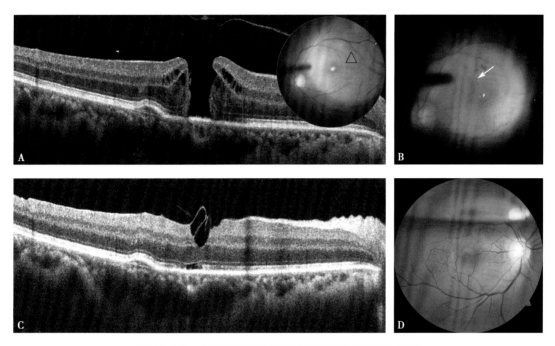

图 10-6-8　内界膜阴阳染色法及瓣覆盖技术的综合应用

A. 术前黄斑裂孔最小直径为 425μm,矫正视力 0.15,术中采用内界膜阴阳染色法,可见黄斑中心凹及周边内界膜未被染色(红色圆框内),从颞下方已被染色区域开始起瓣;B. 术中可见内界膜被剥起并覆盖于黄斑裂孔上,边缘可见少量被 ICG 染色的内界膜瓣(白色箭头);C. 术后 10 天,OCT 可见黄斑裂孔已闭合,并可见内界膜瓣仍在其上方,矫正视力 0.5;D. 眼底照相可见部分气体残留,后极部眼底未见明显异常。

目前的研究表明,虽内界膜瓣技术可提高裂孔的闭合率,但在术后矫正视力的提高方面并无明显优势。内界膜瓣覆盖或填塞的负面作用虽未被证实,因内界膜在术中已吸附了染色剂,填塞或覆盖在黄斑孔处的内界膜所携带的染色剂可能会给神经上皮层和 RPE 细胞带来二次毒性。

第七节　手术并发症

黄斑裂孔的术中与术后并发症的种类基本上与黄斑前膜手术类似,略有不同的是,因使用染色剂的比例和强度往往较黄斑前膜高,故应密切注意染色剂可能带来的术后并发症(如局部视野缺损);另外应注意在行内界膜剥除时,眼内镊对视网膜所造成的损伤往往比较明显,应严格遵循操作规范;若术后裂孔未闭或再开,应客观评估再次手术的价值,术中谨慎使用各种黄斑孔填塞、按摩技术。

著者小结

"风起于青萍之末，浪成于微澜之间"，借喻于此，可能也是适合的，黄斑裂孔手术的成败往往在于细节之中，有些细节显得尤为重要，却容易被初学者所忽略，如上方两个trocar放置的位置、内界膜起瓣位置的选择、扩大内界膜瓣的方式、手部的稳定性的保持、黄斑部医源性出血的处理等，都直接关系到手术是否能够顺利完成，初学者只有做好每个细节的处理，方可最终取得成功。

（张钊填）

第十一章

增殖性玻璃体视网膜病变的
预防与处理

增殖性玻璃体视网膜病变（proliferative vitreoretinopathy，PVR）是玻璃体与视网膜在多种发病因素的作用下，产生的过度愈伤反应，最终形成以增殖为特点的玻璃体视网膜疾病，是孔源性视网膜脱离（RRD）、眼外伤、玻璃体视网膜手术后常见的并发症。

PVR 的存在可导致手术难度明显增加，目前仍然是视网膜脱离手术失败的最主要原因。RRD 继发 PVR 的发生率约为 5%～10%，而目前临床上并无解决 PVR 的可靠药物，一旦发生 PVR，大多患者只能通过再次手术来进行挽救性治疗。对本章节将从 PVR 的发病机制入手，重点讲述 PVR 手术处理中的原则及技巧。

第一节　发病机制

一、增殖性玻璃体视网膜病变的细胞构成

PVR 的膜结构由不同来源的细胞构成，其中包括：视网膜胶质细胞（Müller 细胞、小胶质细胞以及星形胶质细胞）、上皮细胞（RPE 细胞以及睫状体上皮细胞）、玻璃体细胞、免疫细胞（巨噬细胞、淋巴细胞及中性粒细胞）。随着 PVR 的病程进展，这些细胞向具有收缩性的肌成纤维细胞转化。

（一）RPE 细胞

RPE 细胞的上皮 - 间质转化（epithelial mesenchymal transition，EMT）是 PVR 的核心病理过程。生理状态下，RPE 细胞处于静止和有丝分裂减速状态，在 RRD 发生时，血 - 视网膜屏障破坏，大量细胞因子被释放到视网膜下腔，诱导 RPE 细胞迁移，RPE 细胞间连接逐渐丧失并失去其上皮特征和组织极性，RPE 向间质细胞转化，具备了更强的迁移能力、抗凋亡性和细胞外基质生成能力。

（二）胶质细胞

PVR 可以被当作是对视网膜损伤的一种过度修复反应，在此过程中，胶质细胞反应性增生和肥大，尤其是 Müller 细胞，在 PVR 的病理过程中十分重要。据观察，视网膜脱离后的第一天就能观察到 Müller 细胞反应，在三天之内，Müller 细胞胞体迁移至外核层和外丛

状层，并进一步迁移至视网膜下腔，与 RPE 细胞、小胶质细胞及巨噬细胞一起参与视网膜下增殖条索的形成。在 PVR 过程中，Müller 细胞的内向整流钾离子通道下调，从而导致细胞极性丧失，从而引起细胞增殖，同时胶质 - 神经细胞单元受损，作为视网膜的支持细胞，Müller 细胞的去极化导致神经元变性，因此在 PVR 中也可以观察到视网膜变薄。被激活的 Müller 细胞还会释放一系列促炎症因子，进一步促进 RPE 细胞及 Müller 细胞增殖和迁移，并共同分泌纤维物质形成膜样结构。

（三）巨噬细胞

当血 - 视网膜屏障破坏时，血液中的巨噬细胞进入视网膜下腔和玻璃体腔，释放促炎症因子，并参与调节感光细胞的凋亡。在动物玻璃体腔注射巨噬细胞后可以成功诱导 PVR，形成的增殖膜内有巨噬细胞的富集，且巨噬细胞的形态和功能也在向纤维细胞转化，因此巨噬细胞也可能是 PVR 的始动因素之一。

二、细胞增殖和迁移的调控

当血 - 视网膜屏障破坏后，血液进入玻璃体腔和视网膜下腔，血液成分如凝血酶、纤连蛋白及纤溶酶等促进了 PVR 的发生。凝血酶可以刺激胶质细胞增殖并激活炎症相关的信号通路，促进 RPE 的 EMT 和迁移；纤连蛋白则促进胶质细胞迁移并参与细胞外基质重构；纤溶酶则促进血小板生成因子（PDGF）的生成。

除了血液来源的调控物质，被激活的 RPE 细胞和胶质细胞也能促进各种细胞因子的释放，如 PDGF、VEGF、EGF、TGF、bFGF、CSF、IGF、MCP1 等都在 PVR 的发生中起重要作用。如 PDGF 可以促进 RPE 细胞及 Müller 细胞的分裂、增殖和迁移；TGFβ 促进 RPE 细胞合成细胞外基质；其他细胞因子在 EMT 过程中起到了调节作用，但具体每种细胞因子的具体调控机制还在不断的探索中，这些细胞因子有望成为预测 PVR 严重程度的标记物或潜在治疗靶点。

三、细胞外基质重构

细胞外基质（ECM）由胶原和弹性蛋白、糖胺聚糖与蛋白聚糖、纤连蛋白和层粘连蛋白等构成，为组织和细胞提供机械支架，并帮助细胞间生物信息传导，同时 ECM 与细胞之间具有相互作用，细胞从 ECM 接收生物信号，同时也通过分泌作用主动重塑 ECM。随着 PVR 的发展，增殖膜中的 ECM 成分不断增多，ECM 重构及纤维增殖膜收缩是 PVR 最终的病理表现。

四、易感基因

虽然 PVR 不是遗传性疾病，但通过比较视网膜脱离合并及不合并 PVR 患者的基因差异，已经发现多个与 PVR 相关的基因位点，这些基因主要与细胞因子的调控有关，参与基因修复、细胞分化及细胞凋亡等过程。

第二节　增殖性玻璃体视网膜病变的临床特征与分级

一、临床表现

（一）视网膜的特征性改变

PVR 最典型的表现为视网膜的长度缩短、弹性下降、皱褶形成，纤维增殖的发生与发展，导致视网膜的活动度逐渐下降，并最终导致视网膜脱离呈宽斗或闭斗状。

患者在术前若已存在较严重的 PVR，则不但手术难度较大，术后再次出现 PVR 的概率也相应增加。术前 PVR 的存在并非我们能够提前干预的客观事实，如何在手术当中更好地保证视网膜复位，并预防术后 PVR 的产生，是术者应该关注的重点内容。

术后 PVR 导致的直接后果包括以下几方面：①原发裂孔的再开（图 11-2-1）；②新发裂孔的产生；③视网膜前的纤维增殖膜（图 11-2-2）；④视网膜下的纤维增殖膜或条索（图 11-2-3）；⑤视网膜的僵硬缩短。

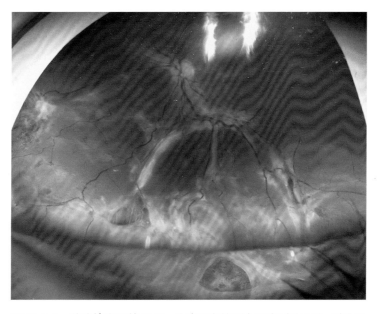

图 11-2-1　硅油填充下的 PVR，导致下方的两个原发裂孔再开，裂孔周边视网膜僵硬缩短，这是最为棘手的术后 PVR 病例类型，不利因素包括以下三方面：①患者年龄较小（20 岁）；②两个裂孔较大，且均位于下方；③血管渗透性强，局部可见小出血

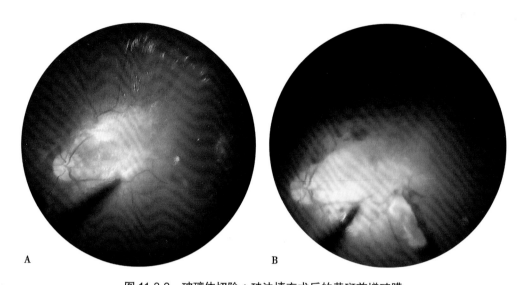

图 11-2-2　玻璃体切除 + 硅油填充术后的黄斑前增殖膜

A. 术中可见黄斑前致密的增殖膜，导致血管变形；B. 整体剥除增殖膜，暴露下方的黄斑区。

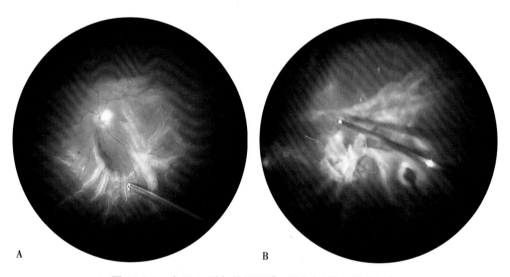

图 11-2-3　由 PVR 引起的视网膜下"晾衣绳"样增殖条索

A. 视网膜下增殖条索，导致视网膜假性缩短；B. 视网膜切开取出致密的增殖条索（绿色箭头）。

（二）眼前节表现

PVR 在眼前段可有不同程度的表现，未经玻璃体切除手术的 PVR 对眼前节的累及程度常较轻，而行玻璃体切除后，特别是在硅油填充下，PVR 对眼前节的累及程度常较重，但两者均可能出现以下症状，初学者应重点理解这些伴随症状对手术操作所可能带来的困难，主要包括以下几大方面。

（1）虹膜后粘连：会在一定程度上影响术前检查及术中能见度，但一般可在术中予以分离，而不伤及晶状体（图 11-2-4），必要时可注入少量肾上腺素帮助瞳孔散大，在广角镜下，约有 3mm 直径的瞳孔透明区，即可满足眼底操作的照明。

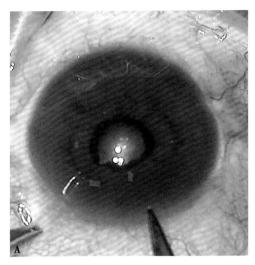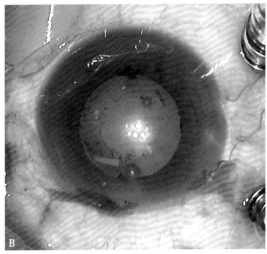

图 11-2-4 继发于 PVR 的虹膜后粘连

A. 术中可见 360°虹膜后粘连,瞳孔直径较小;B. 从前房使用黏弹剂分离虹膜后粘连,瞳孔明显散大,为眼底操作创造更有利的条件。

（2）晶状体混浊:晶状体明显混浊而影响眼底操作时,需摘除晶状体,但若不明显影响术中操作,一般不建议同时行晶状体摘除手术,因为若后囊破裂,须同时行虹膜周切口,硅油溢入前房的概率也相应增加,硅油可能引起的一系列眼前节并发症,增大了术后的治疗难度。

术中眼内压的波动,可导致角膜上皮水肿,引起眼底能见度的下降,可使用显微有齿镊,刮去水肿的角膜上皮,此可明显改善眼底的能见度(图 11-2-5)。

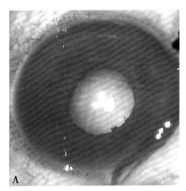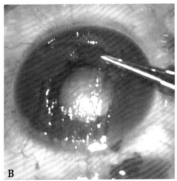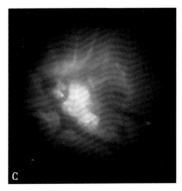

图 11-2-5 使用有齿镊刮去水肿的角膜上皮可明显提高眼底能见度

A. 术中由于灌注提高眼压(术前眼压 6mmHg),角膜上皮很快出现水肿;B. 使用有齿镊刮去瞳孔区以上的角膜上皮;C. 眼底图像清晰,方便眼底操作(导光亮度 35%)。

（3）睫状充血:须与感染性结膜炎相鉴别。

（4）前房闪辉:常见于术后患者,亦体现了眼内的炎症反应较重。

（5）虹膜弹性下降:术中散瞳可能不够理想,如同时行白内障手术,在撕囊和超声乳化时,操作空间较小,后囊破裂的可能性较大。

（6）虹膜新生血管：发生率较低，术中前房积血的概率增高，术后高眼压的可能性较大。

二、分级

在临床实践中，我们仍普遍使用由美国视网膜协会命名委员会在 1983 年提出的分级系统（表 11-2-1），从轻至重划分为 4 个级别，描述孔源性或外伤性视网膜脱离后纤维细胞增殖的自然病程。该分级系统的推出，为临床和科研工作中描述和统计玻璃体视网膜增殖的严重程度，提供了统一的量化指标，亦在世界范围内，积极推动了当时的眼底外科界对于 PVR 的认识、研究及治疗。

该系统的优点是简单易记，紧贴临床实际，便于口头及书面交流，后续出现的多个增改版本，其应用范围仍然非常有限。但该 PVR 分级系统未能体现出 PVR 在玻璃体腔内的前后位置，且无涉及视网膜下增殖组织的描述。

表 11-2-1　PVR 分级程度及临床表现

级别	程度	临床表现
A	轻	玻璃体轻度混浊，玻璃体内见色素团块
B	中	视网膜内表面起皱，视网膜裂孔卷边，视网膜僵硬，血管扭曲
C	明显	视网膜全层固定皱褶，以固定皱褶累及的象限数分为 C1、C2、C3 级
D	严重	固定皱褶累及四个象限，再以后极部漏斗状脱离的形态分为 D1（宽斗）、D2（窄斗）、D3（闭斗）

第三节　增殖性玻璃体视网膜病变发生与发展的危险因素

孔源性视网膜脱离出现之后的数天内，即可观察到 PVR 的发生，而玻璃体视网膜手术后的 PVR，一般开始出现于术后的数周内，其发生与发展的危险因素主要包括以下几方面。

（1）孔源性视网膜脱离的病程较长：视网膜裂孔的持续开放，为 RPE 细胞往玻璃体腔内的持续播散提供了便捷的通道，而玻璃体的液化，极大地方便了 RPE 的播散及多种细胞因子的集聚，可导致典型的视网膜宽斗或闭斗样脱离，极大地破坏患者的视力（图 11-3-1）；若患者年龄较轻，玻璃体的完整性较高，且裂孔较小，则可能在较长时间内不出现视网膜前的 PVR，但 PVR 却可出现于视网膜下，表现为多发的纤维条索，这比较常见于青少年 RRD 患者。

从术者的角度看，术前 PVR 是不可改变的客观存在，但在患者被确诊为较为新鲜的视网膜脱离时，术者应合理制定手术计划（比如你在第二天将有个较长的休假，则应及时转诊至其他医师），以免因为过长的等待时间导致 PVR 的发生发展，一般情况下，应在平时的手术计划中，预留一定的空间以及时地救治新鲜的视网膜脱离。

可喜的是，现在国内的眼科机构已开始重视新鲜视网膜脱离的治疗，陆续成立了"视网膜脱离绿色通道"，这对挽救患者的视力作出了极大的贡献。

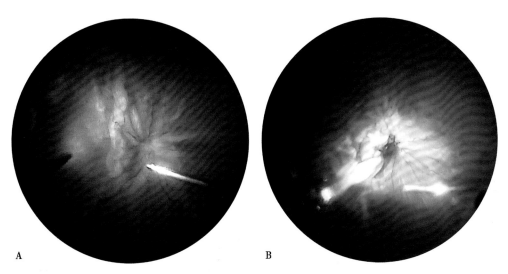

图 11-3-1 宽斗和闭斗样视网膜脱离，手术的重点均为后极部增殖组织的剥除

A. 该患者出现视力下降 6 个月，视网膜脱离呈宽斗样；B. 该患者出现视力下降 2 年，视网膜脱离呈闭斗样。

（2）裂孔较大：最典型的就是视网膜巨大撕裂（GRT），较大的视网膜裂孔不但有利于 RPE 细胞的播散，在术后就算视网膜复位良好，裸露于玻璃体腔的 RPE 细胞仍有可能持续播散，在重力作用下沉积于玻璃体腔的下方，所以我们在术中应减少对裂孔下方 RPE 的扰动，同时应注意裂孔周围视网膜的保护，尽量避免裂孔的医源性扩大。

（3）术中及术后的出血：视网膜前及视网膜下的出血被认为是术后 PVR 发生的高危因素，从微观看是因为血液屏障的破坏，导致细胞因子更易进入玻璃体腔内，从直观上看是玻璃体腔内残留的血液，参与到 PVR 的发生与发展之中。鉴于此，在术中，应严格做好止血，如有出血，应在结束手术前，全面彻底地止血，否则将导致 PVR 的风险明显升高，这也是 anti-VEGF 对于 PDR 手术的积极作用之一。

另外，在伴随着明显 PVR 的眼底手术中，因常须做视网膜切开（retinotomy）或视网膜切除（retinectomy），这两项操作本身并不具有较高难度，但初学者往往忽略了止血，甚至不慎伤及下方的 RPE 层及脉络膜，导致较大范围的出血，我们应及时精准地用好电凝，因为术中出血不同于其他的并发症，术者只要及时发现并及时处理，是完全可逆的，但若错过了止血的最佳时间窗将使手术的难度明显增大，甚至以失败告终。

（4）由全身疾病及免疫性疾病引起的视网膜脱离：如由 FEVR、Stickler 综合征、葡萄膜炎引起的视网膜脱离，虽然我们在术中可以复位视网膜，由于疾病本身已引起较为广泛的玻璃体视网膜异常，在术后出现 PVR 的概率也会相应增加，对于该类患者，术中应尽量减少创伤性操作（如视网膜切开、切除等），并切除足量的玻璃体，使用激光封闭裂孔及周边可疑的变性区，通常倾向于使用硅油填充，以减少术后玻璃体腔内炎症介质和 RPE 细胞的集聚和播散。

（5）未行玻璃体后脱离或残留过多的玻璃体：这在年轻患者身上，时有发生，可表现为视网膜前大片状的玻璃体黏附（图 11-3-2），术中分离时易产生医源性裂孔。虽然相关的文献资料暂未将中周部玻璃体的残留单独列为 PVR 的危险因素，但在临床实践中，玻璃体后脱离及足量玻璃体切除的重要性仍是不言而喻的，究其原因，相关的章节已详细说明，此不赘述。

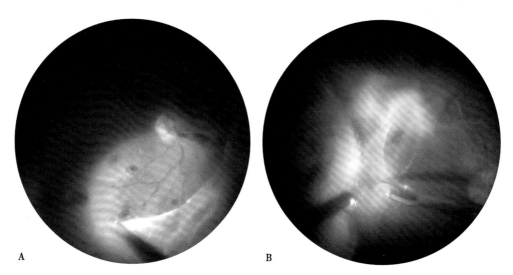

图 11-3-2　由玻璃体残留引起的 PVR

A. 术中可见中周部残留的片状玻璃体，在剥除过程中，出现少量出血；B. 后极部残留大量玻璃体，并与乳化的硅油滴相混合，在剥除过程中，出现视网膜裂孔。

（6）经历多次眼底手术：对于经历多次眼底手术（眼内注药除外）的患者，可能存在血-眼屏障的破坏以及玻璃体腔内炎症因子的升高，在手术前，应该仔细分析先前手术失败的原因，再制定相应的手术策略，如是否需要联合巩膜外环扎、是否术中尝试使用抗 PVR 的药物（如甲氨蝶呤或 TA，但所有的药物均为处方外应用，须谨慎选择）等。

（7）过度的巩膜外冷凝和视网膜激光光凝：两者均可以破坏血-眼屏障并在一定程度上加剧术后的炎症反应，一般不建议过多地使用巩膜外冷凝，为了达到同等的视网膜复位效果，冷凝所造成的损伤无疑是较强的。对于初学者来说，在使用视网膜激光光凝封闭裂孔和变性区时，最常犯的错误即为激光能量过强、密度较大、范围过广，深怕因为激光的遗漏而导致视网膜复位不成功，可在学习的过程中，在充分检查周边部视网膜的前提下，逐渐提高激光光凝的精准性，最后降低激光光凝的总量。

第四节　增殖性玻璃体视网膜病变手术中的常用操作

PVR 手术中的重点就是解除牵拉，以及在解除牵拉的过程中，尽可能地减少二次损伤，除了与孔源性视网膜脱离常规手术类似的操作之外，可能要增加一些特殊的操作，如视网膜前和视网膜下增殖组织的剥除、巩膜外环扎或硅压等，接着我们将逐一进行介绍。

一、视网膜前增殖的辨别与解除

视网膜前的增殖，按照其能见度被分为两种类型：早期由于增殖膜未成熟（玻璃体含量较高），一般为透明的，且质地较软，不具有固定的形态（图11-4-1）；中晚期由于增殖膜已成熟（纤维细胞的含量较高），从而具有一定的能见度，且质地较硬，具有一定的轮廓（图11-4-2）。除非增殖组织与下方视网膜粘连非常紧密，否则均须在术中予以彻底解除。

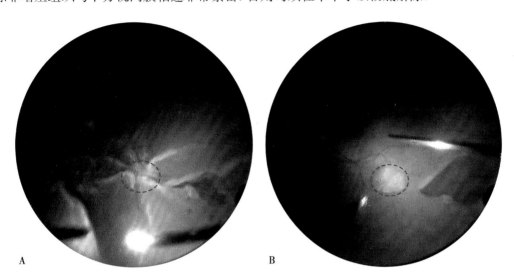

图11-4-1　未成熟的视网膜前增殖膜

A. 视网膜虽呈现星芒样皱褶（红色虚线内），但未能窥见增殖膜；B. 在星芒样皱褶的中心点剥除这些未成型的增殖膜后，注入重水可见皱褶被完全压平，局部呈现白色水肿（红色虚线）。

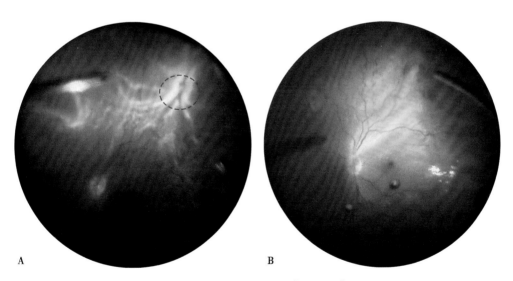

图11-4-2　成熟的视网膜前增殖膜

A. 视网膜呈现峡谷样皱褶（红色虚线内），在皱褶的中间可见褐色的成形增殖膜；B. 剥除增殖膜后，注入重水可见皱褶被完全压平。

对于早期的增殖膜，虽不可被清晰窥见，但可以尝试通过以下方式寻其端倪：①通过视网膜的纹理，增殖膜一般位于视网膜皱褶的最狭窄处；②往后极部逐步注入重水，如视网膜未完全展开，则提示相应区域存在尚未松解的牵拉（图11-4-3）；③使用染色剂，如ICG、TA、

BBG 等，但对于尚未成熟的增殖膜，其染色效果较差。一般使用眼内镊即可较为轻松地解除视网膜前的增殖膜。

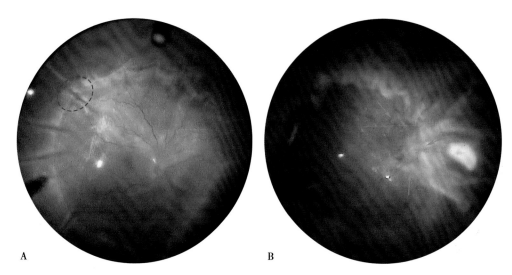

图 11-4-3　注入重水检验是否存在视网膜前或视网膜下的增殖组织

A. 注入重水后，后极部被完全压平，但周边可见到固定皱褶（红色虚线内），证明此处仍有增殖膜；

B. 清除视网膜前的增殖膜后，往后极部注入重水，发现后极部不能被完全压平，视盘周围以及其鼻侧可见固定皱褶，证明此处存在"餐巾环"样的增殖条索（绿色箭头），需要行视网膜切开取出增殖条索，方可完全复位视网膜，此时，术者应根据条索的累及范围，设计好视网膜切开的位点。

对于中晚期的增殖膜，因可见度较高，术者能够较为轻松地辨认，操作时不存在明显难度，但在剥除时，须注意力度，预防医源性裂孔的产生。

二、视网膜切开与视网膜切除

（一）两者的区别

视网膜切开（retinotomy）与视网膜切除（retinectomy）是两个比较容易混淆的概念，均为 Machemer 在 20 世纪 70 年代末首先提出，并验证其安全性及有效性。两者均为有创性操作，主要目的是恢复视网膜的活动度，最主要的难点是术中出血的预防及处理。

retinotomy 与 retinectomy 之间的差别在于单词的后缀，otomy 的意思为切开某个器官或组织，但并非需要对其完全清除，类似的单词如 tracheotomy（气管切开术）；而 ectomy 的意思是通过外科手段移除某个器官或组织，类似的单词如 appendectomy（阑尾切除术）。由此我们可以理解，视网膜切开是为视网膜下的相关操作创造路径，其主要目标是视网膜下的液体和组织；而视网膜切除是移除"无可挽救"的视网膜，而不影响其他部位视网膜的整体复位。

（二）视网膜切开

视网膜切开是指在术中通过玻切刀等眼内器械，制造视网膜的裂孔，范围可大可小，一般应用在以下四大场景中：①在孔源性视网膜脱离手术中，如果原发裂孔较周边，可在中周部切开视网膜，再通过气 / 液交换引流出视网膜下液；②取出视网膜下增殖条索；③视网膜下积血,通过视网膜切开引流出积血;④局灶性的增殖膜与下方视网膜粘连紧密,难以被剥除,则可在该区域行松解性的视网膜切开(图11-4-4)。

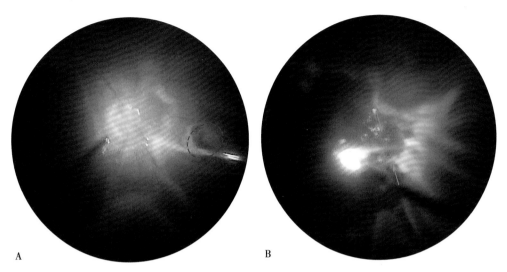

A   B

图 11-4-4 视网膜切开

A. 在鼻上方行视网膜切开(红色虚线),伸入眼内镊取出视盘旁的"餐巾环"样增殖条索;B. 大量的增殖条索从切开处被拉出。

(三)视网膜切除

视网膜切除是指在术中通过玻切刀等眼内器械,整体性地切除某一区域的视网膜(一般指周边部)。一般应用在以下两大场景中:①周边部视网膜明显僵硬缩短,通过注入重水后仍不能被贴平;②视网膜下增殖膜或条索分布较为广泛,通过视网膜切开并不能充分解除牵拉,则须在切除周边部视网膜后,掀开暴露 = 视网膜下的增殖组织,再使用眼内镊予以剥除(图11-4-5)。

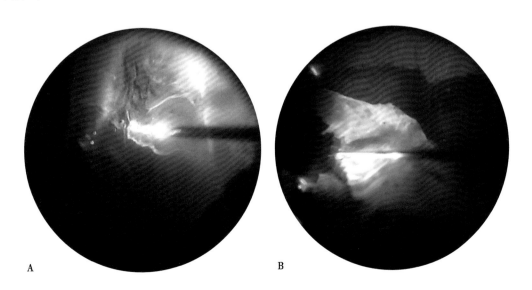

A   B

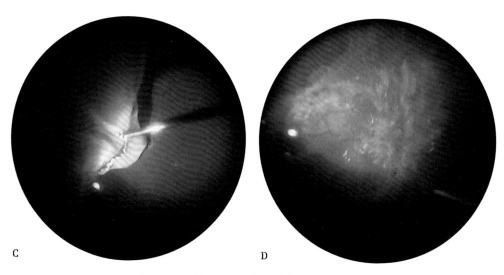

C　　　　　　　　　　　D

图 11-4-5　视网膜切除

A. 术中见视网膜前存在着大量的增殖膜，视网膜缩短，且增殖膜与视网膜黏附紧密，不能被剥除；
B. 使用玻切刀切除这些僵硬缩短的视网膜；C. 翻开视网膜瓣，剥除视盘旁的"餐巾环"样增殖条索；D. 最后注入重水压平视网膜。

三、视网膜多点切开

视网膜多点切开（radial retinotomy）技术在 2016 年由国内的林晓峰教授首先提出，其最重要的优势是，对于僵硬缩短的视网膜，在"弃"与"留"的矛盾选择之中，巧妙地找到了另一个更优解——"用"，尤其适用于下方视网膜 PVR 反应较为严重的病例。

"以子之矛攻子之盾"，由于病变的视网膜并未丧失所有的弹性，多个切开口的存在，降低了视网膜的整体硬度，并提高了视网膜的弹性，视网膜的活动度得到了充分的恢复，通过气/液交换或重水注入，即可将视网膜整体复位，而切开口周边被保留下来视网膜，则可被利用为激光光凝的作用位点，在最大范围内保证了视网膜的复位效果，不仅避免了视网膜切除引起的 RPE 层大面积裸露（此为 PVR 的高危因素），还减少了术后低眼压的发生率（图 11-4-6）。

四、巩膜外环扎与硅压

主要目的是通过眼外途径，缓解视网膜所受到的来自基底部玻璃体的牵拉，对于视网膜裂孔位于下方的 PVR 可能具有较明显的作用。但从 PVR 的发病机制来看，外路手术能够起到作用的基础是，视网膜所受到的牵拉得到了充分解除，单独的外路手术往往不能充分地复位视网膜。

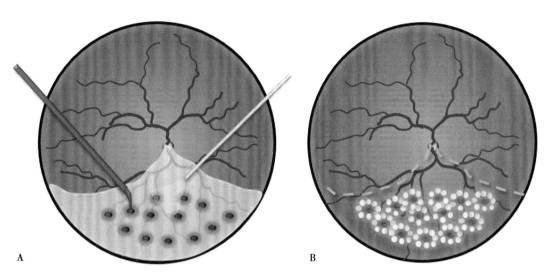

图 11-4-6　视网膜多点切开示意图

A. 多点切开下方僵硬缩短的视网膜；B. 注入重水或气/液交换，视网膜贴复，在切开孔的周边行激光光凝，固定下方视网膜，下方 RPE 裸露的面积明显减少，最大限度保证了视网膜的完整性。

著者小结

　　"非止排难于变切，亦将防患于未然"，于初学者来说，术前及术后 PVR 的处理及预防都是具有挑战性的，也是考验手术基本功的必经阶段。PVR 手术的重点是解除视网膜受到的牵拉，术中的决策主要涉及以下几方面：①增殖所在的位置和范围；②解除这些增殖所需要采取的手段；③在有创性操作的同时，尽可能地保护眼内结构并避免二次损伤；④术中眼内填充物的使用时机和技巧。PVR 是眼底外科医师整个职业生涯都绕不开的永恒话题，初学者要泰然地接受它的存在，勇敢地面对它的挑战，应用科学的方法和娴熟的技术，方可不断地去战胜它。

（毛舒迪　张钊填）

第十二章

儿童青少年玻璃体视网膜手术

儿童及青少年的玻璃体视网膜手术，大多是比较有挑战性的，也是眼底外科的重要分支，这种挑战不只因为它独特和困难的术中操作，也来自复杂的术前诊断与术后恢复的不确定性，在诊疗的整个过程中，更需要其他医疗团队的支持合作，年龄越小的患者，越让我们望而却步。但是随着我国整体医疗技术的提高，越来越多眼底外科医师开始涉及该领域，并逐渐推动了它的发展壮大。

在低年龄患者的玻璃体视网膜手术中，我们需要下意识地切换思维方式和操作方法。这里对于低年龄的定义，除了儿童及青少年之外，还意指玻璃体尚未明显液化混浊，玻璃体处于"年轻"状态的患者。本章节，我们将从儿童及青少年玻璃体视网膜的基本特点入手，重点讲述三种较为常见的眼底疾病，以及它们的手术处理原则与技巧。

第一节 基本特点

在儿童及青少年身上，需要通过手术干预的眼底疾病类型主要包括三方面：①血管源性（vasogenic）（图 12-1-1），如早产儿视网膜病变（retinopathy of prematurity，ROP）、家族性渗出性玻璃体视网膜病变（familial exudative vitreoretinopathy，FEVR）和 Coats 病等；②寄生虫性（parasitic），如弓蛔虫性眼内炎等（图 12-1-2）；③外伤性（traumatic），如外伤性视网膜脱离等。

血管源性的眼底疾病占据了较高的比例，虽诊断难度不高，但因症状多较为隐匿，且双眼常同时发病，一旦错失了最佳治疗时机，不但手术难度明显增大，预后亦往往较差，对患者一生的影响都是非常深远的。因年龄与认知的关系，患者往往不能或不会直接表达出他们的忧虑，但这种无形的压力往往在家长那看似坚韧又带着希冀的眼神中，毫无保留地表达出来。从初学者的角度来说，由于手术经验所限，以及客观条件的限制，往往束手无策，这也是医患双方经常遇到的困局。

寄生虫性眼底疾病虽在眼前节会有所表现，但其症状亦较为隐匿，因与卫生条件和生活习惯存在着非常密切的关系，如家养宠物无规范驱虫、无良好的手卫生习惯等，患者多来自偏远农村地区，就诊时通常已丧失有效视力，恢复有效视力的希望往往较小，但部分患者仍有望通过手术恢复相对正常的眼内结构。

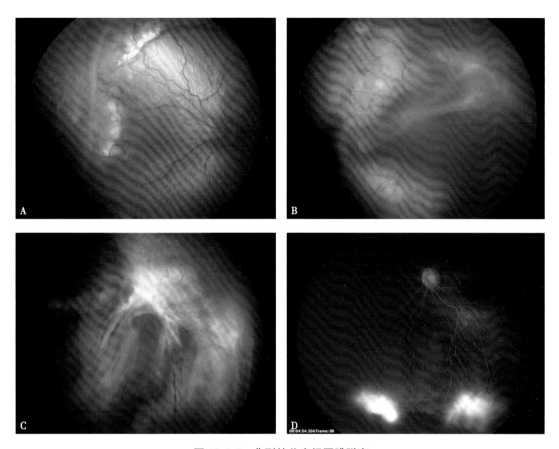

图 12-1-1 典型的儿童视网膜脱离

A. 伴有 Plus 病变（后极部血管迂曲）的 4A 期 ROP 眼底照相（右眼）；B. 伴有 Plus 病变的 4B 期 ROP 眼底照相（左眼）；C. 继发于 FEVR 的广泛视网膜脱离（右眼）；D. 图 C 患者的对侧眼（左眼）眼底荧光造影可见周边视网膜无血管区及荧光素渗漏。

图 12-1-2 弓蛔虫性眼内炎引起的右眼牵拉性视网膜脱离，左下为白色病灶

就诊时矫正视力为 0.06，查房水弓蛔虫抗体 IgG 为 39.76U/L（正常 <3U/L），血清弓蛔虫抗体 IgG 为 32.34U/L（正常 <9U/L），该患儿家中养有未经规范驱虫治疗的宠物狗。

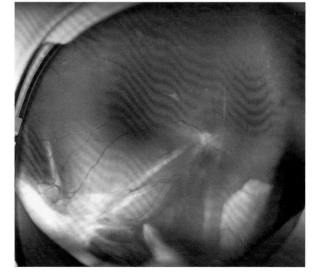

由外伤引起的眼底病变，其形式复杂多变，个体差异亦较大，若多个部位受累，通常需要多个亚专科合作，经历多次手术，方可重建部分视功能，对于初学者来说，除非有足够的团队支持和眼外伤处理经验，否则较难开展深度的手术治疗，但可重点关注以下几种由外伤引起的非复杂眼底病变：①锯齿缘离断；②晶状体脱位至玻璃体腔；③未伴明显增殖性病变的孔源性视网膜脱离；④激光引起的黄斑裂孔。因为这些病变的手术处理比较有章可循，通过常规的玻璃体视网膜手术，可有较理想的预后。

总体上来说，儿童及青少年的玻璃体手术具有以下的基本特点：①除有明确病因或特征外，常须通过影像学、遗传学、分子生物学、病理学等检查手段方可得以确诊，且须严格排除视网膜母细胞瘤的存在；②术前视力差别较大，或无法准确评估患者的视力，术后视力差别也较大，且常与解剖学上的异常不具有太密切的对应关系；③眼球结构发育尚不完全，其特性与比例并非成人眼球的"缩小版"，手术方式与路径的选择和普通眼底手术存在较大差异；④常不存在明显的玻璃体液化或后脱离，玻璃体可呈现"分层样"改变，术中后脱离困难，按照常规行足量玻璃体切除的难度较大；⑤可能需要通过一些不常应用于成人眼底手术的工具（如黏弹剂、眼内剪、吊顶灯等）来更好地贯彻手术者的意志；⑥玻璃体腔内填充物的选择有其特殊性和局限性，如在 ROP 手术中，若无医源性裂孔，则一般不选用硅油，在术中为了分离增殖膜，往往需要使用黏弹剂（这在常规眼底手术中的使用率是极低的，且其适应证尚未得到认证），另外如视网膜裂孔处于下方，由于患者难以配合面向下头位，硅油和气体填充的作用往往大打折扣，甚至适得其反，引起或加重玻璃体视网膜的增殖性改变。

第二节　早产儿视网膜病变的手术处理

ROP 最早于 1942 年被报道，在 1941 年至 1953 年期间，有超过 12 000 名来自世界各地的新生儿罹患该疾病，并导致严重的视力损伤。但在刚开始的十年内，因科研水平和检查手段所限，并未能寻找到明确的病因。直到 1951 年，来自澳大利亚墨尔本的儿科医师 Kate Campbell（1899—1986）发现，在她所执业的两所医院里，一所因为经费充足，可为早产儿提供充足的氧气，而另一所因经费有限，能为早产儿提供的氧气比较有限，但后者却反而较少出现 ROP 病例，于是她推测高浓度的吸氧应该是 ROP 的重要原因。接下来的系列高质量临床研究证实了高浓度吸氧与 ROP 之间的因果关系，因已有诸多的文献资料详细阐述了ROP 的发病机制，此处不予赘述。

临床医师在 ROP 的处理手段，主要包括以下三方面：① anti-VEGF 眼内注射；②间接检眼镜下的视网膜激光光凝；③严重病例的内路手术。

一、第三版早产儿视网膜病变分级概述

（一）版本升级的缘由

1984 年，国际早产儿视网膜病变分级委员会成立，由此催生了 ROP 的第一个多中心临床研究，结果表明冷凝可有效治愈 ROP，并明确表明 ROP 可防可治，及时筛查是防治的关键手段。在 2021 年，*Ophthalmology* 杂志上发表了第三版的 ROP 分级标准，进行修订升级

的原因主要有四方面：①之前的部分内容具有较高的主观性；②眼科影像技术的持续发展；③anti-VEGF 治疗虽带来了希望，亦提出了挑战；④之前的版本不能充分涵盖发生在不同地区的多种病变情况。

（二）ROP 分区

以视盘为中心延伸至锯齿缘，用三个同心圆将视网膜进行分区，将视网膜有血管区或 ROP 病变区最靠后的部位认定为其受累区域，病变的范围以钟点数来表示（图 12-2-1）。

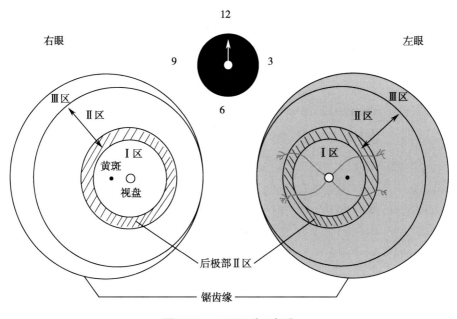

图 12-2-1 ROP 分区标准

（1）Ⅰ区：是最靠后的区域，以视盘中心至中心凹的两倍距离为半径的圆形区域。

（2）Ⅱ区：以视盘中心为圆心，以视盘到鼻侧锯齿缘为半径的圆形范围内Ⅰ区以外的环形区域，将邻近Ⅰ区的 2 个视盘直径的环形区域定义为后极部Ⅱ区，并指出后极部Ⅱ区比周边Ⅱ区的 ROP 病情可能更重、更值得关注。

（3）Ⅲ区：视网膜上除去Ⅰ区和Ⅱ区以外剩余的月牙形区域。

（三）ROP 分期

（1）1 期：分界线期，在血管化和非血管化视网膜之间存在分界线。

（2）2 期：嵴期，分界线抬高，加宽和体积变大，形成嵴。

（3）3 期：增殖期，嵴伴有视网膜外纤维血管组织增殖（图 12-2-2）。

（4）4 期：次全视网膜脱离期（见图 12-1-1），分为 A 和 B 两个级别，4A 为黄斑中心凹未受累，4B 为黄斑中心凹受累。

（5）5 期：视网膜全脱离期，分为 A、B、C 三个级别，5A 为开斗形脱离，5B 为闭斗形脱离，视盘不可窥见，5C 为 5B 期同时伴有眼前节异常。

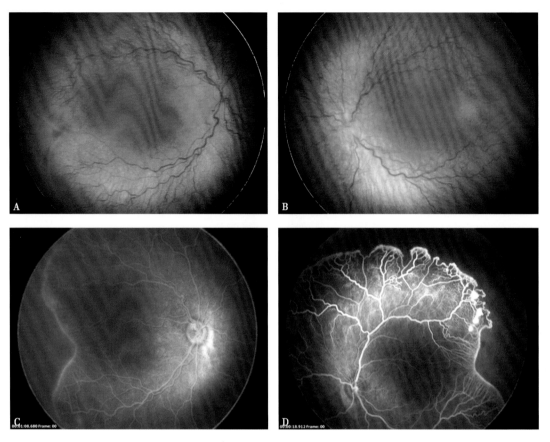

图 12-2-2　3期 ROP 眼底照相

A. 右眼颞侧视网膜周边可见楔形无血管区，嵴可见轻度视网膜外纤维血管增殖，并伴有 Plus 病变；B. 同一名患儿的左眼眼底病变，亦为伴有 Plus 病变的 3 期 ROP；C、D. 该名患者的双眼荧光素眼底造影像。

（四）长期后遗症

有早产史的患儿，就算无 ROP 的表现，亦可能出现长期并发症，这就要求我们在给青少年做眼底检查时，应追问其病史，因为这些后遗症可能是在患儿成年之后才表现出来的，主要包括以下几方面。

（1）迟发的牵拉性、孔源性或渗出性（较少见）的视网膜脱离。

（2）消退的 3 期病变慢性牵引引起的视网膜劈裂，可能会在不引起视网膜脱离的情况下累及黄斑，并损害视野和视力。

（3）存留的无血管视网膜区域，容易出现视网膜变薄、裂孔和格子样变性，并且可能与后期出现的视网膜脱离有关。

（4）黄斑区可出现异常，包括中心凹无血管区变小和中心凹的凹陷变钝或消失。

（5）视网膜血管改变。

（6）有 ROP 病史的患者可于后期出现继发性闭角型青光眼。

二、抗血管内皮生长因子眼内注射

（一）与视网膜激光光凝的比较

anti-VEGF 的眼内注射为 ROP 的及时治疗提供了较为简单易行的选择,目前研究的重点为 anti-VEGF 与视网膜激光光凝之间的优劣性,目前在多方面尚无定论,但在医师和医疗机构的操作层面上,anti-VEGF 具有更高的普适性,但我们更应注意到其具有的局限性,以下表格对比了 anti-VEGF 与激光之间在几大方面的优劣(表 12-2-1)。

表 12-2-1　anti-VEGF 与激光治疗 ROP 的优缺点比较

	anti-VEGF	激光	较优选择
治疗成功率	Ⅰ区病变的成功率较高	Ⅱ区病变的成功率与 anti-VEGF 持平	anti-VEGF
手术难度	对于器械与术者熟练度要求较低,麻醉和监护要求较低	对于器械与术者熟练度要求较高,学习曲线较长,麻醉和监护的要求较高	anti-VEGF
术中并发症	较低,随着操作经验的增长而下降至更低水平	较高,但随着操作经验的正常会有所下降至较低水平	anti-VEGF
复发与随访	复发概率较高,随访频度较高、长度较大	复发概率较低,随访的频度较低、长度较短	须根据患儿所处地区及经济情况而定
视野	理论上对周边视野的损害较小	理论上对周边视野会存在损伤	对患儿后续的工作生活不一定有明确的影响
屈光变化	出现高度近视的概率较低	出现高度近视的概率较高	anti-VEGF
视网膜脱离	较高	较低	理论上,并考虑到视网膜无血管区的残留,激光对视网膜脱离具有更强的预防作用
全身副作用	未见明确报道,只停留在理论上的推测	无全身作用	两者相当

（二）注射技术

（1）剂量:新生儿的眼轴长度大概为 16~17mm,而成人正常眼轴约为 23~24mm,再加之新生儿眼的晶状体所占比例较大,粗略估算可知,新生儿的玻璃体腔容积约为成人的 1/5~1/3,理论上,如果以成人的剂量(如 0.5mg 的雷珠单抗治疗 AMD),则可使 anti-VEGF 的眼内浓度较成人高 3~5 倍。

虽然没有明确的循证医学证据表明成人剂量会导致更高的术后并发症,但考虑到较高的 anti-VEGF 可能会阻碍视网膜血管的正常发育,以及在全身系统的扩散,可能会影响到其他器官的发育,其实际应用剂量应比成人稍低为宜。

诸多的研究亦探索了不同剂量在治疗有效性与再注射率之间的差异,比较一致的结论是,以较低的剂量即可明显抑制视网膜新生血管,但再注射的次数亦相应增加,目前较多的研究表明，0.2～0.3mg 的雷珠单抗在抑制视网膜新生血管及降低再注射率方面的优势是最明显的，这就要求我们在实际操作中，要比在成人手术中，更加注意剂量的精准把控。

（2）注射前准备：如果在表面麻醉下，需配备 1～2 名经培训过的护士，协助固定患儿的躯干部和头部（这对手术安全性至关重要），术前滴用抗生素眼药水（妥布霉素），与成人同样的术眼周围皮肤消毒，结膜囊滴 5% 聚维酮碘（停留至少 1 分钟），置入小儿开睑器后，再用生理盐水冲洗干净。

（3）固定眼球：术者一只手持有齿镊抓住角膜缘的结膜，固定眼球时应注意用力适中，手部应有稳定的支撑，避免摇晃。

（4）进针位置：使用规尺，选择在角膜缘后 1～1.5mm 处进针。

（5）进针方向：这是最难的步骤，初学者建议在护士的协助下完成药物的推注，术者在固定好针管的位置后，嘱护士轻推注药物；因婴儿的晶状体所占眼球比例较大，若按照成人的操作方法则易伤及晶状体（该现象并不少见）；与成人不同的是，若患儿已躺平固定，则进针方向应垂直于地面，且应同时需要注意进针的深度（图 12-2-3）。

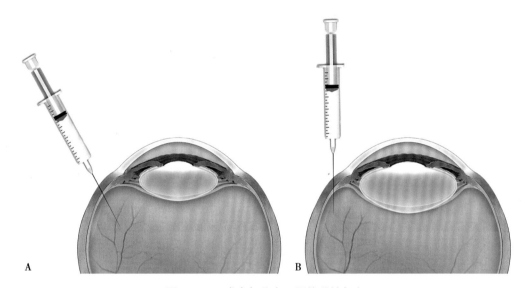

图 12-2-3　成人与儿童不同的进针角度

A. 成人的玻璃体腔注药安全区间较大，进针方向朝向玻璃体腔中心即可；B. 儿童的玻璃体腔注药安全区间较小，为避免误伤晶状体，进针方向须稍垂直于地面。

（6）包眼与术后局部用药方法基本同成人。

三、视网膜激光光凝

须在间接检眼镜下完成，学习曲线相对较长，初学者可在平时的门诊工作和成人外路手术中，先掌握间接检眼镜的使用，再逐渐过渡至 ROP 的激光治疗中。操作中的重点是：①不遗漏视网膜无血管区；②激光斑应前至锯齿缘处；③激光斑应避开视网膜无血管区与血管区交界面的嵴。

术者在操作时，应注意以下问题：①尽可能延长屈光介质足够透明的时间，除术前充分散瞳，术中应注意巩膜外顶压的力度与幅度，避免因眼压的骤然升降，导致角膜水肿和瞳孔缩小；②转动眼球的幅度应尽量小，因新生儿的角膜直径较小、弧度较大，如果间接检眼镜光线与视轴的夹角过大，周边部的像差将明显增大，所以间接检眼镜的光线应尽量靠近垂直方向，再配合巩膜顶压器，以完成激光光凝；③从容易到困难，一般从嵴的基底部逐渐往周边延伸，并逐渐调低激光能量；④在往周边部延伸的过程中，先明确辨认出锯齿缘后再行激光，新生儿锯齿缘的位置和形态与成人存在较大差别，位置大约为角膜缘后 1mm 处，为具有革质或光泽纹理的白色区域，与睫状体的暗褐色区域相接；⑤激光斑不可过密过强，相互间隔 1～1.5 个激光斑距离为宜（初学者往往会将激光斑打得过密），颜色以灰白色为准（比成人的激光斑反应较轻）；⑥激光区域接近而不超过锯齿缘，避免过前而伤害睫状体，否则可能引起低眼压、白内障等并发症。

四、玻璃体视网膜手术

对于 4A 期以上的 ROP，一般须进行手术治疗，现多采用内路手术，与成人的手术存在着较大的差异，应重点理解其病理解剖学特征、入路选择、手术意图，并配备相应的手术器械。

（一）病理解剖学特征

主要表现为牵拉性视网膜脱离，将其与重度 PDR 进行比较，可以帮助我们更好地理解 ROP 的病理解剖学特征（表 12-2-2）。

表 12-2-2　ROP（≥4 期）与重度 PDR 的病理解剖学特征

	ROP	重度 PDR
玻璃体状态	基本无液化，分层样改变，与下方视网膜全方位粘连，后脱离存在极大困难	可有部分或全部液化，与下方视网膜的粘连在后极部及中周部可被较好地分离
促发因素	周边部及中周部视网膜无血管区的存在	视网膜的血液灌注不佳，缺血改变累及全视网膜
典型改变	嵴存在于视网膜有血管区与无血管区的交界面	纤维血管膜存在于后极部与中周部
视网膜脱离形态	从轻到重可表现为周边浅脱离，全脱离可为宽斗样和闭斗样	脱离以后极部的局限性脱离为主，亦可表现为宽斗或闭斗样
治疗时间窗	极短	较长
操作空间	狭窄	宽敞
术中较难处理的并发症	裂孔	出血

（二）入路选择

入路的选择主要决定于视网膜脱离的严重程度和患儿月龄，以及术者的选择偏好。如视网膜隆起程度较高，紧贴晶状体后表面，或月龄较低，则一般选用前入路的双通道玻璃体切除，同时行晶状体摘除。

无论是前入路还是后入路，初学者均会遇到一个问题，那就是穿刺时的眼球变形，主要原因包括两大因素：①眼压较低（与年龄无关）；②结膜与 Tenon 囊的韧性较强（与年龄有关）。若两大因素均存在，则穿刺难度明显增大，该穿刺步骤就像给术者的一个"下马威"，可先通过前节灌注提高眼压，使用眼内镊夹持角膜缘轻轻提起结膜，使结膜与 Tenon 囊绷紧，减小穿刺刀在行进过程中所遇到的抵抗。

（1）前入路：在角膜缘处插入穿刺刀，经由虹膜根部，让穿刺刀插入晶状体之中，两个 trocar 的夹角要足够大，分别在接近 3:00 和 9:00 位，以保证双手操作有足够活动空间，通过透明角膜切口置入灌注管，在摘除晶状体之后，再清除玻璃体腔内的玻璃体；一般选择行透明角膜切口，置入灌注管维持眼压，应注意避免角膜内皮的损伤。

（2）后入路：最大的优点是有望保留透明晶状体，这对患儿的视觉发育具有重要的作用（图 12-2-4）。

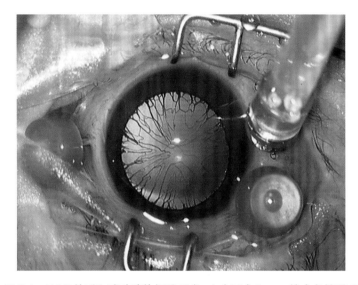

图 12-2-4　ROP 的后入路玻璃体切除手术，上方两个 trocar 的夹角接近 180°

巩膜切口距角膜缘的距离，主要由患儿月龄来决定，一般以 0.5mm 开始，但术前须了解患儿的眼轴与视网膜脱离程度，再予以调整。

不像成人玻璃体手术，对于巩膜切口的距离已有广泛共识，ROP 后入路手术的巩膜切口距离（表 12-2-3）在不同的文献存在着一定的差异，但总的原则是"宁前勿后"，根本目的是避免医源性视网膜裂孔的产生。

表 12-2-3　不同年龄后入路巩膜切口距离角膜缘的距离

月龄或年龄	0	1～6个月	6～12个月	1～3岁	3～6岁	6～18岁
距角膜缘距离 /mm	0.5～1.0	1.5	2.0	2.5	3.0	3.5

一般选择后入路灌注，亦可选择前节灌注，后入路灌注最大的问题是，致密的玻璃体易堵塞灌注管的内口，眼内操作摆动眼球时，灌注管的方向出现变化，其内口易伤及晶状体，或出现向后脱出，若不及时发现，可引起低眼压和脉络膜脱离。

（三）基本手术步骤

1. 巩膜穿刺；
2. 开启灌注；
3. 切除中心部玻璃体（图12-2-5）；
4. 切除周边部玻璃体；
5. 视情况决定是否注入 anti-VEGF；
6. 拔出 trocar；
7. 检查巩膜切口致密性。

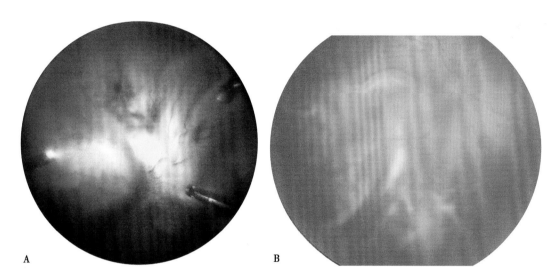

图 12-2-5　5A 期 ROP 术中及术后眼底图

A. 通过后入路切除中心部玻璃体；B. 术后第 1 天眼底照相可见下方视网膜基本平伏。

对于 5 期的 ROP，除了以上基本步骤外，常需要使用双手操作，可能需要配备吊顶灯、眼内剪、眼内镊，若玻璃体与视网膜粘连紧密，可使用黏弹剂做"钝"性分离。

第三节　继发于家族性渗出性玻璃体视网膜病变的孔源性视网膜脱离

一、概述

家族性渗出性玻璃体视网膜病变（FEVR）由 Criswick 和 Schepens 于 1969 年首先提出并命名，病变特征类似于 ROP，但无早产及吸氧史，遗传方式包括常染色体显性遗传、常染色体隐性遗传和 X 染色体连锁隐性遗传，其特点为双侧、缓慢进展的玻璃体视网膜异常，周边视网膜可见特征性的无血管区，血管分支多，分布密集，可出现视网膜新生血管或视网膜内或视网膜下渗出，视盘或黄斑移位，部分病例后期出现牵拉或孔源性视网膜脱离（图 12-3-1）。

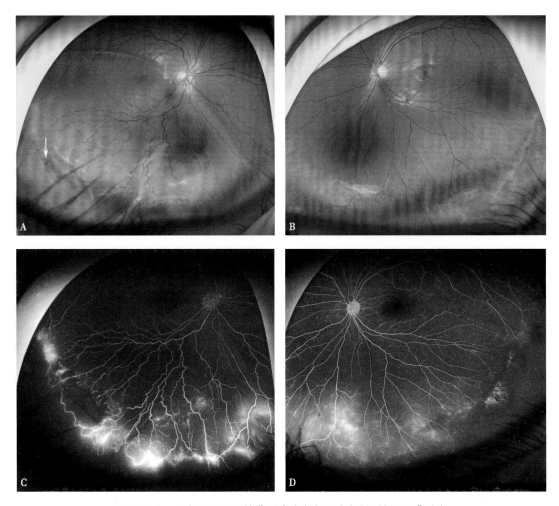

图12-3-1　继发于FEVR的典型青少年(10岁)孔源性视网膜脱离

A. 患者右眼可见原发裂孔(白色箭头)；B. 左眼视网膜未见脱离，但颞下方周边可见大片连续的变性萎缩灶；C. 右眼对应的荧光造影眼底图，可见血管末梢渗漏，以及"毛刷样"改变；D. 左眼血管末梢渗出程度较轻。

二、家族性渗出性玻璃体视网膜病变的临床分期

2014年，Kashani等人根据眼底广域荧光造影的结果，提出了新的FEVR临床分期方法，与ROP不同的是，FEVR的临床症状个体差异较大，并非如ROP一样呈现"跃迁"式的进展。

(1) 1期：周围无血管或视网膜内异常血管化(1A：无渗出或荧光素渗漏；1B：存在渗出或荧光素渗漏)。

(2) 2期：周边视网膜无血管区伴有视网膜外血管化(2A：无渗出或荧光素渗漏；2B：存在渗出或荧光素渗漏)。

(3) 3期：视网膜脱离未累及黄斑(3A：无渗出或荧光素渗漏；3B：存在渗出或荧光素渗漏)。

(4) 4期：视网膜脱离累及黄斑，但尚未全脱离(4A：无渗出或荧光素渗漏；4B：存在渗

出或荧光素渗漏）。

（5）5 期：视网膜全脱离（5A：呈开斗状；5B：呈闭斗状）。

除了视网膜脱离需要手术处理外，相关的研究表明，荧光素渗漏的存在是发生视网膜脱离的前兆，对于 1B 和 2B 期的病变，应及时行激光治疗封闭渗漏区及无血管区，以阻止病变的进展。

三、家族性渗出性玻璃体视网膜病变与孔源性视网膜脱离

青少年的孔源性视网膜脱离（RRD）并不少见，但我们却经常忽略了其背后的遗传学因素，最典型的例子就是 FEVR。

在我国，FEVR 是一个被低估的疾病，实际上，我们平时完成的很大一部分青少年外路手术，经过眼底荧光造影检查，并检查其家人的眼底，最后揭示了其基础病就是 FEVR。

因为 FEVR 引起的视网膜脱离常由周边部向后极部逐渐蔓延，在累及黄斑之前，患者一般无明显主观症状，这也是为什么很多 FEVR 患者就诊时病程多已较久的原因。近些年，也有不少患者是因为在寻求近视激光手术时，在散瞳做眼底检查时被发现存在周边部的视网膜脱离，该部分患者行外路手术的效果往往较佳。

四、手术处理原则

（一）内路手术

对于 5 期 FEVR，且存在明显的视网膜前或视网膜下增殖或渗出，一般须行玻璃体切除手术，该类患者一般发病较早、病程较久，手术处理的难度较大，预后亦较差，除遵守内路手术的基本原则外，须依照患者年龄及是否存在视网膜裂孔，制定具体的手术方案。

若患者年龄较小，未发现视网膜裂孔，病变以渗出和牵拉为主，可基本按照 ROP 的内路手术方法予以处理，术后须注意残留无血管区的处理，必要时补充激光或 anti-VEGF 眼内注射。

若患者年龄较大，存在视网膜裂孔及增殖，则按照 RRD 合并严重 PVR 进行处理，手术的重点难点主要存在以下几方面：①玻璃体后脱离困难，易有后极部的玻璃体残留；②周边玻璃体粘连紧密，足量切除的难度较大，在切除和剥除增殖膜的过程中，很容易出现医源性裂孔；③若重水使用不当，易出现视网膜下的重水残留。若决定行玻璃体切除手术，为了更好地保证远期成功率，可同时行巩膜外环扎术，以缓解周边部残留玻璃体可能造成的向心性牵拉。

（二）外路手术

在我们的临床工作中，接诊的大多数青少年 FEVR 患者，其视网膜脱离的程度常较轻，若 RRD 无伴发明显视网膜前增殖，无论是否累及黄斑，或是否存在视网膜下的增殖条索，一般推荐行外路手术，往往能够起到较好的解剖愈合，这也是初学者需要重点掌握的内容，主要原因包括以下几方面。

（1）裂孔封闭效果较佳：视网膜裂孔多为萎缩性，且处于较周边，操作难度较小，易于顶压，特别是原发孔位于下方时，巩膜外加压具有较强的优势。

（2）视网膜隆起程度较低：一般不需要行巩膜外放液，巩膜外冷凝的效果较好，可较精准地冻封闭视网膜裂孔，且不造成过强的眼球壁和视网膜损伤。

（3）"一举多得"：巩膜外加压与环扎不止可有效地封闭视网膜裂孔，当存在多个邻近区域的周边部裂孔时，巩膜外加压可轻松地将这些裂孔"一网打尽"，以最小的手术量收获最大的效果，同时因顶压嵴的存在，后期补充视网膜激光光凝的难度也较小（图12-3-2）。

（4）"标本兼治"：因 FEVR 的病理基础为周边部视网膜存在无血管区，外路手术不但封闭了原发裂孔，术中的巩膜外冷凝亦可同时封闭这些无血管区，很大程度上预防 FEVR 的进展。

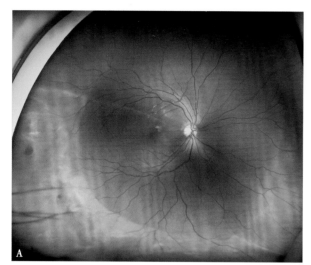
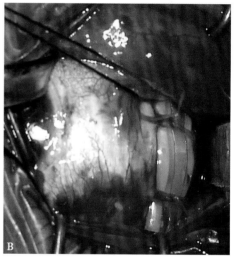

图 12-3-2　FEVR-RRD 患者术后眼底图及术中硅压位置

A. 术后第 7 天复诊时，可见视网膜基本平伏，复诊当天行嵴上变性区的视网膜激光光凝，随访 1 年至今，视网膜复位良好，矫正视力 0.5；B. 术中行巩膜外环扎＋硅压，环扎带缩短至 65mm，使用 276 型号的硅压块，取长度 34mm，沟槽置于前缘，固定缝线的前缘为距角膜缘 10mm，后缘为距角膜缘 19mm，未行巩膜外放液。

值得注意的是，因周边部视网膜较为菲薄，术中应严格控制冷凝的强度和范围，否则可引起视网膜的坏死，可能导致视网膜的再次脱离，术后 PVR 的风险亦可能增大，二期处理的难度会明显加大。

我们可在术前先激光封闭未脱离区域的视网膜变性区，术中再适度冷凝，以能包绕裂孔周边即可，在术后 1~2 周，待患者的炎症水肿消退，以及嵴上的视网膜贴伏后，再通过裂隙灯行所有周边部变性区的视网膜激光光凝。

第四节　继发于 Stickler 综合征的视网膜脱离

Stickler 综合征是一种以常染色体显性遗传为主的全身结缔组织疾病，其特征是由于基因突变引起的胶原蛋白生成缺陷，由儿科医师 Gunnar Stickler 在 1965 年首先发现，在新生儿中的患病率约为 1/7 500~1/9 000，在全身结缔组织中有不同程度的表现，表现为眼部、听觉、口面部、骨关节、心脏等器官或系统的异常。

一、Stickler 综合征的分型

Stickler 综合征一般包括四种亚型（表 12-4-1），与眼科临床密切相关的为 1 型，约占 80%～90%。

表 12-4-1　Stickler 综合征四种亚型的临床表现及比例

基因	分型	遗传方式	临床表现	比例
COL2A1	1	常染色体显性	玻璃体膜样变性、先天性大眼球、关节病、听力障碍、腭裂等	80%～90%
COL11A1	2	常染色体显性	纤维状或串珠状玻璃体变性	10%～20%
COL11A2	3	常染色体显性	一般无眼部受累	罕见
COL9A1/COL9A2	4	常染色体隐性	玻璃体膜样变性、先天性大眼球，未见全身受累	罕见

二、Stickler 综合征的临床特征

Stickler 综合征患者在儿童及少年时期在外观上可有一系列异常表现，如扁平面容、颧骨发育不良、鼻孔前倾、宽或扁平鼻梁、下颌畸形（小或后缩）、关节过伸、脊柱后凸等（图 12-4-1），这些外在特征可在一定程度上帮助我们进行初步诊断，但诊断的金标准为基因检测。

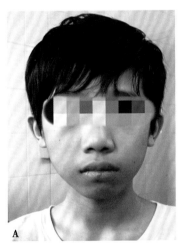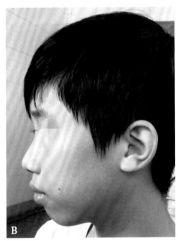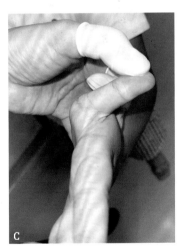

图 12-4-1　Stickler 综合征的特征性异常
A. 颧骨发育不良、宽鼻梁；B. 下颌后缩；C. 拇指关节过伸。

Stickler 综合征在眼部的异常主要表现为：①先天性近视，且度数持续增长；②玻璃体过早液化混浊，可伴有卷帘样或串珠样变性（图 12-4-2A）；③血管旁的视网膜变性及色素沉着；④局灶性晶状体皮质混浊（图 12-4-2B）；⑤不同类型的视网膜脱离。

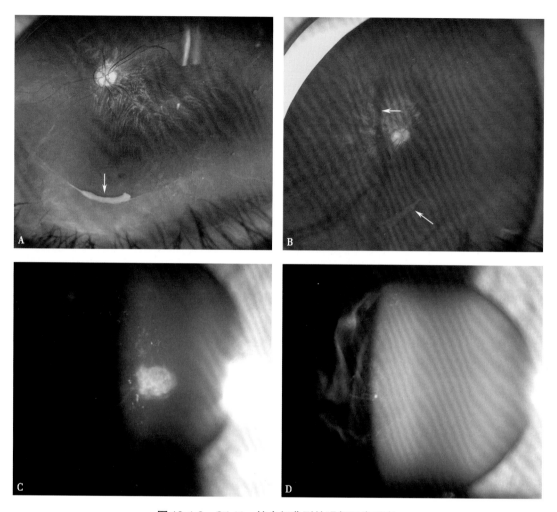

图 12-4-2　Stickler 综合征典型的眼部异常改变

A. 卷帘样玻璃体膜黏附于视网膜上；B. 串珠样的变性玻璃体漂浮于玻璃体腔；C. 晶状体局灶样混浊；
D. 前段玻璃体广泛液化混浊。

三、Stickler 综合征与视网膜脱离

　　Stickler 综合征的患者在一生当中发生视网膜脱离的概率约为 50%～65%，但在以往，该部分患者的视网膜脱离常被归因为高度近视，随着近些年我们对该疾病认识的深入，以及基因检测技术的发展，越来越多的青少年被确诊为该疾病。

　　Stickler 综合征引起的视网膜脱离常见以下三种类型：①视网膜巨大撕裂（giant retinal tear，GRT）；②孔源性视网膜脱离；③未可窥见明确裂孔的视网膜脱离（图 12-4-3）。

　　（一）GRT

　　1. 无伴明显 PVR　对于未伴有明显 PVR 的新发 GRT，因后极部液化较为明显，视网膜活动度较强，一般行玻璃体切除手术，术中应注意以下细节：①足量切除周边部的玻璃体，最大程度上缓解基底部玻璃体的牵拉；②因视网膜脱离瓣飘动幅度较大，术中应避免玻切刀引起的医源性损伤；③若需要行气/液交换，应适当调整眼位，避免视网膜瓣的卷边和滑脱。

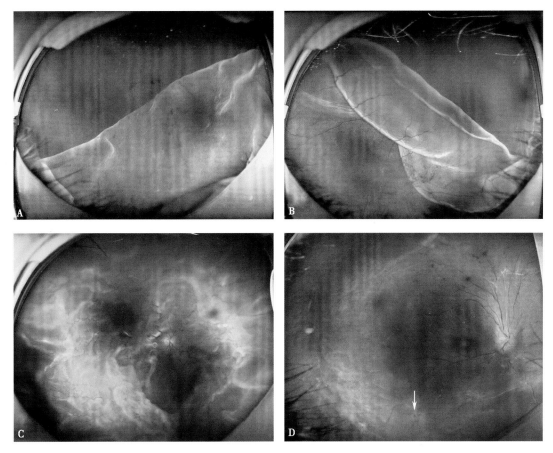

图 12-4-3　继发于 Stickler 综合征 1 型的视网膜脱离

A、B. 双眼在 1 年之内相继发生视网膜巨大撕裂（A：右眼；B：左眼）；C. 广泛的玻璃体膜样变性，术前及术中未发现明显的视网膜裂孔；D. 下方可见针尖样视网膜裂孔（白色箭头）。

若选择填充硅油，可直接选用油 / 液交换的方法注入硅油，预防视网膜瓣的滑脱；部分患者亦可选择重水短期眼内填充，患者在术后保持仰卧位，待 7～10 天后，再取出重水，一般不需要再填充硅油，视网膜复位比较确切。

2. 伴明显 PVR　主要原因是病程较久，部分可呈现为闭斗状的脱离，手术的难度较大，术中需要清除视网膜前及视网膜下的增殖组织，常需要通过重水压平视网膜后，再行激光光凝，可同时行巩膜外环扎，以提高远期的复位率。

（二）孔源性视网膜脱离

不同于普通的孔源性视网膜脱离，原发裂孔常多发，皱缩变性的玻璃体膜样组织会紧密地黏附于视网膜上，术中在剥除增殖膜时应注意力度与范围，否则将引起新发裂孔或裂孔的扩大，可借助眼内剪去除部分紧密的增殖膜，某些区域若粘连极为紧密，不可强行剥离。

部分隐匿病程较久的患者可伴有不同程度的视网膜下增殖组织，且常处于周边部，可先借助重水压平后极部视网膜，借此判断视网膜下牵拉条索所处的区域，再合理设计视网膜切开的位点，最后采用眼内镊拉出增殖条索或增殖膜，此步骤的关键是视网膜切开位点的设计，一般以靠近上方及中周部为宜。

对于年龄较轻的患者，因周边部可能有范围较广的玻璃体残留，一般建议同时行巩膜外环扎术，否则易引起术后复发性脱离（图 12-4-4）。

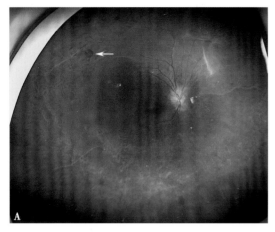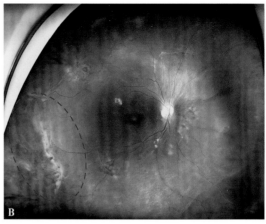

图 12-4-4　Stickler 综合征患者术后眼底照相

A. 术中发现上方视网膜下存在较大范围的增殖膜，切开上方视网膜予以取出，行广泛的周边部激光封闭原发孔和切开孔，因缺乏环扎材料，未同时行巩膜外环扎术，术后 1 个月复查眼底，视网膜完全平伏，裂孔封闭良好；B. 术后 3 个月复查，发现颞下方视网膜皱缩，出现局部浅脱离。

（三）未可窥见裂孔的视网膜脱离

脱离的主要原因为玻璃体弥漫性的皱缩变性，且与下方的视网膜存在广泛的粘连，术前虽可见视网膜广泛脱离，但却不可窥见原发裂孔。

手术的重点是去除后极部及中周部的玻璃体增殖膜，必要时注入 TA 和 ICG 以更好地标记残留的玻璃体，力求足量地清除皱缩的玻璃体。常需要行视网膜切开，以上方及中周部为宜。对于年龄较轻的患者，一般建议同时行巩膜外环扎术，以缓解周边部玻璃体所可能带来的向心性牵拉（图 12-4-5）。

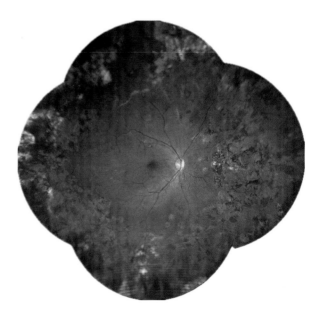

图 12-4-5　12-4-3C 患者术后眼底图，可见颞侧硅压嵴在位，视网膜平伏，因未发现原发裂孔，术中行鼻侧 3:00 位的视网膜切开，同时行巩膜外环扎 + 颞侧硅压术，硅油取出术后半年矫正视力 0.2

著者小结

　　本章节主要讲述了三种较为常见的儿童及青少年玻璃体视网膜疾病的手术处理原则，除了遵循基本的手术常规之外，应充分理解疾病的病理生理学机制，方可制定具有针对性的手术策略，术中应尽量避免医源性损伤；同时应利用多种检查方法，找寻其背后可能的遗传学因素，亦不可忽略对患者对侧眼及其家属的眼部检查，及时发现并处理，现有的医疗技术可有效地挽救视力。

（张钊填　Ulrich Spandau）

第十三章

手术视频的剪辑与展示

随着国内外眼科学术交流活动的日趋活跃，以及互联网传播平台的发展壮大，手术视频在学术传播中的重要性愈趋明显。与传统的纸质媒体一样，手术视频亦为文献资料的重要组成部分，其所能够传递的信息，尤其是对于术中细节的展示，更是传统纸质媒体所不可比拟的。

目前可被应用于视频制作的电脑和手机软件种类较多，大部分均较易上手，虽可满足一般需要，但很多人对手术视频制作中的概念和细节，仍未很好地掌握。本章节将从手术视频的基本要素入手，以举例子的方式，重点讲述玻璃体视网膜手术视频剪辑与展示的全过程。

第一节　玻璃体视网膜手术视频的基本特点

不同于其他的眼科亚专科，玻璃体视网膜手术在进行视频制作方面具有明显的优势，具体包括以下几方面。

1. 手术步骤复杂多样，可被展示的素材较为丰富。
2. 手术难度跨度较大，受众较广，可在不同层次的学术活动中进行展示。
3. 病种相对较多，主题鲜明，形式多样，重复率较低。
4. 全过程均可被清晰录像，具有较强的连续性和叙事性，教育意义较强。
5. 活动范围较广，层次感较强，画面的推进和切换，增强了视频的趣味性和吸引力。

第二节　手术视频的基本要素

常规的手术视频必须具备以下四大要素。

（1）清晰度：此为手术视频的最基本要素，是其他所有特性得以体现的前提，主要决定于三方面。①硬件支持，如显微镜的清晰度、摄像机的像素大小；②参数设置，如显微镜的放大倍率和焦距调节等；③屈光介质，如角膜和晶状体的混浊会明显降低手术视频的清晰度。

（2）教育性：此为手术视频的核心内容，是所有手术视频的灵魂。视频中的影像只是相关理论和技巧的载体，而非简单的记录，视频的剪辑者应在原始视频中，提炼出临床问题，并给出解决问题的方法，让观众从简短的视频中领会或掌握手术相关的知识点。

（3）连贯性：不同于其他艺术类型的视频剪辑，手术视频是在一条往前推进的时间轴上，序贯性地提出临床问题，并重点展示手术的操作细节，所有操作必须有相关性和连续性，才能在较短的时间内，引导观众的思维活动，从而将其所承载的知识点更好地传递给观众。

（4）故事性：没有故事性的手术视频，其内容就是涣散的，并不能鲜明立体地表达出内在的意义；每个病例都是一个独立的故事，只是大多数平平无奇，并不具备较高的教育性，然而可惜的是，也有很多精彩病例，因为缺乏展示的机会而被湮没，视频的剪辑就是创造机会，将这些精彩的病例以"讲故事"的形式分享给潜在的观众，所以我们在剪辑视频之前，应该分析病例的特点，根据要展示的场合，再通过艺术加工，最后以完整的"艺术"与"医术"相结合的作品进行呈现。

第三节　手术视频的常用参数

（一）帧（frame）

视频的基础单位，连续播放的静态图片，造成人眼的视觉残留，从而产生连续的动态效应，一张静态的图片就是一帧。

（二）帧速率（frame rate）

这是我们在制作视频投稿时，需要重点关注的参数，因为不同的展示平台对帧速率的要求可能存在一定的差异。每秒播放帧的数量，单位是帧/秒（frame per second, fps），帧速率越高，视频越流畅，但也不是越高越好，基本上每秒24帧就可以达到较好的视频流畅度。

（三）长宽比（aspect ratio）

长宽比是指视频文件的水平方向与垂直方向长度的比例，其决定了视频的形状。现手术视频已基本不采用4:3的长宽比，最常用的为16:9，这种比例给人日常、自然的感觉，可充分展示画面的信息，且与目前常用的电子显示器的长宽比例相符合，故受到广泛的接受。但是对于眼科手术来说，使用16:9的长宽比，则视频的左右侧会有较大面积的黑色区域。

但我们也可以利用该区域来添加一些视频的细节，以增加其信息量。

（四）分辨率（resolution）

视频分辨率指的是视频图像在一个单位尺寸内的精密度，通常以每英寸像素（pixels per inch, ppi 或 P）来表示。当我们把一个视频放大数倍时，就会发现很多小方点，这些点就是构成影像的基本单位，即像素。我们常说的4K屏幕，是指水平方向每行达到或接近4 096个像素，分辨率越高，清晰度越高，但对设备的配置要求也就越高，传输与下载都需要较长时间，所以我们在保存视频时，不应该一味地追求高分辨率，否则将可能造成设备的卡顿。

除非有特殊规定，现眼底外科常用的视频分辨率一般为1 920P×1 080P，表示视频的水平方向有1 920个像素，垂直方向有1 080个像素，对于手术视频的展示来说，其清晰度已能充分展示手术的细节，且一般的电子设备均可较好地支持，可保证其较高的流畅度。

（五）码率（bitrate）

视频码率就是数据传输时单位时间传送的数据位数，一般我们用的单位是即千位每秒（kbps），单位时间内取样率越大，精度就越高，处理出来的文件就越接近原始文件，码率和质量成正比，但是文件体积也和码率成正比，码率若超过一定数值，对图像质量的提高作用微乎其微。

对于分辨率为 1 080P 的视频来说，我们要求的码率一般为 5 000～8 000kbps，但是为了保证最好的视频质量，我们在选取码率时，应尽量选择与相机拍摄相同的码率。

（六）编码（codec）

编码就是按照指定的方法，将视频从一种形式，转换成另一种形式，其最终的目的是压缩视频文件的大小，以便于存储和传输。

手术视频常用的视频编码模式为 H.264/AVC，其为 2003 年制定的视频编码压缩标准，具有压缩效率高、容错能力强、网络适应性强、视频画面质量高等特点。现亦可采用 H.265/HEVC 模式进行编码，其为一种新的视频压缩标准，用来扩充 H.264/AVC 编码标准，2013 年正式成为国际标准，其最主要的特点是压缩效率更高，可以更好地降低高分辨率视频所占的储存空间，并提升播放速率，相信随着设备配置的提升，该解码模式将会逐渐成为主流。

（七）格式（format）

格式的选择是我们在剪辑手术视频中最常遇见的问题，而也是最容易解决的问题，现一般要求为 MP4 或 MOV 格式。

MP4 是一种视频格式，它可以存储不同的媒体，通常使用 MPEG-4 编解码器进行压缩，MP4 与 MPEG-4 两者并不等同，而 MPEG-4 本身可以应用于不同的文件格式，包括 MP4、MOV、AVI 等。大多数的电子设备均支持 MP4 格式的播放，且所占的储存空间相对较小，若无特殊要求，一般选择此格式即可。

MOV 是由美国 Apple 公司开发的视频格式，压缩比率较 MP4 格式略低，具有较高的视频清晰度，与 MP4 类似，虽有较高的跨平台性，但支持度并无 MP4 高，对于在苹果电脑上的播放与编辑比较友好。

我们在刚开始进行视频剪辑时，最常遇到的问题是，编辑软件不支持原始视频的格式（如 AVI、MPG 格式等），此时必须使用视频格式转换软件，但在转换的过程中往往会损失视频的清晰度，甚至丢失部分片段，最好的解决方式是将原始视频的格式从刚开始就设置为通用的 MP4 或 MOV 格式，以最大限度地提高剪辑的效率和视频的清晰度。

（八）显微镜景深（depth of field）

景深也被称为焦深，指使用显微镜观察和拍摄样品表面时，从对准焦点的位置开始，改变物镜与样品表面的距离时，对焦能够保持清晰的范围，肉眼的调整能力因人而异，所以景深也会出现因人而异的情况。

第四节　显微镜的调节

（一）焦点与屈光的调节

显微镜具有一定的设计景深，在眼底手术中，较大的景深降低了术者调节显微镜焦点的频率,但因为显微镜内置的摄像机所设置的焦点是固定的,如术者在手术全程保持正视眼状态,术者所见的画面与摄像机所拍摄画面的清晰度是高度等同的,此时,术者仅须通过脚踏调节焦点及放大倍率即可得到清晰的画面。

但是很多术者在使用显微镜时,会出现之前章节所提到的仪器性近视的现象。简单地来理解,就是正视眼的人出现了暂时性的近视,有近视的人出现了暂时性的近视度数加深。虽然在操作之前,已经准确将术野对焦,显示器上的画面已被调至最清晰,但因为术者开始出现仪器性近视,就必须通过调节显微镜脚踏的焦点来抵消屈光偏移,在此同时,由于摄像头焦点较前加深,其所捕捉到的画面最终出现了模糊(图 13-4-1),这种现象在年轻医师行眼前节和黄斑部手术时尤为明显,虽对手术的完成无任何影响,但视频的清晰度却大打折扣,待后期编辑时方后悔莫及。

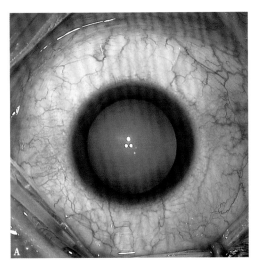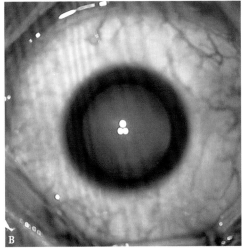

图 13-4-1 术者出现仪器性近视后,因为调节显微镜焦点,显示器屏幕的画面清晰度出现了降低
A. 术者出现仪器性近视之前,显示器屏幕的画面与术者通过显微镜目镜所观察到的画面清晰度高度一致;B. 术者出现仪器性近视之后,因为通过调节显微镜焦点,导致显示器屏幕上的画面已轻度离焦,但术者通过显微镜目镜所观察到的画面却是清晰的,术者并不能察觉到摄像机所拍摄到的画面已变模糊。

解决以上问题的方法是,首先将显示屏上的画面调节到最清晰,再调节显微镜目镜上的屈光度,以抵消仪器性近视(一般需要调节到 -1.00~-3.00D 之间)。

若显微镜配备的为外置摄像机,则手动调节摄像机的焦点即可,无须调节显微镜目镜上的屈光度,亦可得到清晰的画面。

为了全程记录到清晰的手术录像,术者和助手应时刻根据显示器屏幕上的画面,动态地进行调整,以免遗漏重要的操作细节。

(二)亮度的调节

亮度对于视频画面的清晰度起了关键作用,若亮度过低,会导致视频的噪点较多,若亮度过高,则画面会有过曝的现象,导致细节的丢失。亮度的调节主要涉及两方面:①眼前节手术时,需要调节显微镜的亮度,以能够看清虹膜的纹理为宜;②眼后段手术时,需要调节导光纤维的亮度，且末端不可太接近视网膜，在灯泡没有老化的情况下，一般以机器所设定最高亮度的 35%～40% 为宜。

（三）放大倍率的调节

若放大倍率较小，则术野会局限在视频画面的较小范围内，在后期通过软件剪切时，由于图像的放大，会导致总分辨率下降，出现噪点；若放大倍率较大，则术野可能会溢出视频画面，不能被摄像机拍摄到，导致手术细节的丢失。在后节手术中，显微镜放大倍率的调整，一般以术野的上下边缘稍接近视频画面的上下边缘为宜。

第五节　剪辑软件的选用

对于手术视频的剪辑来说，无论使用哪一种类型的软件（表 13-5-1），均应注意以下几点：①不降低手术视频的画面质量；②可剪切视频画面，使术野居中；③对于电脑配置的要求不可过高；④视频的艺术处理，如转场、标题等不可太过单调死板，亦不可太过花哨跳跃，应充分体现其学术性。现有多种软件可被使用，以下仅作简要介绍，需要注意的是，对于初学者来说，想在短时间内完成较高质量的手术视频剪辑，使用单一的软件往往很难收到较好的效果，可能需要多个软件的配合，合理利用每个软件的优点，可起到事半功倍的作用。

表 13-5-1　常用的视频剪辑软件的优缺点

软件类型	优点	缺点	操作系统	推荐度
Adobe Premiere Pro	功能多样，使用范围广，修改画面的功能强，可满足手术视频剪辑的几乎所有需求	系统的要求较高，易导致电脑的卡顿，须及时保存剪辑软件，操作难度相对较高，收费较高	Windows、MacOS	中
剪映电脑版	简单易用，免费使用，功能较为齐全，可满足手术视频剪辑的几乎所有需求	艺术处理效果偏向娱乐化	Windows、MacOS	高
爱剪辑	简单易用，根据国人的使用习惯进行设计	功能相对较少，艺术处理效果较为单调，较为偏向娱乐化	Windows、MacOS	低
Final Cut Pro	可提供专业级的视频剪辑，操作较为简单，性能稳定，运营流畅，对剪辑文件实时保存，可通过插件实现多种效果	收费较高，仅支持剪辑 MP4、MOV 等少数格式的视频，其他格式的视频需要先转换格式	MacOS	高
iMovie	简单易用，性能稳定，对剪辑文件实时保存，可满足基本的手术视频剪辑需求，可用于剪辑一般的手术视频，或用于视频的粗剪，再配合其他软件进行二期加工	艺术处理效果较为单一，仅支持剪辑 MP4、MOV 等少数格式的视频，其他格式的视频需要先转换格式	MacOS	中
MOVAVI	界面清新友好，内置多种视频处理效果，支持多种视频格式	收费较高，对系统要求较高，容易卡顿，艺术效果较为娱乐化	Windows、MacOS	高

软件类型	优点	缺点	操作系统	推荐度
会声会影	操作简单，流程化编辑，界面友好，系统稳定性高	收费较高，效果较为单一，风格较偏向娱乐化	Windows、MacOS	中
Windows Movie Maker	Windows 系统自带，操作非常简单，系统流畅度高，支持格式较多	已停止更新，功能单一，下载难度较大	Windows	低

（作者与以上产品均无利益冲突）

第六节　手术视频剪辑的基本流程及注意事项

此处我们以剪映电脑版为例，逐步讲解手术视频剪辑的基本流程与注意事项，初学者可按照本人应用习惯，选择多种剪辑软件，以满足不同层次和场景的需求。

（一）视频拍摄及储存

手术视频的拍摄一般由显微镜内置的摄像机完成，并实时地储存在电脑硬盘或云系统上，考虑到播放及剪辑软件的兼容性，建议将原始视频设置为主流的 MP4 或 MOV 格式，避免后期的格式转换，导致清晰度的下降和片段的丢失。

对于拟进行剪辑的视频，应使用容量较大的硬盘（一般要求容量大于 1T）及时进行储存和备份，及时更改文件名并进行归档，以便于及时查找。

（二）开始剪辑

准备好剪辑的视频之后，即打开软件，点击"开始创作"（图 13-6-1），进入工作区（图 13-6-2）。

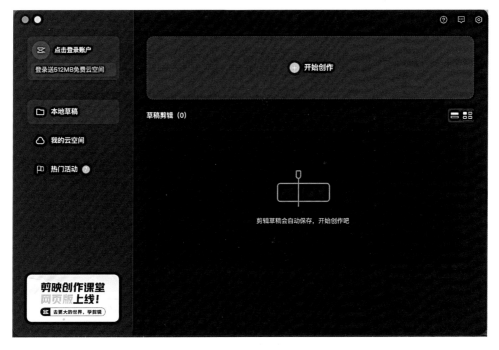

图 13-6-1　剪映专业版打开界面，点击"开始创作"即进入工作区

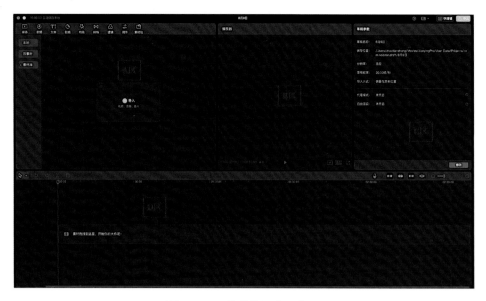

图 13-6-2　软件的四个工作区

A 区为"浏览器"面板，用于管理素材、导入视频、音频、图片等；B 区为"播放器"面板，用于实时查看视频剪辑细节；C 区为"检查器"面板，用于查看元数据、调整参数、编辑字幕等；D 区为"时间线"面板，用于所有媒体的剪辑加工。

（三）导入素材

点击 A 区的"导入"键，到硬盘选择原始视频等所有即将整合到视频中的媒体，先将视频从 A 区拖拽至 D 区（图 13-6-3）。

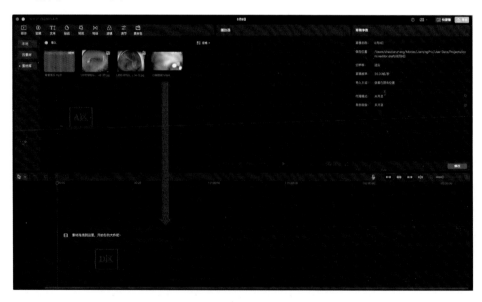

图 13-6-3　将 A 区的媒体文件拖拽至 D 区，开始进行剪辑

（四）视频粗剪

在 D 区开始利用视频分割键将原始视频分割为多个片段，再删去多余的部分，这是手术视频剪辑中，最消耗时间和耐心的环节（图 13-6-4）。

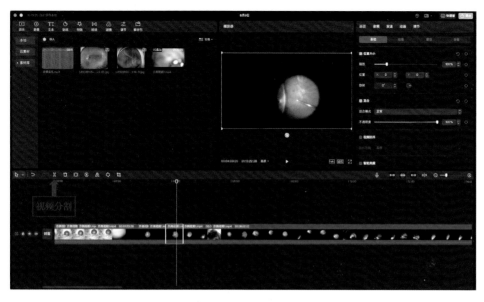

图 13-6-4　D区具有多个功能键，可分割、剪切、删除视频片段

（五）画面调整

1. 画面裁剪　因为放大倍率的调整以及术野的位移，我们在剪辑视频常需要对连续的画面进行剪切，方可保证术野占据画面的中央区域（图 13-6-5），从而提高视频的展示质量，这也是非常关键的步骤，但要注意的是，原始视频中，如果放大倍率过小，虽可通过后期裁剪，但画面的清晰度会下降，可能会出现较多的噪点。

2. 播放速度　视频画面调整的另一项关键内容是播放速度的调整，按照我们的长期经验，以原始视频的2倍速度是最为理想的，某些关键步骤再行动态调整即可（图 13-6-6）。

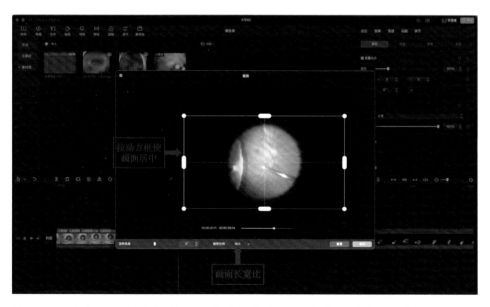

图 13-6-5　点击D区的"裁剪"键即可对视频片段的画面进行裁剪，将术野保持在画面的最中央位置，同时应注意保持画面的长宽比保持恒定

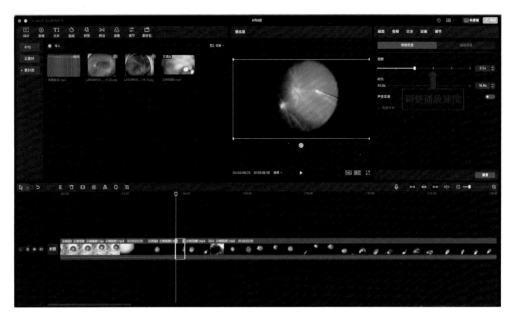

图 13-6-6　双击 D 区的视频片段后，即可在 C 区调整视频片段的播放速度

（六）加入转场

加入转场效果的目的是，将不同的手术步骤衔接起来，提高视频的顺畅度，同时也能提高观众的注意力（图 13-6-7）。

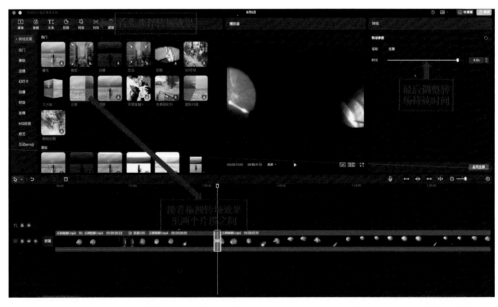

图 13-6-7　选中 A 区中的转场效果，直接拖拽至 D 区的两个视频片段之间，再到 C 区调整转场效果的持续时间

（七）加入字幕

字幕对于手术视频的展示起着非常重要的作用，应做到精准简要，不可加入太多特效（图 13-6-8）。

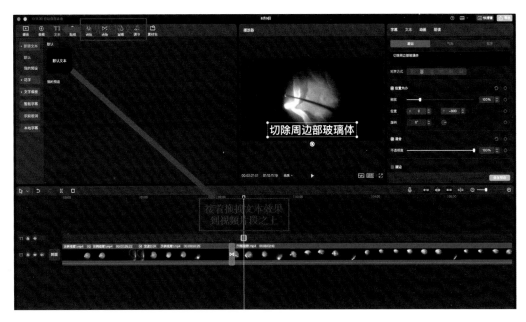

图 13-6-8　在 A 区选定字幕模板，直接拖拽至 D 区的视频片段上方，再到 C 区键入字幕内容并调整大小位置，B 区可直接看到调整后的效果

（八）加入音频或旁白

音频和旁白并非手术视频的必要因素，剪辑者可视具体情况，考虑是否添加。音频可烘托出视频所要表达出来的气氛，增强观众的浸入感，但应注意音频的风格和音量，避免"喧宾夺主"。若有需要，亦可同时添加旁白，旁白应力求简明扼要，跟随手术视频的情节逐层推进（图 13-6-9）。

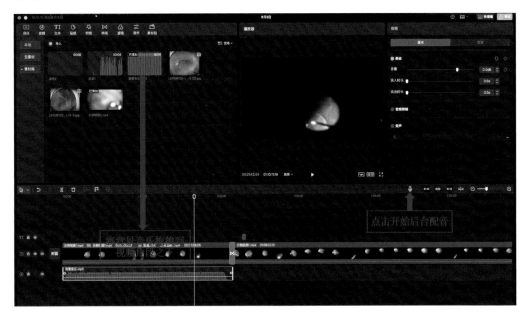

图 13-6-9　将 A 区的音频拖拽至 D 区的视频片段以下，再到 C 区调整音频的效果，如音量、淡入和淡出时间等，点击 D 区左上方的"录音"键可开始录制旁白

（九）保存视频

若预览了整个视频之后，已经达到了期待的效果，即可点击软件界面最右上角的"导出"键，输入视频的参数后，即可保存至硬盘之中（图13-6-10）。

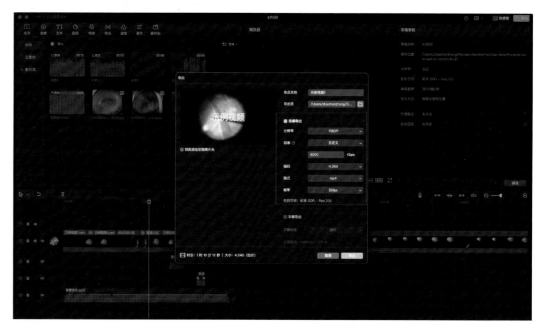

图13-6-10　红色方框内的参数包括分辨率、码率、编码、格式、帧速率等参数

第七节　患者隐私与知识产权的保护

随着网络传播平台的兴起，互联网已成为手术视频的重要传播途径，我们也可以从互联网获取各种多媒体资源，来增强手术视频的专业性和趣味性，但是也伴随了一定的风险，如对于患者隐私的泄露，以及对于他人知识产权的侵犯。

在视频制作中，若涉及具体的患者，应隐去其身份信息，若须插入患者面容，应遮盖一定的脸部区域（如双眼），使其身份不可被辨认。

在插入的多媒体文件中，涉及知识产权的包括以下几方面：①字体，应避免使用某些尚未得到授权的字体，该问题近些年的网络作品中逐渐受到重视；②配乐，大多数网络音乐的背后均有知识产权的拥有者，我们在选取配乐时应规避侵权的风险；③视频片段，剪辑者有时会在手术视频的某些位置插入一些具有引导性或趣味性的影视片段，但这存在着非常大的侵权风险，应尽量规避。

第八节　手术视频的展示

手术视频的展示有非常多的途径，主要包括以下几方面。

（1）病例汇报：这是最常用的方式，一般是将手术视频插入到幻灯片之中，再结合病例要点进行展示，应注意视频不可过长，要点清晰，不可插入过多艺术效果，且应与幻灯片的文字内容紧密衔接。

（2）学术会议：手术视频由于其较高的学术性和趣味性，在各层次的学术会议中逐渐拥有了较强的吸引力，但随着总体制作水平的不断提升，现对病例质量和剪辑技术的要求也逐渐提高，国内具有较高影响力的展示平台为中华眼底会议的"蔡司电影节"，国际上拥有较高知名度的为美国视网膜专家协会的"Film Festival"。

（3）专业刊物：手术视频以电子附件的形式与文稿一并发表，旨在更好地描述病例特点和手术细节，可增加文稿的信息量，传递更准确直观的知识点，某些专业杂志可接收以手术视频为主的投稿，如 *RETINA* 开辟了 Surgical Technique 专栏，专门发表与手术相关的新技术和新方法。

（4）网络平台：近些年多以小视频的方式在各大网络社交媒体予以展示，但由于视频没有经过严格的同行审议和筛选，内容多良莠不齐，承载的信息量较为单一，总体上仍有较大的提升空间。

著者小结

本章节主要讲解了手术视频制作的基本知识和基本步骤，剪辑者应努力掌握专业剪辑软件的操作技巧，在实际应用中，立足于原创性和学术性，紧密结合视频展示的具体场景，发挥自己的创造力，才能与同行分享更多有趣的病例资料，交流手术的新方法新思维，共同促进业界学术交流的活跃度。

（张钊填）

主要参考文献

1. THOMAS H WILLIAMSON. Vitreoretinal Surgery. 3rd ed. Berlin Heidelberg：Springer-Verlag，2013.

2. NARENDRAN V，ABBISBEK R KOTHARI. Principles and Practice of Vitreoretinal Surgery. India：Jaypee Brothers Medical Publishers（P）Ltd，2014.

3. ANDREW P SCHACHAT. Ryan's Retina. 6th ed. Amsterdam：Elsevier Inc，2018.

4. WANG B，TOSLAK D，ALAM M N，et al. Contact-free trans-pars-planar illumination enables snapshot fundus camera for nonmydriatic wide field photography[J]. Sci Rep，2018，8（1）：8768.

5. FUNG A T，GALVIN J，TRAN T. Epiretinal membrane：A review[J]. Clin Exp Ophthalmol，2021，49（3）：289-308.

6. FU Z，SUN Y，CAKIR B，et al. Targeting neurovascular interaction in retinal disorders[J]. Int J Mol Sci，2020，21（4）：1503.

7. SODHI A，LEUNG L S，DO D V，et al. Recent trends in the management of rhegmatogenous retinal detachment[J]. Surv Ophthalmol，2008，53（1）：50-67.

8. DARUICH A，MATET A，MOULIN A，et al. Mechanisms of macular edema：Beyond the surface[J]. Prog Retin Eye Res，2018，63：20-68.

9. GUPTA B，WONG R，SIVAPRASAD S，et al. Surgical and visual outcome following 20-gauge vitrectomy in proliferative diabetic retinopathy over a 10-year period，evidence for change in practice[J]. Eye（Lond），2012，26（4）：576-582.

10. AFRASHI F，ERAKGUN T，AKKIN C，et al. Conventional buckling surgery or primary vitrectomy with silicone oil tamponade in rhegmatogenous retinal detachment with multiple breaks[J]. Graefes Arch Clin Exp Ophthalmol，2004，242（4）：295-300.

11. KUHN F，AYLWARD B. Rhegmatogenous retinal detachment：A reappraisal of its pathophysiology and treatment[J]. Ophthalmic Res，2014，51（1）：15-31.

12. STALMANS P，BENZ M S，GANDORFER A，et al. Enzymatic vitreolysis with ocriplasmin for vitreomacular traction and macular holes[J]. N Engl J Med，2012，367（7）：606-615.

13. SNEAD M P，MCNINCH A M，POULSON A V，et al. Stickler syndrome，ocular-only variants and a key diagnostic role for the ophthalmologist[J]. Eye（Lond），2011，25（11）：1389-1400.

14. SWEITZER B J. Preoperative medical testing and preparation for ophthalmic surgery[J]. Ophthalmol Clin North Am，2006，19（2）：163-177.

15. DWYER T，BURNS D，NAUTH A，et al. Regional anesthesia and acute compartment syndrome：principles for practice[J]. Reg Anesth Pain Med，2021，46（12）：1091-1099.

16. STEEL D H，CHARLES S. Vitrectomy fluidics[J]. Ophthalmologica，2011，226 Suppl 1：27-35.

17. RIZZO S，GENOVESI-EBERT F，BELTING C. The combined use of perfluorohexyloctane（F_6H_8）and silicone oil as an intraocular tamponade in the treatment of severe retinal detachment[J]. Graefes Arch Clin Exp Ophthalmol，2006，244（6）：709-716.

18. STANESCU-SEGALL D，JACKSON T L. Vital staining with indocyanine green：A review of the clinical and experimental studies relating to safety[J]. Eye（Lond），2009，23（3）：504-518.

19. GANDORFER A，MESSMER E M，ULBIG M W，et al. Indocyanine green selectively stains the internal limiting membrane[J]. Am J Ophthalmol，2001，131（3）：387-388.

20. OKADA Y，NAKAMURA S，KUBO E，et al. Analysis of changes in corneal shape and refraction following scleral buckling surgery[J]. Jpn J Ophthalmol，2000，44（2）：132-138.

21. OKAMOTO F，YAMANE N，OKAMOTO C，et al. Changes in higher-order aberrations after scleral buckling surgery for rhegmatogenous retinal detachment[J]. Ophthalmology，2008，115（7）：1216-1221.

22. SATO T，KAWASAKI T，OKUYAMA M，et al. Refractive changes following scleral buckling surgery in juvenile retinal detachment[J]. Retina，2003，23（5）：629-635.

23. LAI M M，LAI J C，LEE W H，et al. Comparison of retrobulbar and sub-Tenon's capsule injection of local anesthetic in vitreoretinal surgery[J]. Ophthalmology，2005，112（4）：574-579.

24. BERGMAN L，BÄCKMARK I，ONES H，et al. Preoperative sub-Tenon's capsule injection of ropivacaine in conjunction with general anesthesia in retinal detachment surgery[J]. Ophthalmology，2007，114（11）：2055-2060.

25. ERRERA M H，LIYANAGE S E，MOYA R，et al. Primary scleral buckling for pediatric rhegmatogenous retinal detachment [J]. Retina，2015，35（7）：1441-1449.

26. LIRA R P，TAKASAKA I，ARIETA C E，et al. Cryotherapy vs laser photocoagulation in scleral buckle surgery：A randomized clinical trial[J]. Arch Ophthalmol，2010，128（12）：1519-1522.

27. BAINO F. Scleral buckling biomaterials and implants for retinal detachment surgery[J]. Med Eng Phys，2010，32（9）：945-956.

28. HEIMANN H，BARTZ-SCHMIDT K U，BORNFELD N，et al. Scleral buckling versus primary vitrectomy in rhegmatogenous retinal detachment：A prospective randomized multicenter clinical study[J]. Ophthalmology，2007，114（12）：2142-2154.

29. SIGLER E J，RANDOLPH J C，CALZADA J I，et al. Pars plana vitrectomy with medium-term postoperative perfluoro-N-octane for recurrent inferior retinal detachment complicated by advanced proliferative vitreoretinopathy[J]. Retina，2013，33（4）：791-797.

30. RANDOLPH J C，DIAZ R I，SIGLER E J，et al. 25-gauge pars plana vitrectomy with medium-term postoperative perfluoro-n-octane for the repair of giant retinal tears[J]. Graefes Arch Clin Exp Ophthalmol，2016，254（2）：253-257.

31. SIGLER E J, RANDOLPH J C, CALZADA J I, et al. Anatomical and visual outcomes after two-port pars plana vitrectomy reoperation under silicone oil for epimacular membrane or recurrent retinal detachment[J]. Retina, 2014, 34 (10): 1939-1944.

32. FENG X, LI C, ZHENG Q, et al. Risk of silicone oil as vitreous tamponade in pars plana vitrectomy: A systematic review and meta-analysis[J]. Retina, 2017, 37 (11): 1989-2000.

33. ERAKGUN T, EGRILMEZ S. Surgical outcomes of transconjunctival sutureless 23-gauge vitrectomy with silicone oil injection[J]. Indian J Ophthalmol, 2009, 57 (2): 105-109.

34. RIZZO S, GENOVESI-EBERT F, VENTO A, et al. Modified incision in 25-gauge vitrectomy in the creation of a tunneled airtight sclerotomy: an ultrabiomicroscopic study[J]. Graefes Arch Clin Exp Ophthalmol, 2007, 245 (9): 1281-1288.

35. HEIMANN H, ZOU X, JANDECK C, et al. Primary vitrectomy for rhegmatogenous retinal detachment: An analysis of 512 cases[J]. Graefes Arch Clin Exp Ophthalmol, 2006, 244 (1): 69-78.

36. MENDRINOS E, DANG-BURGENER N P, STANGOS A N, et al. Primary vitrectomy without scleral buckling for pseudophakic rhegmatogenous retinal detachment[J]. Am J Ophthalmol, 2008, 145 (6): 1063-1070.

37. MINIHAN M, TANNER V, WILLIAMSON T H. Primary rhegmatogenous retinal detachment: 20 years of change[J]. Br J Ophthalmol, 2001, 85 (5): 546-548.

38. GREENBERG P B, BAUMAL C R. Laser therapy for rhegmatogenous retinal detachment[J]. Curr Opin Ophthalmol, 2001, 12 (3): 171-174.

39. QIANG K T, SHUNMUGAM M, WILLIAMSON T H. Characteristics of rhegmatogenous retinal detachments secondary to retinal dialyses[J]. Can J Ophthalmol, 2014, 49 (2): 196-199.

40. CHARTERIS D G, SETHI C S, LEWIS G P, et al. Proliferative vitreoretinopathy-developments in adjunctive treatment and retinal pathology[J]. Eye (Lond), 2002, 16 (4): 369-374.

41. GUIDRY C. The role of Müller cells in fibrocontractive retinal disorders[J]. Prog Retin Eye Res, 2005, 24 (1): 75-86.

42. EL G I, POWE D G, ORR G, et al. Apoptosis in proliferative vitreoretinopathy[J]. Invest Ophthalmol Vis Sci, 2004, 45 (5): 1473-1479.

43. KHAN M A, BRADY C J, KAISER R S. Clinical management of proliferative vitreoretinopathy: An update[J]. Retina, 2015, 35 (2): 165-175.

44. WONG D, VAN MEURS J C, STAPPLER T, et al. A pilot study on the use of a perfluorohexyloctane/silicone oil solution as a heavier than water internal tamponade agent[J]. Br J Ophthalmol, 2005, 89 (6): 662-665.

45. HEIMANN H, STAPPLER T, WONG D. Heavy tamponade 1: A review of indications, use, and complications[J]. Eye (Lond), 2008, 22 (10): 1342-1359.

46. HSU Y J, HSIEH Y T, YEH P T, et al. Combined tractional and rhegmatogenous retinal detachment in proliferative diabetic retinopathy in the anti-VEGF era[J]. J Ophthalmol, 2014, 2014: 917375.

47. TAO Y, JIANG Y R, LI X X, et al. Long-term results of vitrectomy without endotamponade in proliferative diabetic retinopathy with tractional retinal detachment[J]. Retina, 2010, 30 (3): 447-451.

48. RAHIMY E，PITCHER J R，GEE C J，et al. Diabetic tractional retinal detachment repair by vitreoretinal fellows in a county health system[J]. Retina，2015，35（2）：303-309.

49. GANDORFER A，HARITOGLOU C，KAMPIK A. Toxicity of indocyanine green in vitreoretinal surgery[J]. Dev Ophthalmol，2008，42：69-81.

50. TANIUCHI S，HIRAKATA A，ITOH Y，et al. Vitrectomy with or without internal limiting membrane peeling for each stage of myopic traction maculopathy[J]. Retina，2013，33（10）：2018-2025.

51. GASS C A，HARITOGLOU C，MESSMER E M，et al. Peripheral visual field defects after macular hole surgery：a complication with decreasing incidence[J]. Br J Ophthalmol，2001，85（5）：549-551.

52. IMAI H，OHTA K. Microperimetric determination of retinal sensitivity in areas of dissociated optic nerve fiber layer following internal limiting membrane peeling[J]. Jpn J Ophthalmol，2010，54（5）：435-440.

53. LIN K L，HIROSE T，KROLL A J，et al. Prospects for treatment of pediatric vitreoretinal diseases with vascular endothelial growth factor inhibition[J]. Semin Ophthalmol，2009，24（2）：70-76.

54. YU H，LI T，LUO Y，et al. Long-term outcomes of vitrectomy for progressive X-linked retinoschisis[J]. Am J Ophthalmol，2012，154（2）：394-402.

55. TRESE M T. Enzymatic-assisted vitrectomy[J]. Eye（Lond），2002，16（4）：365-368.

56. SHARMA T，GOPAL L，SHANMUGAM M P，et al. Retinal detachment in Marfan syndrome：Clinical characteristics and surgical outcome[J]. Retina，2002，22（4）：423-428.

后　记

对于眼底外科疾病最初的认识来自于陈寅恪先生在 56 岁生日时（1946 年）所作的一首七言绝句：去年病目实已死，虽号为人与鬼同。可笑家人作生日，宛如设祭奠亡翁。只言片语道出了先生在双眼相继（1937 年与 1945 年）罹患视网膜脱离时的苦闷，也不免让人扼腕叹息。

其时，由 Jules Gonin 所提倡的手术方法已将视网膜脱离的手术成功率提高至 50%，但由于国内战火的阻隔与医疗的匮乏，使得他完全错过了最佳的治疗时机而成终身憾事。但如今，玻璃体视网膜手术的发展普及，国内从业者众，这极大地减少了眼底外科疾病的致盲率。我们能够投身其中，并实实在在地减少类似悲剧的发生，其中的责任与使命可谓重如泰山。本书的出版，对比于与前辈们的诸多创举，实无足轻重，谨勉强视为对于这种责任与使命的身体力行吧。

在多年的临床和科研实践中，最大的收获包括两方面：首先是用科学的方法去思考问题和探索问题，其次是学会更好地从患者的角度去看待问题和解决问题。带着临床和科研中的问题，我在平时会非常注重病例的搜集和文献的查阅，这些年下来，竟几乎将电脑的硬盘空间占据殆尽，看着这些杂乱无章的病例资料和学习札记，总会去思考如何将它们组织起来，以鲜活的姿态跟同行们进行交流与学习，虽多有踌躇，但在众人的鼓励之下，最终还是决定以专著的形式来将它们进行展示。

借此机会，感谢我的所有患者给予的信任与托付。仍然难忘，当我在刚刚独立手术时，一位朴素而又富有涵养的患者，淡定且坚定地接受我给她施行视网膜脱离手术。于今多年，每次复诊，看到她平伏的视网膜和略显杂乱的激光斑时，总让我感受到信任的可贵，并更加地珍惜来自于患者的每一份信任。这份信任犹如春天的雨露，呵护着每一颗幼苗的成长，也时刻提醒着我们：不忘初心，善待病人，逐光而行。

还记得一位来自偏远山区的小学老师，瘦弱的他患有严重的增殖性糖尿病视网膜病变，但却仍始终不舍他的三尺讲台，只能在暑假期间依次行双眼手术治疗，虽然过程多有波折，所幸手术成功。虽不能亲见他再次站在讲台上的身影，但可以想象那飘荡在晨光下的朗朗书声中，曾经有一段医患之间全力以赴的往事。用我们所热爱的，去成就和延续他人的热爱，这应该是一个对我们这个职业很好的注解。

感谢我的导师张少冲教授对我的栽培与鼓励，他的妙手仁心，给我们这些后辈树立了优秀的榜样，很幸运，从入门到掌握玻璃体视网膜手术的整个过程，都有来自于他的倾心指导。润物细无声，他对每一位患者的认真与细致，总会让我在临床工作中遇到难题时，不敢有丝毫的懈怠。张老师惠赠了本书部分典型病例的图片，并在通读书稿后提出了诸多的修改意见，在此衷心感谢他的耐心与慷慨。

感谢德高望重的林晓峰教授为本书撰写序言，他的医德医术，永远是我学习的楷模。我永远不会忘记他在我就读期间，指导我完成了职业生涯中的第一例球后麻醉。感谢丁小燕教授在本书写作过程中给予的支持与鼓励，并慷慨地撰写了序言。

感谢我的太太倪瑶医师，在我撰稿期间给予我最大的鼓励与支持，在我遇到困难，屡次意图放弃继续书稿写作之时，她仔细地阅读每一段文字，告诉我梦想其实已在路上，接下来只需要多一份坚毅即可到达。

感谢编写秘书毛舒迪医师，她的聪慧与勤勉，极大地加快了书稿撰写的进度和丰满了书稿的灵魂，让我真切感受到年轻医师身上所应有的进取心和好奇心。感谢我的师妹方冬医师、学生邢淑雯和陈柏舟医师，他们仔细地校对了整个书稿的文字和图片，为本书的出版贡献了诸多的时间和精力。

最后，由于著者才疏学浅，在临床和科研问题上涉猎未深，一些问题的提出和阐述可能存在欠妥之处，热诚希望得到前辈和同行们的批评指正，以期在后续的版本中得到及时的纠正与完善，欢迎以电子邮件的方式对本书内容提出您的批评意见。

张钊填

Email：zhangzht9@mail.sysu.edu.cn

2024 年 1 月